姚霏 主编

爱来癌去

他们口中的疾病与新生

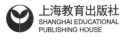

上海教育出版社
SHANGHAI EDUCATIONAL
PUBLISHING HOUSE

图书在版编目（CIP）数据

爱来癌去：他们口中的疾病与新生 / 姚霏主编. —
上海：上海教育出版社，2019.12
ISBN 978-7-5444-9551-6

Ⅰ. ①爱… Ⅱ. ①姚… Ⅲ. ①癌—康复 Ⅳ.
①R730.9

中国版本图书馆CIP数据核字（2019）第235590号

上海市哲学社会科学规划课题"上海癌症防治史研究（1949—1999）"（2018BLS001）阶段性成果

国家级大学生创业实践项目"中国首家'群体抗癌'民间组织30年口述调研"（201810270001S、201910270003）成果

教育部人文社会科学重点研究基地上海师范大学都市文化研究中心资助出版项目

责任编辑　林凡凡
装帧设计　周清华

爱来癌去——他们口中的疾病与新生
**Ailai Aiqu——Tamen Kouzhong de Jibing yu Xinsheng**
姚　霏／主编

出版发行　上海教育出版社有限公司
官　　网　www.seph.com.cn
地　　址　上海永福路123号
邮　　编　200031
印　　刷　上海盛通时代印刷有限公司
开　　本　700×1000　1/16　印张 20
字　　数　280千字
版　　次　2019年12月第1版
印　　次　2019年12月第1次印刷
书　　号　ISBN 978-7-5444-9551-6/R·0017
定　　价　88.00元

如发现质量问题，读者可向本社调换　电话：021-64377165

谨以此书献给所有面对癌症

仍旧灿烂微笑的人们

# 目 录

# 为"疾病王国公民"发声

*姚 霏*

　　我的电脑桌面有一份研究日志，记录了我开始癌症防治史相关研究的历程。

　　我是一名历史学博士，一直以来的研究领域是中国近现代史，感兴趣的研究方向包括上海城市史和妇女史。在 2015 年前，我从来没有想过会转向国内方兴未艾的医疗史研究。

　　2014 年 8 月底，父亲确诊肺癌。当时的我，和身边大多数人一样，对癌症的认识很片面。我经历了恐惧、无助、焦虑的情绪变化，更多的是不解。为何这些关于癌症的知识，在我们的生活中很少能够接触到？ 2015 年 4 月，在父亲的所有治疗告一段落后，我自己也确诊了肾癌。很多人难以置信，得知自己生病后的我，几乎没有太多惊恐，反而是一种释然。当时，我非常真实的感受是，或许父亲确诊患病到治疗的这个过程，冥冥中为我接纳自己的病情做了准备。因为有了对癌症的认知，我了解了癌症的确诊手段并不复杂；在治疗方面，可以进行手术的癌症往往尚有希望；同时，我也了解了虽然都叫"癌"，但生长在不同部位、不同的癌细胞种类、不同的分期对患者预后的影响差别很大。因为有了这些知识储备，我对于自己的病情有了理性的认知。与此同时，通过与临床医生、科研群体的密切接触，我也看到了人类在认知癌症、应对癌症、研究癌症过程中的成就和无奈。那些成就鲜少被记录，而那些无奈则一直深深触痛着人类的心灵。

一

2015 年底，我第一次有了研究中国癌症防治史的最原始的冲动。从开始搜集资料，到指导学生完成孙中山确诊癌症到去世前的历史研究。《疾病、政治与医疗——疾病视野下的孙中山临终研究》一文在历史学界引发了关注。事实上，史学研究常常关注历史人物生前的荣光，很少关注他们的疾病和死亡。这也是文明社会普遍存在的问题。其后，我还指导学生完成了子宫癌、乳腺癌的近代防治和女性的诊疗经验等文章。《医疗内外的性别话语——近代中国子宫癌发病、治疗与认识研究》一文也引发了学界的关注。同时，我自己撰写的多篇癌症史研究的文章，也参与了各类学术会议。2018 年，我以积累了几年的成果，成功申报上海市哲学社会科学规划项目"上海癌症防治史（1949—1999）"。一个没有医学专业背景的学者，能够有幸拿到医学研究课题——这从一个侧面反映出全社会对癌症防治问题的重视。同时，我也与复旦大学附属肿瘤医院合作，专门成立了志愿者团队，为肿瘤医院挖掘、整理院史，在肿瘤医院公众号上开辟"史料"栏目，不定期介绍肿瘤医院院史等相关内容。2018 年，我和我的团队获得了肿瘤医院"优秀志愿者团队"称号。

当然，这仅是我从专业出发的关注。事实上，我更关心的是现实中癌症病人的生存状态。据 2018 年发布的中国最新癌症数据显示，每年有 280 万人死于癌症，新发病例达 429 万，占全球新发病例的 20%。平均每天有近 1.2 万人被确诊患癌，7 000 多人因此死亡。癌症防治已经成为中国重要的公共卫生问题。

2012 年，上海在全市 76 个点创办了临终关怀病房。这些病房的情况如何？2017年，我以访谈临终关怀病房社工、义工为切入点，申报了上海市政府发展研究会项目"上海临终关怀机构中的社会工作现状与对策"。这个过程中，我先后采访了复旦大学附属肿瘤医院的医务社工朱富忠、手牵手生命关爱发展中心负责人王莹、上海春晖社工师事务所社工赵文蓓（现为临汾街道社会卫生服务中心社工）。同时，也对肿瘤医院、华东医院、龙华医院的多位外科、肿瘤科专家进行口述访谈。这个过程中，我萌生了进行上海癌症防治口述史研究的想法。

发起上海癌症防治口述史研究，主要基于以下几个考虑：首先，国内尚未有综合反映癌症研究、诊疗、康复现状的著作，而事实上，对新中国成立以来上海在癌症科研诊疗领域获得的成就亟须总结；其次，让更多患者和家属对疾病治疗过程中的问题有充分认知和理解，成为沟通医患关系的桥梁；再次，让更多患者勇敢说出患病和治疗过程中的感受，用"疾痛叙事"释放疾病压力；最后，让社会了解癌症患者，不再"谈癌色变"。当然，这将是一项巨大的工程。口述访谈对象需要包括卫健委相关负责人、癌症研究人员、医生、护理者、癌症患者及家属、社工、志愿者等。从政策制定、癌症研究、癌症治疗、癌症患者（包括家属）、辅助支持等五个方面，呈现新中国成立以来上海在癌症科研诊疗领域取得的成就和当下癌症诊疗康复领域的现状和问题。目前，基本具备条件开展的是"复旦大学附属肿瘤医院奠基人和荣誉教授口述实录""中医抗癌口述访谈"和"上海市癌症康复俱乐部成立30周年口述实录"等几个子课题。

二

1989年11月7日，上海市癌症康复俱乐部诞生。这家由癌症患者组成的非政府自救互助组织，现已经发展成为拥有18 000多会员、20个成员分支机构、182个社区块组、300多个活动小组、13个病种康复指导中心的民间法人社团，连续11届获得"上海市文明单位"称号。1993年11月8日，俱乐部建立上海市癌症康复学校，至今已举办100余期康复培训班，8 000多名患者重拾生命的希望。作为中国第一家抗癌俱乐部，其倡导的群体抗癌模式也在20世纪末一度成为世界范围内关注的抗癌模式。

2019 年，上海市癌症康复俱乐部走过 30 年。对于这样一个 NGO，学术界更多关注其医学和社会学的意义，对其自身发展的历史和细节缺乏关注，更勿论以口述访谈形式，展现癌症康复俱乐部会员抗癌经历和群体抗癌效应的研究。

2017 年 6 月中旬，我第一次到上海市癌症康复俱乐部洽谈口述访谈项目，明确合作方式和内容。其后，因其他琐事，项目耽搁了近一年。2018 年 3 月，我指导学生成功申报上海市大学生创新创业项目"中国首家'群体抗癌'民间组织 30 年口述调研"（后晋级国家级），访谈计划重新启动。

本项研究是将原本隶属于历史学的口述史研究方法，运用到社会调研中，发挥口述史"重视细节、亲临现场"的特点。以上海市癌症康复俱乐部这样一个 NGO 为观察对象，通过口述访谈，还原上海市癌症康复俱乐部 30 年发展历程。具体来说，试图通过对上海市癌症康复俱乐部会长及工作人员的访谈，梳理出上海市癌症康复俱乐部和癌症康复学校建立的缘起、过程，探寻癌症康复俱乐部和康复学校是如何帮助癌症患者康复的，进一步剖析上海市癌症康复俱乐部群体抗癌模式是如何建构起来的。同时，通过对上海市癌症康复俱乐部会员的访谈，深入了解会员患癌前后的心理、生理变化以及对癌的认知；了解"癌友"群体的生存现状，让社会对这个弱势群体增强了解；揭示在会员康复过程中，癌症康复俱乐部对会员的影响，分析上海市癌症康复俱乐部群体抗癌模式的效应。

自 2018 年 6 月开始，我们陆续采访了 20 位康复俱乐部成员。他们年龄不同、职业不同、癌肿不同、患病时间长短不同，经历更是千差万别。通过 20 位口述对象的叙述，上海市癌症康复俱乐部 30 年群体抗癌的历程展现在我们面前，这何尝不是上海癌症防治 30 年的一个缩影？

另一方面，口述是西方社会科学研究的一种经典方法，通过受访者、访谈者的谈话来还原受访者的经历。和受访者需要事先准备一样，访谈者更需要进行充分的准备。因此，口述过程看似带有一种即兴色彩，其实需要受访者和访谈者密切合作。而我更倾向于把这个口述项目，变成一个超越合作的"倾听"和"感悟"的过程。

这个口述项目的访谈者，除了我，都是高校学生。高校学生作为项目主体，参与对上海市癌症康复俱乐部的调研，是对"健康中国"发展理念的实践，能凸显出当代中国大学生的社会担当。通过走进上海市癌症康复俱乐部，和一个个抗癌明星接触，作为访谈者的学生可以更好地理解疾病、理解社会边缘群体，有助于其弘扬正能量、倡导公益意识、认同社会主义核心价值观，是一次难得的体验。过程中，我们的本科生们带着一腔热情，自愿参与这一项目。每一个项目成员运用文献资料法、口述史研究方法，从设计访谈提纲、与受访者接洽、现场访谈到文本整理等全部环节，独立完成至少一份口述访谈文稿。从炎炎夏日的访谈培训到了解受访者后确定采访提纲，再到两两结伴访谈；从对受访和癌症都一无所知，到可以面对康复患者自信提问、微笑回应，再到后期辛苦的口述录音听写、整理、成文。大家付出了巨大的努力。我要特别说明的是，这个项目在推进过程中，除了大学生创业实践项目的微薄资助，无论是上海市癌症康复俱乐部的成员们，还是我和学生团队，几乎都在义务劳动。支持我们并肩前行的是一腔热情和那颗赤子之心。

三

最后，这个项目，不仅仅是我的一次学术冲动，不仅仅是一次大学生创新创业实践，我希望它会是一次有价值的生命教育。

在我看来，生命教育的第一层次是疾病知识的普及。如果大家对于疾病，特别是癌症这类生活方式因素占据重要病因的疾病有更多的认知，做好必要的预防和筛查，对于疾病的恐惧焦虑将会大大减少。生命教育的中间层次是正确的疾病观。美国著名作家苏珊·桑塔格曾在《疾病的隐喻》中写过这么一段话："疾病是生命的阴面，是一重更麻烦的公民身份。每个降临世间的人都拥有双重公民身份，其一属于健康王国，另一则属于疾病王国。尽管我们都只乐于使用健康王国的护照，但或迟或早，至少会有那么一段时间，我们每个人都被迫承认我们也是另一王国的公民。"生命教育应该让民众意识到罹患疾病也是生命的正常状态，对于疾病既要重视也不要恐惧。生命教育的最后一层，却也是最重要的一层是死亡教育。当我们无可避免要走向死亡时，要以怎样的态度面对死亡？是尊重死者的意愿，还是采取各种无谓的创伤性治疗？是坦然面对，还是因为恐惧焦虑而错失与家人相处的最后时光？泰戈尔的名言"生如夏花之绚烂，死如秋叶之静美"，就是人类对于生死最好的态度。

当然，我们更应该强调对社会大众进行生命教育的必要性。目前，我们可以看到，社会上对于癌症患者的态度，较十多年前有了明显改善。但对于疾病的忌讳、对于癌症患者的另类眼光、对于临终关怀病房的抵制，在很多地方还能看到。为此，我经常在《新民晚报》副刊上发表自己罹患癌症后的感悟，希望能通过自己的经历，引导更多人建立正确的疾病观、生死观。同时，我也参加了上海市历史最悠久的临终关怀病房——临汾街道社会卫生服务中心的生命教育微电影的录制。2019 年开始，我和我的学生们以上海师范大学为基地，在高校层面进行生命教育，形式包括问卷调研、讲座、公众号宣传等。未来社会从事生命关怀教育的主体，正是"三观"逐渐形成的大学生群体。

希望这本书是一个契机，让更多人看到生命教育的意义。

# 上海市癌症康复俱乐部的三十年

*姚 霏 王言言*

上海市癌症康复俱乐部是全国首创的癌症患者自救互助组织，从 1989 年建立起，至今已有 30 年的历史。在这 30 年中，上海市癌症康复俱乐部从一个不为人知的、只有十几人的小团体，发展成为具有上万人、影响广泛的社会组织；在这 30 年中，上海市癌症康复俱乐部带领一批批癌症患者，运用群体抗癌理念，以多样的方式重现生命的精彩；在这 30 年中，上海市癌症康复俱乐部从稚嫩走向成熟，不断为中国乃至世界抗癌事业贡献着自己的一份力量。

## 一、上海市癌症康复俱乐部的初创（1989—1996）

### （一）创办的勇气与早期的艰辛

上海市癌症康复俱乐部建立于 1989 年，它的建立与一位在 20 世纪 80 年代患癌的年轻人有着密不可分的联系。他的名字叫袁正平，曾为上海交运俱乐部的一名干部，现任上海市癌症康复俱乐部会长。1981 年，袁正平刚刚结婚 7 天，却因高烧住进上海第二医科大学仁济医院，被确诊患恶性淋巴瘤，髋关节被侵及，已经是晚期。① 医生告诉他也许活不过一年。② 1982 年，袁正平住院 8 个月后，在妻子的陪同下，自费北上学习郭林气功③，在北京紫竹院学习了 3 个月，得到郭林老师的亲传。通过练习郭林气功，袁正平身体各项指标都恢复正常。回沪后，他和病友成立了体能锻炼健身法辅导站。18 位辅导员，被誉为"18 棵青松"，向上千名癌症病友传授功法。他们还成立了联谊会，700 多位病友把它当作一个温馨的"家"。④ 袁正平从这时候开始，被上海的癌症病友称为"癌司令"。

那时候，在对抗癌资料的不断了解中，袁正平得知：法国有一名 25 岁的印刷女工，患肝癌后发起成立一个"援助癌症患者协会"，如今已拥有 3 500 名会员。该协会开设了一条名叫"癌症生命线"的电话咨询服务专线，解答疑难的都是曾经战胜癌症的人。他们善于现身说法，有针对性地做患者和家属的思想工作，因此深受癌症患者的欢迎。这条生命线现已成为西欧各国癌症患者共同的生命线，连远在大洋彼岸的美国人也频频拨打电话，寻求慰藉。⑤ 这给了袁正平很大的启发，使他萌发了在上海建立一个癌症患者俱乐部的念头。

1989 年秋，郭林的学生、肺癌患者、海军政治部文化部副部长高文彬，直肠癌患者、总政歌舞团党委委员于大元，在北京玉渊潭公园八一湖畔，与上海来的袁正平商量，要以郭林抗癌健身法为纽带，把习练的人组织起来群体抗

---

① 中国抗癌协会癌症康复会编：《抗癌明星》，中国青年出版社 1994 年版，第 161—162 页。

② 袁正平口述访谈，2019 年 8 月 29 日于上海市长宁区镇宁路 405 弄 164 号上海市癌症康复俱乐部。

③ 郭林气功又称抗癌健身法，由郭林女士创建。1949 年到 1960 年，郭林因患子宫癌及复发转移，先后动了 5 次大手术。从 20 世纪 60 年代起，郭林以自己为临床对象，以幼年时跟祖父学得的古气功为基础，创造了一套动静相兼的新气功疗法。10 年身体力行，疗效卓著。1971 年，她带着自己创编的抗癌健身法，从北京东单公园走向社会，走向全国许多个省市，帮助各地癌症患者习练抗癌健身法，直到 75 岁高龄因脑出血逝世。

④ 袁正平主编：《第三人生——上海群体抗癌模式的报告和思考》，上海中医药大学出版社 2000 年版，第 12 页。

⑤ 袁正平：《上海，有家癌症患者"俱乐部"》，《解放日报》1989 年 11 月 7 日，第 6 版。

癌。① 这就为袁正平创建上海市癌症康复俱乐部提供了契机。袁正平回沪后，邀请同样在北京学习郭林气功的话剧演员李守荣一起在癌症患者群体里推广郭林气功。他们和另外几位病友，共十几个人，在黄浦路附近的一个体育宫开会决定成立一个郭林气功学会。当时没有钱，成立组织的钱都是由各位创始人凑出来的，各自拿出五块、十块的，就这样成立了这个郭林气功学会。② 袁正平是会长，其他几位是副会长。

不久，袁正平又提出把郭林气功学会更名"癌症俱乐部"的想法。俱乐部创始人之一李守荣说道："袁正平的思想很超前。俱乐部这一个说法是袁正平的理念。把郭林气功学会变成癌症俱乐部的这个思想是全国第一家。他觉得单纯的气功组织不够，因为一个癌症患者的康复是需要各方面支持的，不是单靠气功就能治好的，不要把气功说成有奇效。而且，中医当中的气功是有一定效果，但也不是对每个人都有效。因此，我们就成立了俱乐部。"③ 就这样，1989年底，上海市癌症康复俱乐部成立，地点在北京西路的一个牛奶棚。当时上海市市长朱镕基打电话祝贺。④ 1989年11月17日，袁正平在《解放日报》发表长篇通讯《上海，有家癌症患者"俱乐部"》（现改为癌症康复俱乐部），标志着上海市癌症康复俱乐部正式走向了社会大舞台。在这篇报道中，袁正平发出了"癌症不等于死亡"的呐喊，形成了群体抗癌的初步理念。12月5日，《解放日报》发表《人间自有真情在》大特写，在社会上引起了强烈反响。一批又一批的读者来信，从全国各地涌到报社和俱乐部。而后，《解放日报》连续刊发了十几万字的系列报道，详细向社会介绍了俱乐部的情况。⑤

---

① 杨增和、林永萍、姜寅生主编：《癌症患者康复实录——中国特色抗癌之路》，中央文献出版社2010年版，第17页。

② 李守荣口述访谈，2019年3月17日于上海市黄浦区鲁班路李守荣家中（因保护隐私，特隐去门牌号，下同）。

③ 李守荣口述访谈，2019年3月17日于上海市黄浦区鲁班路李守荣家中。

④ 中国癌症康复会主编：《生命之路：癌症康复指南》，人民体育出版社1993年版，第331页。

⑤ 中国癌症康复会主编：《生命之路：癌症康复指南》，人民体育出版社1993年版，第331页。

俱乐部创立之初只有 500 个左右的会员，办公地点就在北京西路一个弄堂的牛奶棚里。① 俱乐部每周在工人文化宫办一次咨询，星期五下午还会有专家到场，如曙光医院精通中西医的肿瘤科主任张丽英、肿瘤医院著名肿瘤专家于尔辛等，免费为癌症病人提供咨询。俱乐部副会长李守荣告诉我们："当时（俱乐部）发通知也舍不得买信封，就拿报纸糊；舍不得买邮票，就骑个自行车自己送，实在太远才会寄，这样就能省下邮票钱。我们在俱乐部教郭林气功还冒着挨打的风险，因为居民反对我们在那里练功，说我们都是生癌的，会传染的，要赶我们出去。"② 当时，社会大众"谈癌色变"，俱乐部在社会上立足十分困难。

在艰难的环境下，俱乐部通过各种活动积极扩大社会影响。1990 年 1 月 23 日，10 名青年演员为癌症患者举行义演，市委副书记陈至立、副市长谢丽娟出席义演活动，市长朱镕基从川沙两次打电话来对青年演员的倡议表示支持，对全体癌症患者表示关切；3 月 5 日，中央电视台、上海电视台为俱乐部与少年犯座谈活动联合摄制专题片《相约在明天》；6 月 8 日，俱乐部 100 多名会员与联邦德国癌症自救协会在市工人文化宫举行交流活动，这是俱乐部首次对外交流，得到了国际友人好评；6 月 14 日，上海肿瘤医院曹世龙院长应邀到癌症康复俱乐部作癌症综合治疗的讲座，500 多名会员听讲，开创了医患结合的新模式；8 月 14 日，由上海电视台拍摄的电视剧《人间自有真情在》正式开机，俱乐部百名会员参加拍摄，该剧还参加了上海国际电视节"白玉兰奖"的角逐。③ 1991 年 1 月 4 日，俱乐部《生命之光》报告团成立，先后到复旦大学、中国纺织大学、上海医科大学等高等院校和提篮桥监狱作报告演出。癌症康复俱乐部通过各种形式进入社会大众的视野。④

---

① 李守荣口述访谈，2019 年 3 月 17 日于上海市黄浦区鲁班路李守荣家中。

② 李守荣口述访谈，2019 年 3 月 17 日于上海市黄浦区鲁班路李守荣家中。

③ 袁正平主编：《第三人生——上海群体抗癌模式的报告和思考》，上海中医药大学出版社 2000 年版，第 233 页。

④ 《癌症康复俱乐部大事记》，上海市癌症康复俱乐部，内部资料，1991 年。

缺少固定的活动地，始终制约着俱乐部的发展。1991年初，上海华联制药有限公司（原上海第十二制药厂）设立三健抗癌基金，资助俱乐部活动。[①] 上海第十二制药厂是中国最大的抗肿瘤药生产基地，创建于1939年，1963年开始生产抗肿瘤药物。[②] 俱乐部没有固定场所，上海第十二制药厂就在位于江湾路的厂内腾出一间小屋，作为俱乐部的办公室。为了庆祝癌症康复俱乐部终于有了自己的"家"，俱乐部策划了一次活动，请来了上海市慈善基金会的陈铁迪、余慧文等几位领导，不仅汇报了工作，更由俱乐部的病友进行了演出，场面十分感人。会上，上海市慈善基金会宣布俱乐部为上海第一家获得"精神文明单位"称号的民间组织。

1994年1月31日，俱乐部举办迎春表彰联欢会。会上特困患者柯玉娇"特殊家庭"的动人故事，得到了与会病友和嘉宾的爱心关怀，拉开了社会帮困的序幕。俱乐部"爱心基金"宣告成立。[③] 上海市慈善基金会始终关爱癌症康复俱乐部的成长。基金会会长陈铁迪曾多次召集袁正平、李守荣、周佩等人汇报俱乐部工作，帮助俱乐部解决困难。[④] 1996年7月，俱乐部帮困助学活动起步，此后53名特困癌症患者的在学子女得到了市慈善基金会的慈善教育金52 400元。11月27日，由市慈善基金会资助的俱乐部信息研究中心、康乐苑病友之家举行揭牌仪式，市政协主席、市慈善基金会会长陈铁迪，副会长毛经权、余慧文，和《解放日报》副总编黄京尧亲临揭牌。12月上海市慈善基金会又拨款5万元，上海市总工会拨款1万元，对俱乐部特困会员实施"雪中送炭"的援助。[⑤] 这一时期癌症康复俱乐部在政府和社会组织的支持与帮助下不断成长。

---

### （二）癌症康复学校的建立

1993 年，为了能够集中教授新会员郭林气功，上海市癌症康复俱乐部特筹办了癌症康复学校。11 月 8 日上海市癌症康复学校正式成立，第一批 50 名学员入校。上海肿瘤医院、上海中医药大学所属医院的专家教授分别担任医疗顾问并亲自授课，上海肿瘤医院院长刘邦令和全国最大的抗癌药生产基地上海华联制药有限公司总经理李常法分别应聘担任学校的名誉校长。[①] 癌症康复学校是根据社会肿瘤学的新观点创办的一所新型学校，其宗旨是：为填补患者结束手术、化疗、放疗等常规治疗后的康复阶段的空白，创建医患结合，融西医、中医、体能锻炼于一体的新型康复模式。[②]

康复学校面向全国招生，学员年龄不同、身份不同、兴趣爱好不同，但他们的生命都受到严重威胁。心理治疗始终贯穿于整个教学的全过程，学校通过心理治疗来帮助患者建立健康的心态。俱乐部的老师还会向患者系统传授体能锻炼健身法。学校聘请上海著名的中西医肿瘤专家教授讲授抗癌、保健、食疗知识，请抗癌明星作康复的经验介绍。学校还开设音乐、舞蹈课程，组织文娱演出、康复旅游等各种有益于患者身心健康的集体活动，为患者创造良好的康复氛围。健康和关爱是学校永远的主题，传播科学的思想、科学的精神、科学的知识和科学的方法与手段。遵循"一切为了癌症患者的康复，为了一切癌症患者的康复，为了癌症患者康复的一切"的宗旨，学校活动的准则即"通过奇、特、新、实、趣的乐学奋进培训课程，从调整心理情绪、提高免疫功能、进行体能锻炼、均衡摄入营养诸角度，传授科学的癌症康复知识"；学校提倡的另类自然疗法，即"帮助患者寻找药物以外的替代治疗"，让学员参与活动的机会增加，表现自我、受人关注的机会增加，战胜疾病走向康复的信心增

---

① 袁正平主编：《第三人生——上海群体抗癌模式的报告和思考》，上海中医药大学出版社 2000 年版，第 250 页。

② 袁正平主编：《第三人生——上海群体抗癌模式的报告和思考》，上海中医药大学出版社 2000 年版，第 250 页。

加。这也是学校努力实现的组织目标。根据这一目标设定潜移默化、自然而然的思维方式和教授模式。①

癌症康复学校的建立对癌症康复俱乐部起到了很好的宣传作用，吸引了医疗系统的注意。1994 年 1 月 25 日下午，当肿瘤医院获悉上海市癌症康复俱乐部希望通过"办学"形式来帮助更多的肿瘤病人摆脱消极情绪，树立同疾病斗争的信念时，他们认为医学专家也应该尽一份职责。上海市肿瘤医院胸外、腹外、妇科、放疗、中医各科的沈镇宙、谢大业、李澎、莫善兢、张志毅等 10 余位教授，在医院里热忱接待了 80 多位上海癌症康复学校的学员，他们与病人们娓娓叙谈，耐心地为每一位病人的进一步治疗、康复提出具体的建议。院长曹世龙教授还专门找了曾在癌症康复学校见到过的一位学员询问近况，察觉到病情有变，当场通知病房将病人留下。此外他们还为每位病人做了检查。曹院长还承诺医院以后将派出专家、教授为康复学校讲课，医务科及门诊部还将组织专家，定期为学员进行义务医疗咨询及健康检查。② 这也是肿瘤医院拓宽癌症康复防治面，与俱乐部合作的初次尝试。

这所独特的癌症康复学校的建立也吸引了国际友人的目光。1995 年，由美国人民友好使者部组织的 PTP 肿瘤医生代表团，来到设在上海华联制药公司办公大楼十楼的上海市癌症康复学校活动室，与癌症康复俱乐部的部分会员和癌症康复学校的学员进行了交流。该代表团由来自美国、德国、荷兰、瑞士及中国等国家从事肿瘤研究的专家组成。他们在上海进行学术交流之际，听说上海有个癌症康复学校后，饶有兴趣地专程来访。上海市癌症康复俱乐部会长、癌症康复学校校长袁正平向代表团专家们介绍了俱乐部成立五年来及康复学校建立两年来开展的各种有益于患者康复活动的情况。在交流过程中，康复学校的

① 周佩:《播撒生命希望——上海市癌症康复学校十六年回顾总结》，2010 年中国"群体抗癌与癌症康复"研讨交流大会上的发言。

② 施捷:《专家关怀备至 病人信心倍增——八十余位癌症患者昨作客肿瘤医院》，《新民晚报》1994 年 1 月 26 日，第 2 版。

学员们以及各区、县的俱乐部会员们用丰富多彩的娱乐活动形式，向中外专家们展示了与癌症搏斗的积极态度和坚强意志，令中外专家们感叹不已。[①] 同年12月，加拿大记者玛丽女士访问俱乐部及康复学校，并拍摄电视纪录片。[②]

### （三）各区县康复俱乐部的建立

上海市癌症康复俱乐部和癌症康复学校的建立，让越来越多的癌症患者看到了群体抗癌的可能性。为了方便位于上海不同区域的癌症患者能就近参与癌症康复俱乐部的活动，这一时期，出现了以区县和社会机构为主体的癌症康复俱乐部。

长宁区癌症患者康复俱乐部是全市首个区级癌症康复法人社团，[③] 成员以癌症患者为主，还有一批热心于抗癌事业、具有奉献精神的非癌症患者自愿参与。1989年上海市癌症康复俱乐部宣告成立之初，长宁区就有33位患者和非患者参加，他们都是郭林气功的热爱者或受益者。在此基础上，刘舜汉（非癌症患者）设想在长宁区筹建癌症康复俱乐部，与诸国缘、顾平、李吉友、高永慈、蔡少康、程文等人酝酿筹备工作，得到了长宁区老干部大学的支持，并于1990年3月11日召开会员扩大会。经过一年多的筹备工作，于1991年5月26日在长宁区委党校礼堂召开全体会员会议，民主选举产生长宁区CA俱乐部（筹）领导班子，会址设在愚园路1032弄48号岐山居委会内。到1992年会员已发展到300余人。[④]

长宁区癌症患者康复俱乐部的建立为其他各区打了个好样板，之后其他区的俱乐部也陆续建立起来。1992年，上海市闸北区癌症康复俱乐部正式成立。经闸北区体育运动委员会审查同意，于11月8日由闸北区民政局核准登

---

① 《中外专家访问市癌症康复学校　与癌症患者交流肿瘤康复经验》，《文汇报》1995年8月3日，第8版。

② 《癌症康复俱乐部大事记》，上海市癌症康复俱乐部，内部资料，1994年。

③ 长宁区癌症患者康复俱乐部：《群体抗癌谱新篇——不断创新发展的长宁区癌症患者康复俱乐部》，http://www.shwmcj.cn/wmdwfc/second/mien/homePage/homePageDesc.jsp?OWNER=14681&COMPANYTYPE=0，2010年8月。

④ 中国人民政治协商会议上海市长宁区委员会文史资料委员会：《长宁文史资料》1994年第10辑，第160页。

记为社团法人，黄彭国为会长。① 1994年1月1日，宝山区癌症康复俱乐部成立。② 同年5月18日，南汇区癌症康复协会成立。

各区县俱乐部的建立也带动了一部分高校的癌症患者。他们思想进步，较早地认可了这种新的抗癌模式，并带头建立了隶属于俱乐部的高校癌症康复俱乐部。1994年春末，华东师范大学的林月桂在体检时查出左乳房有肿块，到市肿瘤医院确认为乳腺癌，当即住院做了左乳全切除大手术。出院后不久，华东师大宣传部部长汪士游与林月桂商议在华东师大组织一个抗癌组织，以此鼓励、帮助其他教职员工，抱团取暖，发挥集体抗击癌魔的力量。之后林月桂拜访了癌症患者李老师、王老师、钱老师、董老师、万老师等，和大家一起成立华东师大癌症康复俱乐部的动员小组，得到了华东师大党委、教职部、采购部、工会、后勤及校医院等领导的肯定和大力支持。华东师大癌症康复俱乐部，这个新的抗癌群众组织，就这样诞生了。最初的会员有30多人。当时后勤的负责人王发其，也是积极的支持并赞助者之一，成立大会就在他管辖的商厦后面的会议室里召开了，有关院系的领导和党员都来参加。华东师大癌症康复俱乐部成立不久，就申请加入了上海市癌症康复俱乐部，成为它的集体会员之一。③

1995年虹口区癌症康复俱乐部成立。虹口俱乐部是在一穷二白的基础上建立的，步履艰难。当时没有经费，需要拉赞助，开大会需要去借会场、搬桌椅，全部都是俱乐部的病友志愿免费充当劳动力，东奔西跑。虹口俱乐部成立初期，就把为新病友服务作为宗旨。为了便于联络分布在全区各街道的病友，全区分为五大块。每一块有经验的老会员走街串巷，到新会员家中去和新会员促膝长谈，以亲身经历给他们灌输"癌症不等于死亡"的理念。④ 1997年3

① 马伊里、刘汉榜主编：《上海社会团体概览》，上海人民出版社1993年版，第465页。

② 袁正平主编：《第三人生——上海群体抗癌模式的报告和思考》，上海中医药大学出版社2000年版，第240页。

③ 华东师大癌症康复俱乐部官网（现已无链接），2015年10月。

④ 郑贯中：《继续发扬以人为本的优良传统，群体抗癌十八年——上海市癌症康复俱乐部可持续发展的实践与思考》，上海市癌症康复俱乐部，内部资料，2008年。

月 20 日，上海市虹口区癌症康复俱乐部医疗资讯站在上海中医药大学附属岳阳医院成立。虹口区俱乐部有癌症患者 4 000 余人，是当时上海市拥有会员最多的康复俱乐部。[①]

之后，普陀区癌症康复俱乐部于 1997 年 12 月在普陀区登记注册。[②]1998 年 1 月 20 日，徐汇区癌症康复俱乐部在上海工商局登记注册成立，主要从事有利于癌症患者康复的各项活动与工作。[③]同年 3 月 12 日，静安区癌症康复俱乐部正式成立，该俱乐部主要提供宣传抗癌知识、举办讲座交流、开展咨询服务、组织康复旅游等服务。[④]2003 年 10 月 24 日黄浦区癌症康复协会正式成立。[⑤]2004 年 3 月 19 日，崇明县癌症康复协会（筹）揭牌。[⑥]2012 年金山区癌症康复俱乐部成立。[⑦]到目前为止上海市已经建立起覆盖上海各区的癌症康复俱乐部（协会）。

各区（单位）癌症康复俱乐部（协会）办公室地址、办公时间一览表

| 区（单位） | 办 公 地 址 | 办 公 时 间 |
| --- | --- | --- |
| 长宁区 | 天山二村 127 号 103 室 | 每周五 9：00—15：00 |
| 闸北区 | 沪太路 933 号瑶医门诊部 | |
| 浦东新区 | 栖山路 100 弄 13 号 101 室 | 每周一至周五 9：00—11：30 |
| 虹口区 | 沺河路 110 号岳阳医院内 | 每周二、四、五 9：00—11：30 |
| 杨浦办事处 | 控江四村二居委会 150 号甲 | 每周三 9：00—11：30 |
| 五钢 | 宝山区海滨四村 10 号 102 室 | 每周一至周五 8：30—15：00 |

① 陈青：《虹口癌症患者康复医疗咨询站成立》，《文汇报》1997 年 3 月 21 日，第 3 版。

② 上海市普陀区地方志编纂委员会编：《普陀区志 1991—2003》，方志出版社 2007 年版，第 573 页。

③ 徐汇区癌症康复俱乐部，上海企业名录，利酷搜黄页网 http://www.likuso.com/city3/1394193.html，2005 年。

④ 马伊里、刘汉榜主编：《上海社会团体概览》，上海人民出版社 1993 年版，第 334 页。

⑤ 《癌症康复俱乐部大事记》，上海市癌症康复俱乐部，内部资料，2003 年。

⑥ 《癌症康复俱乐部大事记》，上海市癌症康复俱乐部，内部资料，2004 年。

⑦ 市社会团体管理局：《金山区癌症康复俱乐部举办"五岁生日"活动暨文艺演出》，http://www.shanghai.gov.cn/nw2/nw2314/nw2315/nw15343/u21aw1317633.html，2018 年 6 月 8 日。

| 区（单位） | 办公地址 | 办公时间 |
|---|---|---|
| 宝山区 | 第九人民医院（北院）漠河路 280 号教学楼（11 号楼）207 室 | 每周三、五 9：00—11：00 |
| 普陀区 | 志丹路 302 号同谊药房三楼（新村路 389 号） | 每周一至周五 9：00—11：00 |
| 静安区 | 富民路 171 号 | 每周一至周五 9：00—12：30 |
| 闵行区 | 莘庄镇莘谭路莘松六村 37 号 | 每周一至周五 9：00—15：00 |
| 嘉定区 | 清河路 34 弄（察院弄）40 号 | 每周一至五 9：00—11：00 周二全天 |
| 金山区 | 石化临潮二村 18 号 307 室 | 每周二、四 9：00—11：00 |
| 青浦区 | 青安路 95 号青浦中医院住院部内 | 每周一至五 8：30—11：00 |
| 奉贤区 | 南桥镇古华路 793 号二楼 | 每周一、三、五 8：30—10：45 |
| 崇明区 | 仁济医院崇明分院肿瘤诊疗中心二楼 | 每周一至周五 9：00—15：30 |
| 徐汇区 | 桂林西街 15 弄 2 号甲 213 室 | 每周一至周五 |
| 松江区 | 文诚路 801 号 6 号楼二楼 | 每周一、四 9：00—11：00 |
| 黄浦区 | 瞿溪路 754 号 3 号楼 306 室 | 每周一至周五 9：00—11：00 |
| 南汇区 | 惠南镇工农北路 3 号 302 室 | 每周一、三、五 8：00—10：30 |

表格来源：http：//www.shcrc.cn/announcement-details_article_id=22，2019 年 7 月 4 日。

　　现上海市癌症康复俱乐部副会长何疆萍讲到俱乐部的机构组织时说道："市癌症康复俱乐部下面有各个区，都是独立的法人社团；区下面按照街道分块，目前上海各区共有 182 个块站。就是三级管理网络：市俱乐部—区俱乐部—块站。我们所有的会员活动基本就是围绕市俱乐部，市俱乐部围绕各种主题活动。在块站里面，一般会员是每个月有一次例会，也有各类兴趣活动。我们的主旨是帮助新会员从困境中走出来。"①

　　各区癌症康复俱乐部都提倡人道主义、奉献精神和"我为人人，人人为我"的精神，"一切为了癌症患者的康复，为了一切癌症患者的康复，为了癌

① 何疆萍口述访谈，2019 年 4 月 26 日于上海市桂林路 81 号上海师范大学第三教学楼 313 教室。

症患者康复的一切"是俱乐部的宗旨。①俱乐部的任务是向癌症患者宣传"癌症不等于死亡"的理念，帮助患者增强信心，战胜病魔；组织患者进行郭林气功锻炼；向患者宣传抗癌知识，举办讲座、咨询活动；组织文体娱乐、康复旅游等活动；保护患者的合法权益；广泛动员社会各界力量，关心和援助癌症患者；总结、交流、表彰抗癌康复经验与先进事迹。这些区域性俱乐部的建设使整个上海市癌症康复俱乐部组织形成了一个良好的体系，为上海各个地区的癌症患者提供更优质的服务。

## 二、上海市癌症康复俱乐部的发展（1997—2006）

### （一）市俱乐部内部机构的完善

1997 年是俱乐部开始走向规范化发展道路的一年。为了更有针对性地为不同病种提供更专业的服务，癌症康复俱乐部开始按病种建立癌症康复指导中心。康复指导中心主要是对已入会的相同病种的新会员服务。各病种指导中心定期地开展各种活动，举行最多的是聘请专家教授讲课，开展同病种抗癌明星交流活动，有时还举办专题研讨会、培训班和组织旅游等。

1997 年 5 月 2 日，市俱乐部无喉复声康复中心成立，黄彭国任主任，五官科医院黄鹤年教授、铁路中心医院院长任顾问。6 月 8 日，市俱乐部肝癌康复指导中心成立，叶争和任主任，中国科学院院士、上海肝胆外科医院院长吴孟超任名誉主任，岳阳医院副院长阮龙德等任医学顾问，吴孟超教授亲临揭牌并讲话。9 月 13 日，市俱乐部乳腺癌康复指导中心成立，翟新玲任主任，方名华等任副主任，沈镇宙、陆昌宜、袁永熙等专家分别任名誉主任和顾问，市总工会副秘书长、女工部部长谢幼书亲临揭牌。②

1998 年 4 月 4 日，俱乐部造口康复指导中心在瑞金医院成立，孙启权任

---

① 马伊里、刘汉榜主编：《上海社会团体概览》，上海人民出版社 1993 年版，第 465 页。
②《癌症康复俱乐部大事记》，上海市癌症康复俱乐部，内部资料，1997 年。

型话剧，在上海连演 19 场，在北京演出 2 场。《哎哟，不怕》以癌症患者走出伤痛、彼此疗愈为主题，加上对于爱情、亲情的探讨，经过主创生动激情的演绎，获得了社会各界热烈反响，被称为一部艺术与精神兼修的好戏，实在地体现出艺术疗愈的创新性尝试。

此外，2007 年成立的俱乐部官方网站，使俱乐部会员第一次拥有了自己的论坛，会员可分享个人抗癌历程和康复经验，论坛共有会员 5 000 余名，帖子 10 万余份；建立由俱乐部编辑的内部交流读物《康复通讯》，每年为每名会员寄送 4 期，至今已编发 130 期；先后出版了《癌症不等于死亡》《第三人生》《超越生命》和《生命的价值》等 4 本书，和 6 本宣传册；摄制了《谢恩的故事》《阿湘最后的日子》等 10 余部电视专题片和综艺节目，先后在中央电视台、上海电视台播出；建立微信公众号，及时向会员推送最新免疫、营养、心理辅疗情况；各块站均建立 QQ 群、微信群，方便患者之间沟通交流。①

### （二）癌症康复学校的发展

康复学校自建立起一直没有固定的场地。一开始在工人文化宫办班，后来在江苏路的乳腺病医院租房教授郭林气功，之后还在华联制药公司办班。学校要先借会场，再请老师来教功，请专家来上课，所以办一期康复班就要很长时间，这使得康复学校办班很不方便。1997 年，在上海市政协主席陈铁迪的帮助下，9 月 19 日，俱乐部隆重举行"上海市文明单位"授牌仪式，中共上海市委宣传部副部长、市文明办主任徐德明亲自向袁正平授牌。会上，上海市慈善基金会将上海烟草（集团）公司浦东新区七幢花园小楼转赠俱乐部使用。②

---

① 《癌症生存者群体抗癌社区康复"上海模式"的研究与推广》项目申请书，上海市癌症康复俱乐部，内部资料，2018 年。
② 《癌症康复俱乐部大事记》，上海市癌症康复俱乐部，内部资料，1997 年。

七幢多年失修的小楼，杂草丛生，一片荒芜，进出都是泥泞的小道。袁正平带领俱乐部的会员们清理房内的垃圾，清除杂草，拉来废旧砖料铺路，又四处找单位拉赞助费用，到建材市场淘便宜的材料装修。几个月后，教室窗明几净，校园道路通畅，练功房、厨房、煎药室整洁宽敞的癌症康复教育基地落成了。[①]1998年正式投入使用。4月25日，俱乐部还举行了揭幕庆典，由李守荣主持，市人大常委会主任陈铁迪，副市长兼浦东新区管委会主任周禹鹏、副主任董大胜和著名肿瘤专家吴孟超、于尔辛等出席，揭牌仪式上举行了首届"培菲康"康复营开学典礼。2000年，癌症康复学校在浦东新区的七幢花园小楼被国家征收修建马路，陈铁迪又拨给俱乐部杨高中路的一幢大楼，俱乐部把它取名叫"希爱"，[②]从此康复学校有了固定的活动场所，这有利于康复学校更好的发展。

　　随着康复学校地点的固定，学员的学习方式和课程也发生了变化。从最初的走读到之后的集中住读，从单一的郭林气功传授到科学设计的康复课程。康复学校活动也日益丰富，许多参加过康复学校的会员都对康复训练班的课程印象深刻。现任上海市癌症康复俱乐部文体联合会副秘书长的汪文斌说道："康复学校，举办一期一期的学习班。每一期都有一个开学典礼、一个结业典礼。在结业典礼时会有文艺表演。"[③]俱乐部会员王文平说："学校先是举办三个星期的培训。这个培训，不光是郭林气功，还有一些抗癌明星给你一些心理的疏导，一些娱乐活动，一些病种交流，什么都有。我们肝癌的跟肝癌的在一起交流，胰腺癌的跟胰腺癌的，肠癌的跟肠癌的，肺癌的跟肺癌的，好多种。"[④]同样参加过康复训练班的刘慧春回忆道："康复训练班早上的课程都是教授郭林气功。每天清晨袁正平会长和李守荣老师会带着大家一起练郭林气功。下午

① 《康复学校的奠基人、康复教育的开拓者——记康复教育的先行者袁正平同志事迹》，内部资料。
② 李守荣口述访谈，2019年3月17日于上海市黄浦区鲁班路李守荣家中。
③ 汪文斌口述访谈，2019年3月23日于上海市长宁区镇宁路405弄164号上海市癌症康复俱乐部。
④ 王文平口述访谈，2019年3月23日于上海市长宁区镇宁路405弄164号上海市癌症康复俱乐部。

的课程就比较丰富了，包括袁会长上的'第三人生'，专家教授教你如何预防复发转移的课程，营养师教你怎么吃的课程，从国外引进的音乐疗法、精油按摩、戏剧疗愈，心理干预，抗癌明星的经验分享，同病种病友之间的交流，学唱康复学校的校歌，学跳十六步和手语舞蹈《让爱传出去》，等等。"① 康复学校也是在不断学习中成长。俱乐部会员李辉说道："2002 年俱乐部主办的康复学校已经比较成熟，但课程设置还比较单一。有一次，给过俱乐部很多支持的华联制药公司对俱乐部中层干部进行培训，我们也一块参加了。我觉得这个培训非常值得，让我们懂得人跟人的交流有很多的技巧，如何掌握技巧，用什么方法能够触碰到人心里头最柔软的地方，产生最好的效果。我们学到了很多的本领，后来在此基础上再充实了一些课程。比如说周佩校长上的'我的希望'就很打动人心，振奋精神。"②

康复学校教授的郭林气功得到了俱乐部会员的一致好评。教功的李守荣说道："郭林气功必须在室外练，要吸收树木当中的氧气。我在北京的紫竹院练功，练到 40 天左右的时候，我冬天穿的那个裤子，扣不上了，也就是说我胖了。另外，我还变白了，脸上的黄气和病气都没有了。练了 50 天，我就回上海了。一回上海，我马上就到医院去验血。我走之前白细胞只有 3 000③，回来后再验是 7 000，我又可以化疗了。我就坚持吃中药、练气功、化疗。真的是有效的。"④ 现任上海市癌症康复俱乐部监事长的叶争和讲道："这个气功有它的一个特色，就是做功都比较缓慢。癌症病人的身体状态不是很好，不能剧烈运动，但郭林气功很缓慢，而且是大量吸氧的，所以我就去学。……练郭林气功能促进血液循环，增加吸氧量，让人浑身放松，感觉舒服了，吃饭也香，睡觉也香。所以这功确实对我们癌症患者是有好处的。总结下来，我的病情没有

① 刘慧春口述访谈，2018 年 8 月 14 日于上海市长宁区镇宁路 405 弄 164 号上海市癌症康复俱乐部。
② 李辉口述访谈，2019 年 3 月 17 日于上海市黄浦区鲁班路李守荣家中。
③ 成年人白细胞正常范围为（4—10）×10⁹/L，此处 "3 000" 是指 $3 \times 10^9$/L。下文不再赘述。
④ 李守荣口述访谈，2019 年 3 月 17 日于上海市黄浦区鲁班路李守荣家中。

反复，就是因为坚持练郭林气功，坚持吃中药，中西医结合治疗，还有心理康复。我慢慢恢复了正常的生活节奏。"① 许多参加康复训练班的学员都是奔着郭林气功去的，到学校后却被癌症康复学校其他丰富的课程所吸引。

随着癌症康复学校的日渐成熟，癌症康复学校还建立了校友会。建立校友会主要是为了给众多学员回"家"看看的机会，争当志愿者。校友会会举办美食品尝、音舞联欢、结伴旅游、健康讲座、"五岁生日"庆贺等各种娱乐活动。除此之外，还会定期进行志愿者培训：每期开学前后，校友会志愿者为新学员进行入营指南，和他们"话疗"，帮助新学员填写设置好的入学前后健康、心理、社会适应能力方面的对比调查和各类评定反馈表。② 校友会还相继成立美食沙龙、口琴、合唱、交谊舞、丝网花编织等形式多样的兴趣小组，不仅丰富了学员的康复生活，更陶冶了他们的艺术情操。

曾担任过癌症康复学校校友会会长的王文平回忆道："我当校友会会长的时候，难忘的活动就比较多了。我们组织了好多大型的活动，其中比较多的是旅游活动。这些旅游活动对我们来说叫'移境疗法'，就是换一个环境。现在我们好多肿瘤病人，他们喜欢去海南，或者跑到浙江的山里面，换一个环境。因为肿瘤有一种说法是环境造成的。……改变一下生活习惯，包括饮食、作息时间、爱好，改变一下环境，就有可能不给肿瘤生长的机会。所以我们那时候校友会有一年两次的旅游活动，大型的甚至会办五天七天。我们还有十几个兴趣小组，书画、歌唱、摄影、乐器、戏曲、自行车，样样都有，每个月都会组织每个小组办一次活动，到年底我们还会办联欢会，让这些兴趣小组自己做一些节目出来。"③

30 年来，康复学校开创了支持性群组干预、意象导引、音乐疗法和艺术

---

① 叶争和口述访谈，2018 年 8 月 31 日于上海市长宁区镇宁路 405 弄 164 号上海市癌症康复俱乐部。

② 上海市癌症康复俱乐部：《群体抗癌十八年——上海市癌症康复俱乐部可持续发展的实践与思考》，内部资料，2008 年，第 14 页。

③ 王文平口述访谈，2019 年 3 月 23 日于上海市长宁区镇宁路 405 弄 164 号上海市癌症康复俱乐部。

教育、放松训练、认知行为疗法、郭林气功、健康教育和咨询等特色课程。

1. 支持性群组干预。（1）按病种将患者分成不同小组，并进行团队构建，患者们互相分享经验，促进相互学习，提高应对自我效能感。（2）定期开展同病种交流活动，由同为癌症生存者的培训班老师作为主持参与其中，给会员树立正面榜样，增加康复信心。

2. 意向引导。每日开展半小时的晨间冥思，播放舒缓的音乐，引导想象草原、流水等情景，调整学员气息，驱除内心杂念，回归平静状态。

3. 音乐疗法和艺术教育。（1）开展以鼓圈音乐为主的集体音乐治疗，患者以小组为单位围成一个圆圈，并在治疗师的引导下演奏打击乐器，帮助患者发泄情绪、缓解压力。（2）开展唱歌、舞蹈等艺术教育，鼓舞人心的歌词让患者重获信心；舞蹈在锻炼身体的同时，增进患者之间的沟通交流，改善癌症患者的社交能力。

4. 放松训练。（1）从日本引进整肤疗法，对病痛局部的全层皮肤进行抓、捏、捏抖、压及压推等手法加以刺激，改善患者疼痛部位微循环，缓解患者的紧张情绪。（2）笑疗课程可消除紧张、抑郁等不良情绪，改善呼吸、循环系统功能，使患者达到全身心放松。

5. 认知行为疗法。举办抗癌明星报告会、"第三人生"讲座及"我的希望"演讲等，由癌症生存者讲述抗癌的经验和心理调适方法，向会员传递不惧癌、不放弃的理念，改变患者绝望心态，重拾希望，积极面对生活。

6. 郭林气功。以极具特色的郭林气功为运动处方，由郭林气功创始人郭林老师的入门弟子袁正平会长亲自教授。郭林气功包括意念导引、呼吸导引、势子导引、吐音导引、按摩导引，每天练习2.5小时，通过意、气、形三方面的锻炼，调整身体机能。

7. 健康教育和咨询。（1）定期开展健康讲座。播放著名肿瘤外科专家汤钊猷教授讲座视频，传授癌症病因、复发转移、治疗等内容，消除无知和恐慌，建立正确抗癌态度。（2）开展膳食营养指导。营养专家向患者讲授营养学知识，传授膳食搭配、促进食欲的方法，改善患者食欲不振、便秘等不良症状。（3）医疗咨询。由多家三甲医院临床医生为患者提供医疗咨询服务。[①]

康复学校以多种康复教育形式，为患者树立正面榜样，增加康复信心。向会员传递不惧癌、不放弃的理念，改变患者绝望心态，重拾希望，积极面对生活。后来，康复学校又发展出爱心康复营，又称为康复夏令营，将康复学校"21天住宿型多中心心理社会康复"培训班内容精简为3天2夜住宿简化版。俱乐部又积极争取各方资助，爱心康复营为会员全程提供免费的生活和教育，使许多新生的癌症患者及时得到癌症康复知识的指导，使复发转移的危重患者得到更多真情挚爱。

30年来，康复学校以"群体抗癌，超越生命"为宗旨，累计举办康复学习班110期、爱心夏令营236+24期、无喉复声班28期、各类培训班103期，开展科普讲座200余次，30 000余人次参加学习，10万余人次参加兴趣小组，累计受益人群超过20万。[②]

康复学校的教育方式和方法，不仅受到国内患者的关注，也吸引着外国癌症患者，日本、美国等国家的患者纷纷前来参加康复学校学习；并吸引了来自美国、澳大利亚、加拿大、瑞士、巴西等11个国家和地区的相关组织前来参观交流。在开展康复教育中，俱乐部重视与国内外高等院校合作开展康复课题研究，与华东理工大学联合开展"癌症患者幸福指数调查"；与美国伊利诺伊大学、上海体育学院联合开展"运动对癌症康复的干预研究"；与哈佛大学脂类医学技术实验室合作建立癌症康复研究基地，开展"营养对癌症康复的干预研究"；与复旦大学、华东师范大学、哈佛大学、伊利诺伊大学合作开展"肺癌患者非药物干预"研究；与复旦大学公共卫生学院合作开展"万名癌症患者生命质量及其影响

---

① 《癌症生存者群体抗癌社区康复"上海模式"的研究与推广》项目申请书，上海市癌症康复俱乐部，内部资料，2018年。

② 《康复学校的奠基人、康复教育的开拓者——记康复教育的先行者袁正平同志事迹》，上海市癌症康复俱乐部，内部资料，2019年。

因素研究""癌症患者的健康素养调查";与复旦大学、青岛大学合作开展"癌症患者康复五年营养支持研究"……都取得了丰硕的科研成果。30年来，这些合作研究累计发表学术论文28篇，其中SCI论文13篇，参加国内外学术报告10余次，并培养博士生5名、硕士6名、本科生4名。[1] 以科研成果促进癌症康复教育、指导癌症康复管理、创新癌症康复方法，不断提高患者生命质量。

## 三、志愿服务成为俱乐部特色（2007—2018）

随着国外NPO、NGO社会组织先进理念的传入，俱乐部建章立制、规范行为，完成了从一个松散型"草根组织"到法人社团治理的转变。这个过程中，俱乐部从宣传"癌症不等于死亡"到提高癌症患者生活质量、生命质量，提升癌症患者幸福指数，完成了质的飞跃。其中，最大的举措就是志愿服务的融入。

上海市癌症康复俱乐部志愿服务的前身是面向康复患者和灾区的慈善举措。为了能借助社会的力量让因病致贫而陷入困境的癌症患者和他们的家庭得到救助，俱乐部多次策划组织具有较大社会影响的慈善救助活动。在市慈善基金会的鼎力相助下，连续十年举办爱心夏令营，6 000多名特困会员和新会员受益。每年春节前夕，争取到市慈善基金会、总工会、妇联和红十字会等部门的联合帮困，同时也在会员中组织"每人捐出一元钱，让困难会员过好年"的活动，推出了"爱心储蓄罐"的领养创意，并上门为特困会员送上慰问金。[2] 同时，俱乐部把癌症康复志愿者服务引向社会，非典、东南亚海啸、汶川大地震、贫困地区希望书库，组织广大会员在第一时间捐出爱心善款。2009年上海市癌症康复俱乐部荣获首届慈善奖。与此同时，俱乐部的志愿服务也紧跟其

---

[1] 《癌症生存者群体抗癌社区康复"上海模式"的研究与推广》项目申请书，上海市癌症康复俱乐部，内部资料，2018年。

[2] 《为了生命之树常绿——抗癌明星袁正平同志事迹》，上海市癌症康复俱乐部，内部资料，2019年。

后。早在 1997 年，长宁区、浦东新区俱乐部组织志愿者参与第八届全国运动会志愿者服务，长宁区志愿者服务队获市文明办和"八运会"表彰；连续十年与上海青浦监狱服刑人员结对帮教，促进他们走向新生，成为品牌项目；连续十多年，每年元旦千名癌症康复志愿者进病房慰问肿瘤患者，送上新年的第一缕阳光。俱乐部融入社会、服务社会，设立了种种志愿服务项目，受到社会的广泛关注，树立了良好的社会形象。

曾经担任黄浦区康复俱乐部会长的乐秀国回忆："2005 年，我带领 40 名志愿者，每天 5 至 6 人到人民公园执行巡园服务。现在增加了新的内容，每天到人民公园为游客称体重、测血压、测血糖、测心跳，只有测血糖收了 3 元的成本费，其余的项目都是免费的。每年只有遇上春节才会有 7 天的休假，剩下的日子，包括节假日，我们都会去公园值班，这也是因为节假日里公园游客更多。每天早上 7 点我们到公园，9 点结束志愿者工作。每年的 6—8 月是 6 点半到 8 点半。我们为人民服务已经超过 2 000 人次。每每参加志愿者服务活动，我都感到癌症病人绝不是废人，还是可以为社会做奉献的，甚至能比健康人做得更好。我们的志愿者从不随便请假，都很认真负责，以至于公园党支部书记很感动地对我们说：'以后 35 度以上的高温天气，冬天气温 0 度以下，就不要来值班了。因为你们都是露天值班的，所以下雨、下雪、刮台风也不要来公园值班了，毕竟你们都是病人。'"[1]

在上海志愿者活动全面辐射、蓬勃开展的新态势下，俱乐部也主动融入志愿服务之中。2007 年 2 月，经上海市志愿者协会批准，癌症康复俱乐部成立了 600 多人的"上海市志愿协会癌症康复俱乐部志愿者总队"。这支全部由癌症康复者组成的志愿者总队，用自己真诚的志愿服务和无言大爱为需要帮助的人送去一片真情和温暖。从"我康复了，不能忘记还在与癌症抗争中的癌症病友"的个体行为升华为"经营志愿者服务事业"的高度：大力开展对俱乐部三

---

① 乐秀国口述访谈，2018 年 8 月 14 日于上海市长宁区镇宁路 405 弄 164 号上海市癌症康复俱乐部。

级网络志愿者的培训，组织实践锻炼，提高业务素质、服务技能，建立和锤炼一支训练有素的志愿者队伍。2007年8月13日，在市志愿者协会成立十周年大会上，市俱乐部志愿者总队被评为上海市志愿者服务先进集体，袁正平获优秀组织者称号并受到习近平、韩正等市领导接见。①

市志愿者总队的宗旨是"服务患者，奉献社会"。首先，康复为本，把癌症患者的康复作为志愿服务的首要任务。俱乐部举起群体抗癌的大旗，坚持健康教育为主线，开展形式多样、丰富多彩的康复活动。其次，俱乐部适度参与社会公益、社会服务和社会救助工作。②俱乐部志愿服务的典型案例是2008年的北京奥运会和2010年的上海世博会。

为了让会员圆五年的北京奥运梦，俱乐部竭尽全力进行组织策划，举行"生命的奥运"系列活动，1000多名癌症患者表演的大型团体操震惊全场，获得大世界吉尼斯纪录。同时，为了让五年守望和拼搏的会员能够实现上北京助威奥运的梦想，俱乐部志愿者多次奔波于上海和北京的有关部门之间，联系交通、门票和住宿。最终，198名癌症患者代表在党和政府、社会各界的关爱下顺利启程。在北京的日子里，俱乐部接待记者的采访，组织与美国癌症游泳运动员的见面，一系列的活动让癌症患者迸发出强烈的热爱祖国、尊重生命的豪情，在中国的奥运史上写下浓墨重彩的一笔。86家主要新闻媒体、120多篇文章给予宣传报道，在海内外引起广泛的关注和高度赞誉。袁正平因此被评为上海市志愿者服务优秀组织者、"十佳志愿者"。

百年世博梦圆，这是2010年上海的一件大事。俱乐部提出："我们也要当好东道主，为精彩世博建功立业。"在市文明办及市志愿者总队的领导下，俱乐部组织了46次计有19051人次参加的"迎世博，讲文明"志愿者行动。③

---

① 《癌症康复俱乐部大事记》，上海市癌症康复俱乐部，内部资料，2007年。

② 上海市癌症康复俱乐部：《群体抗癌十八年——上海市癌症康复俱乐部可持续发展的实践与思考》，内部资料，2008年，第26页。

③ 《燃烧生命的火炬——记上海市癌症康复俱乐部志愿者袁正平》，上海市癌症康复俱乐部，内部资料。

志愿者中有 80 多岁的老人弯下腰擦亮人行天桥的栏杆；有化疗后还在发烧的女病友，挥舞手中小旗指挥交通；还有一群病友全天候风雨无阻地在公园"你丢我拣"。这是一种超越生命的人格力量。同时，俱乐部还专门组建世博志愿者队伍，克服种种困难，接待全国 50 多个城市 60 批 3 580 名癌症患者来上海观博，许多来自贫困地区的癌症患者来信来电赞扬上海市癌症康复俱乐部的志愿者们帮助他们圆梦世博，共享精彩。[1] 他们说："上海的志愿者服务，不仅让我们感受到了成功、精彩和难忘，更是生动地表明，中华这片热土上的人文世博，属于所有人群，并涵盖每个人生命的全过程。"另外，俱乐部还和中国移动上海公司在世博园信息通信馆举行"生命的世博"爱心传递活动，并和志愿者一起陪伴高龄孤老游览世博会。市癌症康复俱乐部志愿者总队被市志愿者总队评为优秀志愿者服务集体。

近些年来癌症康复俱乐部的志愿者团队积极弘扬"不要问社会给予我们什么，而要问我还能为社会做些什么"的精神，活跃在社会中每一个有癌症患者的角落，为癌症患者的康复献出了自己的一份爱心。

俱乐部提出了创建服务型社团的管理模式，形成了千名志愿者按市、区、街道及病种康复指导中心和医院志愿服务基地联动的工作体制和机制。每年的爱心夏令营，俱乐部 20 多位志愿者冒着高温为 2 000 多名新会员服务；在全市 17 家大型综合医院及肿瘤专科医院设有癌症患者资源中心，由俱乐部志愿者为院内治疗的癌症患者提供门诊和入院咨询、抗癌科普、情绪支持、同病互助、健康教育等服务，其中 7 家市三甲医院的癌症患者资源中心由市俱乐部运作。近两年来，仅在上海市东方医院、肺科医院、瑞金医院、中山医院、胸科医院先后有 85 位志愿者参加了资源中心的志愿服务，累计为癌症患者服务 12 582 小时；连续 18 年开展"千人进病房，新年送阳光"活动，每年元旦组织千名癌症康复志愿者到全市 30 余家医院，探望正在化疗、不能回家过年的

---

[1]《燃烧生命的火炬——记上海市癌症康复俱乐部志愿者袁正平》，上海市癌症康复俱乐部，内部资料。

癌症患者，为患者送上新年的第一缕阳光，传递信心和力量；组建临终关怀团队，对临终癌症患者进行慰藉和关怀；开展"点亮心愿"慈善义拍，将善款全部用于慈善帮困；在上海慈慧基金会的资助下，市俱乐部启动实施了"健康教育进社区工程"（简称"百千万工程"），选择了100个社区块站，招募1 000名康复志愿者，深入社区块站对10 000余名新患者和家属进行抗癌防癌的健康教育和生命关怀。

现任上海市癌症康复俱乐部副会长的何疆萍说道："到第三年，我身体好点了，就更积极地参加俱乐部活动，参加我们俱乐部的舞蹈队等兴趣小组活动。我们会到敬老院为老人服务、演出。我们还到监狱和犯人就'生命的价值'问题作交流。他们在里面，可能感觉无法体现生命的价值，但我们这些癌症患者是因为身体原因，没办法去体现。我们就告诉他们，你们比我们强，一定要好好改造学习，出去后还有机会实现价值。我们和他们从心灵上沟通，鼓励他们走向新生。我们还走进临终关怀病房，给临终病人送上温暖，告诫自己正确面对死亡；我们还去医院，走进门诊、走进病房，和社会上的癌症病友交流，鼓励他们战胜病魔！"[1]

俱乐部会员许连根说道："我们到瑞金医院病房做志愿者，他们医生护士也很欢迎，他们很喜欢，是真心欢迎我们的。每次到病房做志愿者服务，我们先到护士办公室，接受护士长委派的任务。护士长说有几个病人有想不通、情绪不好等情况，然后我们去找病友聊聊。刚开始去聊的时候，病人也不理解，不睬我们的。'现在啊……没空，有什么好谈的呢？''你们这个就是讲风凉话啊，病又不生在你身上，现在我打针吃药，又不是你咯。''你讲什么想开一点，不要当回事，你们这都是没生病的心态。'但是当我们跟他们讲我们也是癌症患者，也都是这么过来的，他们就说：'真的啊？真的啊？'我跟病友讲我已经生病41年、42年了，病友的眼睛都放光了。我希望的就是有这样

---

[1] 何疆萍口述访谈，2019年4月26日于上海市桂林路81号上海师范大学第三教学楼313教室。

的结果。病人有许多实际问题要了解，但有好多医生没时间跟他说，可病人又非常想了解，那么就通过我们跟他进行沟通。后来有好多病友非常感谢我们，有些还相互留下联系电话，或加了微信联系。事实上我们就是做了医生护士想做而又没能做的事。"[1]

俱乐部会员徐志珍也提到了她在瑞金医院做志愿者的经历："我和俱乐部的十几个会员一直在瑞金医院肿瘤病房做志愿者。每两个星期去一次，一次去半天。在这半天里，护士长会安排我们跟新来的病人聊天。我们就把自己的经历告诉他们，我们都是这样经过手术、化疗、放疗过来的，我们的今天就是你们的明天。我们还会和病人们加微信。有个女病人，怀孕的时候发现患上了胃癌，手术之后才把小孩生下来。当时她化疗结束了，但还在吃药。吃这个药呢，她一边吃一边呕吐，消化也不好。她说她吃了就要吐，不吃了。我就开导她说，你吃管吃，吐管吐，一定要坚持吃。我在志愿活动中接触到的病人，他们有些就像我当初一样悲观，抑郁的程度甚至比我之前还要厉害。我就慢慢开导他们，跟他们说病人的心态对于抗癌是很有影响的。有一次有个人在微信上跟我说他很痛苦，遗书都已经写好了。我跟他说，没事的，我现在已经患癌30多年了。他就说要像你老大姐学习。所以，我们主要是起到一个安慰病人、安抚病人的作用，病人看到我们也有生存的信心。病房里的一些老病人看见我们，还跟我们打招呼，说：'你们又来啦！我们现在很好啊，想通啦！'"[2]

把"一切为了癌症康复"的理念上升到生命的核心地位，成为共同信仰和追求的这支志愿者队伍获得了上海市志愿服务先进集体、上海市"慈善之星"特别奖。俱乐部开展的志愿服务项目"癌症患者互助康复志愿服务项目"获民政部优秀志愿服务项目一等奖，"癌症患者互助服务"项目获市志愿服务品牌项目，"爱心康复营"项目获市慈善基金会品牌项目。袁正平也获得了"上海

---

[1] 许连根口述访谈，2018 年 8 月 20 日于上海市长宁区镇宁路 405 弄 164 号上海市癌症康复俱乐部。

[2] 徐志珍口述访谈，2018 年 8 月 24 日于上海市长宁区镇宁路 405 弄 164 号上海市癌症康复俱乐部。

市优秀志愿服务组织志愿者""上海市十大杰出志愿者""全国百名优秀志愿者""全国最美志愿者"等称号。

## 四、群体抗癌的"上海模式"

上海市癌症康复俱乐部被媒体和大众称为群体抗癌的"上海模式",成为全国百余个癌症康复组织学习、仿效、推展的样板,其管理模式影响并催生全国建立了105个类似的癌症互助组织。[①]

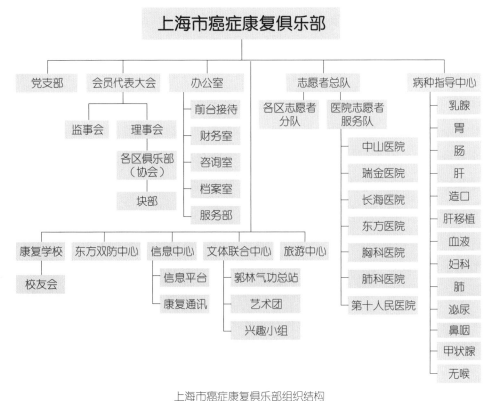

上海市癌症康复俱乐部组织结构

*图片来源:上海市癌症康复俱乐部官网,http://www.shcrc.cn/organization。*

---

[①]《癌症生存者群体抗癌社区康复"上海模式"的研究与推广》项目申请书,上海市癌症康复俱乐部,内部资料,2018年。

早在 2000 年，来自全国 11 个省、市、自治区超过万人的一项最新的肿瘤患者情况调研显示，群体抗癌对患者康复时期的心理、情绪调整都有积极意义。由中国抗癌协会癌症康复会与上海市癌症康复俱乐部联合举行的这次全国问卷调查得到了浙江、江苏、安徽、四川、云南、新疆、河南、辽宁、山东、上海、北京等地的 43 个抗癌康复组织的协助。接受调查的 10 584 名男女患者分布在各个行业和各个年龄段。患者中以生殖泌尿系统癌症、消化系统癌症和呼吸系统癌症为最多，分别占到 38.1%、31.5% 和 16.1%。乳腺癌仍为女性发病率最高的癌症，而男性发病率较高的依次为胃癌、肠癌和肺癌。从癌症患者的确诊年龄和生存期来看，40—50 岁为癌症的最高发病期，占总调查人数的三分之一，其次为 50—60 岁，占总数的 28.4%；男女大致相当。这些患者中，10 年及以上生存期的占 15.2%，7 年生存期占 28.5%，5 年的占 44.4%，3 年占 75.5%，一年生存期占 91.5%。绝大多数已经加入了癌症康复组织的这些患者对群体抗癌持肯定态度。有 90% 左右的患者表示，加入康复组织后，与病友们一起开展形式多样的活动，使他们变得更合群了，懂得接受别人的帮助，也懂得了关心他人，更加懂得控制自己激动的情绪，对解决自己的问题更有信心了。[①]

　　如今，"上海模式"有了更为广泛的含义，它包括：

　　1. 创新搭建癌症社区康复综合管理架构。创建全国首家由癌症患者自我管理的健康教育与促进教学机构，主动寻求与政府和企业合作，跨界合作整合资源，形成政府、科研院校、医院、慈善机构、企业等全社会参与的生态链。

　　2. 创新打造全方位、全周期癌症康复流程。提出院外延续性、闭环式康复管理模式，实现了从癌症治疗期、康复期、临终关怀到安宁缓和、生命延续的无缝连接。

　　3. 创新融合传统与现代癌症康复技术。以中国工程院汤钊猷院士"中国

---

① 施捷：《中国抗癌协会癌症康复会与上海癌症康复俱乐部联合举行的全国问卷调查，显示"群体抗癌"对患者康复有积极意义》，《新民晚报》2000 年 1 月 17 日，第 4 版。

式控癌"战略思想为武器，融合"禅修""郭林气功"等传统康复形式，引进"整肤疗法""戏剧疗愈"等，有效整合多种康复形式，实现了癌症"消灭"与"改造"并举。

4. 创新构建了基于"吃、动、心"平衡引领下的群体抗癌"上海模式"。探讨了癌症生存者生命质量的影响因素，探明了其社会、行为和心理需求，以"吃、动、心"平衡为引领，构建了"营养＋运动＋心理"为一体的非药物干预体系，并明确了社会行为心理综合干预对于癌症生存者生命质量改善的作用。

5. 重视调查研究和理论探讨，将患者需求导入政策议程。向政府相关部门上书对"切除脏器癌症患者申领残疾人证""癌症等大病重病的医保政策"提出建议，多次被采纳，取得了良好的社会效益。

6. 创新志愿服务的理念和方法，实现患者自我价值。癌症生存者在志愿服务中积极发挥自身特长和优势，在与疾病抗争中寻找新的自我，实现了患者自我价值。

2019 年，上海市癌症康复俱乐部已经拥有正式会员 18 000 余名，下设 20 个团体会员及分支机构、182 个覆盖全市各社区的活动站和 300 多个自我管理小组，形成了市、区、街道（乡镇）的三级管理网络；① 组建了上海市癌症康复学校和上海东方肿瘤双防康复指导中心；建立了 13 个癌症康复指导中心，实现了癌种全覆盖；设立了 17 家癌症患者资源中心（其中 7 家市三甲医院的癌症患者资源中心由市俱乐部运作）；成立了展望生命艺术团和 16 个文体兴趣小组。30 年来，累计受益 20 万余人，连续 11 届荣获"上海市文明单位"称号，曾获全国"中华慈善奖""上海市先进社会组织""上海市志愿服务先进集体""首届政府慈善奖"和"上海市慈善基金会首届十佳公益项目奖"等荣誉称号，被列为"世界卫生组织健康教育实践基地"。

---

① 俱乐部概况，上海市癌症康复俱乐部官网 http://www.shcrc.cn/，2019 年。

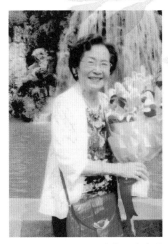

# 残缺的花，
# 也要吐露全部芬芳

访谈时间：2019 年 3 月 17 日

访谈地点：上海市黄浦区鲁班路李守荣家中

受访者：李守荣

访谈者：上海师范大学中国近现代史专业研究生王言言、中文系本科生唐秀萍

口述者简历：

李守荣，1950 年 2 月考入上海华东文工二团，同年于上海人民艺术剧院任话剧演员。1954 年底，考入中央戏剧学院苏联专家任教的表演干部训练班，为正式学员。1956 年夏结业，回上海人民艺术剧院，任话剧演员。1960 年夏，担任上海人民艺术剧院第二届学馆表演课教师。1962 年学馆结业后，仍担任上海人民艺术剧院演员。1974 年，借调上海歌剧院学馆，任表演课教师及表演课教研组长。1978 年，回上海人民艺术剧院任演员及导演。1989 年，正式退休。

# 我是个幸福的老太太

我叫李守荣，是上海人民艺术剧院退休的一名话剧演员。52岁时不幸得了晚期胃癌，今年我已经86岁了，康复近35年。

我是个幸福的老太太，老伴还健在，明年就90岁了。2016年秋，我们平安快乐地度过了钻石婚。目前身体基本健康，生活无忧，享受着国家改革开放带给我们的美好生活。我家是四代同堂，我的级别是太外婆，第四代的两个宝宝也分别成为中学生和小学生了。想想真是开心，国家越来越富强，生活越来越美好。我的家庭和睦，我也身体健康，生活能自理。第二代两个女儿和女婿优秀孝顺，第三代外孙女和外孙已立业成才，第四代曾外孙女和曾外孙正茁壮成长。我觉得活着真美好，活着真幸福。我万分珍惜自己来之不易的第二次生命，我还要争取健康地活到90岁、100岁。

我从16岁开始正式踏上了话剧舞台，工作近40年，可我现在要说的是我在生命舞台上的故事。

# 死神对我的突然袭击

1985年初，我被安排在《非人工纪念碑》剧组中担任了二号角色，戏很重，角色要从30岁演到60岁。那些日子我总是胃疼、出虚汗、疲劳，人突然就消瘦下来了。临近演出，我就想到华山医院去配些止疼药。遇到的医生对我特别热情，说服我去做胃镜检查。盛情难却下，我同意了。

四天后，1985年1月31日，是该取胃镜报告的日子。下午排练刚结束，顾不上拿包，我便匆匆赶到医院，但在化验室门口那沓报告中并没找到我的报告单，一种不祥的预感出现在我脑海里。我赶紧跑到胃镜室询问，护士说："我们通知了你的单位，取走了你的报告单。"我一下急了，大声说："为什么？为什么？我查出什么病？"护士安慰我："别激动，现在还不清楚什么病。"我觉得跟她多说也没用，还是赶紧回剧院去问领导。华山医院离剧院很近。谁知快走到剧院时，我就看见我的丈夫和领导边走边谈，正在出剧院的大门。我和丈夫是在一个单位工作的，我们没有坐班制，所以他今天下午理应不会来剧院。当时我脑袋里"嗡"的一声。"领导为什么把他找来？难道我得了严重的大病了？！"我控制不住情绪，一边哭，一边大声喊叫："我的胃镜报告在哪里？为什么不给我？是不是交给你了？"丈夫抚着我的肩说："没事儿，胃溃疡，明天住院动个手术。"

我看着他强作微笑的脸，总觉得他有事瞒着我，但我也不再追问了，一个人默默走回排练厅去拿包。那时，同事们都已下班回家了，排练厅就剩我一个人。"明天我就不能来这儿排戏了，以后呢？？？会不会这是永久的告别？？？"我不敢再想下去，眼泪止不住地流着，身上觉得冷极了。匆匆离开剧院回到家，身子特别乏、特别累，躺在床上想："明天就住院了，也许手术中发现不是癌呢？即使是癌，也许是早期呢！那我就有存活的希望，我一定努力配合医生把病治好。"有了这一丝丝侥幸，心里好像也平静了，很快就睡着了。

半夜，我被身边丈夫的哭声吵醒了。我拍着他的背说："你放心，我不会死的。"我暗暗对自己发誓：我一定要战胜死神，为了年迈的双亲，为了我亲如手足的兄长弟妹，为了丈夫，为了女儿和可爱的小外孙女……我才52岁啊！我一定要夺回宝贵的生命。

## 在生命的舞台上顽强拼搏

第二天就要住院了，我已经从创造角色的戏剧舞台转到了要努力拼搏的生命舞台，我要求自己要平静乐观，相信手术一定能成功，再痛苦的治疗也要经受得起。我把为演出而留的长发剪短，短发的外形像个战士，可以帮助我振作起精神。

病床前挂的牌子是胃溃疡，但医生查房时指着我对他的助手和学生说了一个我听得懂的单词"cancer"（癌），我心里虽然"咯噔"了一下，但是还想：也许是早期呢！为了做好七天后的手术准备，我改变了晚睡晚起的职业习惯，每天黎明即起，在病房走廊的窗前原地跑步增强体力，亲人朋友送来的营养品，尽管毫无食欲，我也努力吃下去，我想多吃一口就能多增加一些抵抗力。仅仅七天，我的脸色居然就有些好转，这给了我很大的鼓舞。

1985年2月7日，早晨我站在手术室门前，微笑着向亲人、朋友挥手，要他们放心，然后我信心满满地走进了手术室。躺在手术台上，我恭恭敬敬地向戴着大口罩的主刀医生致意："吴医生，谢谢您为我手术。"医生说："你真镇静，还能认出我，很多病人上了手术台就吓蒙了。"

手术是成功的。我的胃被切除了五分之四，但由于我努力配合医生，身体恢复良好。医生说早下床活动对伤口恢复有利，我就捂着没拆线的伤口下床活动。医生说要少吃多餐，增加营养，我就照办。每天医生来查房时，我总是笑嘻嘻地坐在床上，医生也高兴地对我说："你哪像刚开过刀的重病号啊！"亲人看到我的努力都默默为我祈祷，希望我的病情比预想的好一些。几天后，病理报告出来了：胃窦部溃疡型未分化癌，在胃小弯处有三个淋巴，有两个已转移，在胃大弯处有六个淋巴已全部转移，肿瘤已侵及胰腺包膜，属于晚期胃癌。丈夫和亲友们四处找专家咨询，结论都是悲观的："也许能活半年，快一些的只有三个月。"有的稍微婉转些："这是一场胜负未定的战争，败的可能性大。"病房的主任医师直接对我的丈夫和弟弟说："如果化疗顺利，可能活两年；如果化疗不顺利，也就活半年至八个月。"亲人不敢把这些结论告诉我。但怎样才能使我配合化疗呢？他们反复考虑，最后，丈夫坐在我的病床前，拉着我的手说："病理报告发现你胃部有可疑的间变细胞，为了预防，需要化疗。"我说："我有思想准备，是早期就不怕，可以接受化疗。"

啊！我对化疗的反应真的很严重：恶心、呕吐、头重脚轻，不久头发也脱落了一大片。为了活命，我仍然努力增加营养，吃了吐，吐了再吃。但是我的白细胞不争气。当时一个疗程是20针，如果顺利，两个半月可以完成一个疗程，但我才做了5次，白细胞就跌到3 000，太低了。那个年代也没有升白细胞的好药，化疗就被迫停止了。

人在走投无路时就会千方百计地寻找新的道路。丈夫在气功杂志上看到介绍郭林气功对治癌有效，于是想了很多办法为我找到了老师。偏偏在我踏上气功之路才不久时，我意外地看到了我的真实医疗诊断书，才知道原来我的病情这么严重！天哪！我还能活吗？我不得不想到死。最放心不下的是年迈的父母，担心他们能不能经受住我的死亡。练气功要求心安神静、良性意念，可我一面练功，一面却在思考自己的后事安排，根本静不下心来，练功当然也就没有了效果。我吃不下饭，睡不着觉，脸色越来越黄，亲人和老师都为我着急，于是安排我在妹妹的陪同下去北京紫竹院，那里是郭林老师生前教功的地方。

在紫竹院，我亲眼看到许多病情比我严重的癌友，他们在中西医治疗的同时坚持练郭林气功。很多人都获得了理想的疗效，他们都存活了七年八年，甚至十年以上，而且面色红润、精力充沛。特别是当时有一位腮腺癌的病人，我初见他时，他脸上的癌瘤像核桃大小，20 天后再见到他，脸上的癌肿居然缩小到银杏般大小，我激动地为他鼓掌。于是我虔诚地向老师学习，虚心地向病友取经，自己则更信心百倍、风雨无阻地坚持练功。在紫竹院 50 天，我的体重增加了，脸不黄了，白细胞也上升到 7 000，化疗又能进行了。更重要的是我明白了生命就掌握在自己的手中。从此我每天 4 点钟起床，在剧院的花园里从披星星戴月亮练到中午太阳当头，下午午睡后在家里练，晚上上床前也练。练功虽然艰苦，但能培养我的毅力，我把艰苦想成快乐。清晨我走进花园，各种鸟儿在欢叫，就像美妙的音乐陪伴着我；林荫道旁两排高大的水杉树，就像我的保护神；当我面对老樟树进行松静站立时，它就像位慈祥的老人呵护着我；冬天下大雪，我在雪地上吸呼，就好像进入了神仙世界。我的身体越来越健康，不仅癌症没有复发过，曾经有过的慢性病也消失了。我实现了自己的誓言，我战胜了死神，夺回了宝贵的生命。

1990 年我重登话剧舞台，参加了后来荣获上海首届文学艺术大奖的话剧《魂系何方》的 140 多场演出，还进了首都中南海礼堂。在首场演出那天，我到了后台，坐在化妆台前，重新闻到油彩的芳香，当演出铃声响起时，我百感交集，止不住流下眼泪，这是欣喜的泪水。

1992 年我被评为上海市及全国的抗癌明星，之后由癌症康复俱乐部推荐又被评为世界华人百名抗癌明星之一。我曾领过优秀青年演员的奖状，也曾领过上海市及全国青年积极分子的奖章，但从来没有像我 1992 年领到抗癌明星荣誉证书时那样动情和震撼，因为这是生命战胜死亡的证书，是在生与死的考验中交出的一份漂亮的答卷。我由衷地感谢给我治疗的医生，感谢所有爱我的亲人，感谢教我郭林气功的老师，感谢关心我的领导，感谢所有帮助过我的亲戚朋友。

## 在奉献中成长

1989 年我年满 55 周岁，正式从剧院退休。医学上规定癌症患者康复满五年就是治愈，而这一年也是我康复近五年的日子。我在练郭林气功的过程中，有幸认识了袁正平会长，他聪明、睿智、有德有才，是我第二次生命中的重要人物。他约我和他一起做癌症康复工作，我欣然接受。

于是在袁正平会长的领导下，在社会力量的支持帮助下，我们十多位志同道合的病友们于 1989 年 11 月 7 日正式创建了上海市癌症康复俱乐部，袁正平担任会长，我和其他几位病友担任了副会长。1993 年俱乐部又成立了在区教育局正式注册的癌症康复学校，我担任了郭林气功老师。

从此，我的生活特别忙碌多彩、快乐充实，我的家也成了癌症患者的接待站，常有病人来我家求教，我常常为接病友的电话而把饭菜烧焦。有时我也会觉得累，但我的眼前常会出现一幅画面：我和一大群癌症病友就像是一群不幸的落水者，在汹涌的波涛中沉浮、挣扎，而我已得到康复，就像是终于爬上岸的幸存者，虽然自己身上还是湿漉漉的，体力也没完全恢复，可我怎能只顾自己，不顾还在水中挣扎的病友呢？！不管自己有多累，力量有多微小，我都应该伸手拉他们一把，也许能换来别人的生命啊！！！在这种情感的驱使下，癌症康复工作已成了我生命的一部分，成了我为之奋斗的事业。癌症康复俱乐部也成为我第二个家。

70 岁时，我从副会长和教功老师的岗位上退休，俱乐部颁发给我一枚金色的会徽，我非常珍惜它，当我去俱乐部参加各种活动时，我都把它佩戴在胸前。之后我又担任了监事会主任的工作，直到 74 岁才完全退下来。1999 年 7 月 1 日，我被中共上海市委宣传部评为优秀共产党员。

35 年来，从不幸得癌的经历、与癌抗争的过程、奉献癌症康复事业中，我也学会了不少人生道理，这些都成为我宝贵的精神财富。俱乐部是一个精神财富的大宝库，我经常用这些"财富"激励自己、教育我的后代。

我学会了面对灾难的正确态度。2008 年丈夫得了前列腺癌；2012 年初我因搬家劳累过度，得了带状疱疹，右脸严重面瘫，丑陋不堪，紧接着丈夫脑梗大中风；2013 年秋，83 岁的丈夫突然消瘦、吃不下东西，发现了结肠癌，要动大手术。在这一次次的灾难面前，我没有惊慌失措，也没有坐以待毙，而是坚定信心，千方百计想办法，终于挺过了重重困难，最终我们俩都恢复了健康。

我懂得了成功的秘诀是：理想、目标，加上不达目的誓不罢休的拼搏精神。这个道理比任何物质、金钱更为宝贵。坚持就是胜利。记得一位大学教授说："人和人最小的差距是智商，人和人最大的差距是坚持。"我信奉这句名言，我常用它教育后代，也用它勉励自己。我梦想再健康地多活几年，看到国家全面实现小康社会。实现这个梦想对于 86 岁的我也不是一件容易的事。既然当初坚持郭林气功锻炼帮助自己夺回了生命，我就要坚持。目前在我尚能行走的情况下，我每天仍然坚持练一小时的郭林气功。

癌症康复俱乐部提倡"不要问社会给予我们什么，而要问我还能为社会做些什么"，教育我们不要去索取，而要去奉献。冰心老人也说："事因知足而常乐，人到无求品自高。"癌症康复俱乐部里就有很多让人尊敬的志愿者，虽然因做过手术，身上都带着伤残，但他们都要求自己："哪怕我是一朵残缺的花，也要吐露出全部芬芳。哪怕我是一棵受伤的树，也要撑起一片绿荫。"他们就这样日复一日、年复一年无怨无悔地、快乐地奉献着。有的病友明知自己的生命已进入倒计时，无法延长自己的生命长度，却仍然努力奉献，千方百计地增加自己的生命宽度和深度。

他们的生命是美丽耀眼的，他们对待生命的态度深深感动着我，我要向他们学习。我现在仍然每月去剧院参加党支部的组织生活，认真学习，努力做一个合格的共产党员。我经常积极地参加小区有益的活动，干不动大事，我就在小区做些力所能及的小事。我负责的每周一次的聊天组，现已坚持了两三年了，成员都是丧偶失独的老人，聊天能调节他们的心理，抚慰孤独寂寞的心灵；我还在居委会领导下的朗诵组当老师，我把在癌症康复俱乐部里学来的《微笑诗》教给大家，提倡小区居民以微笑对待生活。去年中秋节，我们在小区的露天舞台为居民演出，街道的小报还登了我们演出的照片。今年在小区党支部领导下，我们在准备庆贺新中国成立70年的朗诵节目。小区有癌症新病友，我也会根据他们的需求，把我抗病的经验告诉他们。

我年龄已老，但心没有老，贡献虽小，但我的爱心是大的。我还要继续努力，让自己的生命发出光和热！

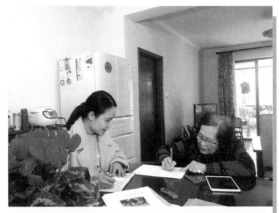

王言言访谈李守荣

# 生命掌握在自己手中

王言言

　　初见李老师，娇小瘦弱、慈眉善目，看着特别亲切。听说我们要去访谈，她老远就站在门口迎接，让人心里特别温暖。我们进屋之后，李老师特别贴心地为我们倒水，让我们坐下，还会关心我们路上是否劳累，天气是否寒冷。和李老师在一起聊天就仿佛在和自己的奶奶说话一样，你就想坐在那里安静地听这位历经沧桑的老人讲述她曾经的故事。

　　李老师来自北方，标准的普通话里还带着些许京味，让同样来自北方的我听着特别舒服。李老师坐在那里，虽然满头银丝，但仍可以看出年轻时肯定特别漂亮，骨子里透露出一股优雅的气质，让人沉迷。她年轻时曾是一位活跃在舞台上的话剧演员，本该在舞台上享受掌声和鲜花的她，却被一个又一个不幸环绕。

1985 年，正在排练节目的她被检查出胃窦部溃疡型胃分化癌——胃癌晚期，住院、手术、化疗，一遍遍地折磨着她。更残酷的是她听到医生说："如果化疗顺利，可能活两年；如果化疗不顺利，也就活半年至八个月。"这无疑是被医生宣判了死刑，仿佛只能等待奇迹的出现。但命运从来不会在你最困难的时候善待你，接二连三的打击——化疗被迫中止、发现真实病情、女儿病倒……李老师在那一刻被彻底压垮了，虽然她还在正常地吃药练功，但是心情却不再似之前那般轻松，她变得忧心忡忡，任何治疗都没有让她再有好转，脸色蜡黄、身体消瘦。

可能是当过演员的缘故，李老师表现力特别强，她的讲述声情并茂，可以完全将人吸引进她的故事里，仿佛你就在和她一起经历着这一切。我当时心里特别难过，仿佛自己就是这个故事的女主角，正在经历着命运带给我的噩梦。

连续的打击让李老师身心疲惫，但她没有放弃，想要和病魔作最后一搏。她去了北京紫竹院学习郭林气功，在那里碰到了一群和她一样的癌症患者，他们看上去脸色红润、快乐健康，李老师和他们交流，受到了很大鼓舞。在老师的指导下努力练功，练了 40 天，李老师脸色红润了，也胖了，宛如获得了新生。回上海后，李老师又重新回到她热爱的舞台。

1989 年，她还和袁会长一起创立了癌症康复俱乐部，为更多的癌症患者带去福音。这么多年来李老师一直在俱乐部中奉献，她说她已经爱上了这里，觉得在这里帮助更多的癌症患者才是生命最大的价值。"哪怕我是一朵残缺的花，也要吐露出全部芬芳；哪怕我是一棵受伤的树，也要撑起一片绿荫。"李老师用这句话来激励自己，活出自己的精彩和价值。生命掌握在自己手中，生命给我们以拳头，我们还它以微笑。乐观、积极是战胜病魔的最大法宝。当灾难降临，我们只有战胜它，才有权力演绎自己的精彩人生。

访谈之后我感受到了癌症康复俱乐部的重要性。这里是癌症患者的另一个家，是他们的心灵港湾。在这里，许多癌症患者重拾信心，重新获得了"第三人生"；在这里，癌症患者不被同情和嘲讽，他们得到平等、帮助和鼓励（作为正常人，我们总是对他们充满同情，殊不知患病的他们最不想要的就是异样的目光，他们需要的是正常的生活和公平的对待）；在这里，他们是一个群体，是一个有同样身份的小社会，他们彼此依靠，抱团取暖，互相帮助，共获新生。生命的宝贵与美好，只有真切地经历过生死苦难的人才能真正体会到。愿我们每一个人都能健康，愿每一位癌症患者都能被公平对待，愿癌症这个"不治之症"能早日被攻克。

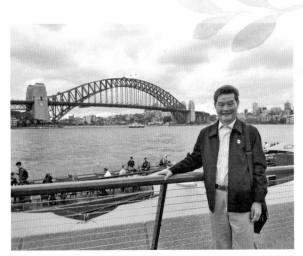

口述者：黄彭国

# 抗癌的征程上，
# 一起加油

访谈时间：2019 年 4 月 20 日
访谈地点：上海市长宁区镇宁路 405 弄 164 号上海市癌症康复俱乐部
受访者：黄彭国
访谈者：上海师范大学历史系本科生高敏

口述者简历：

　　黄彭国，1942 年 8 月生，1988 年发现患结肠癌，肠壁全层浸润，淋巴管癌栓。化疗两年，服中药五年，期间锻炼郭林气功，现康复 31 年。1965 年入党，从一名癌症患者到癌症康复者，再成为一名癌症康复事业光荣的志愿者、组织者，在俱乐部的大家庭里感到非常幸福。坚信只要科学抗癌、综合治疗、顽强拼搏，就一定能战胜癌症！

# 患癌和手术

我叫黄彭国，出生于 1942 年，今年 77 岁。我 1962 年进入中国科学院，在中国科学院上海生理研究所从事科研方面的工作。1965 年去西北，主要到甘肃、青海去科学考察，进行生理研究。1968 年，我又随部队去了西藏进行急性高原反应的科学考察。1969 年，我参加了中国科学院和中国军事医学科学院一起组织的防治慢性高山病的科研。1975 年 5 月，我们到了珠穆朗玛峰，和国家登山队一起参加了中国科学院关于珠穆朗玛峰的高山生理考察。在这次科研中，有 9 位登山运动员登上了珠穆朗玛峰，其中有一位叫潘多的女同志，我们在大本营接收她的心电图，这是人类第一次在最高海拔珠穆朗玛峰接收到的心电图。回到北京后，邓小平等党和国家领导人接见了我们全体登山队员和科考人员。1979 年，我们又到昆仑山参加青藏铁路的科研项目，后来才回到上海，进行着心血管方面的研究工作。

1988 年正是上海甲肝流行的时候。那年的 1 月我就开始感到不舒服，肚子隐隐作痛。一直到 5 月份，大便都是血。在此期间，我也到医院里请专家进行过诊断，但是并没有查出什么。直到 5 月底查出患了结肠癌，癌细胞已经扩散到整个肠道，并且淋巴有转移，有癌栓。当我得知自己患了癌症这个消息的时候，我整个人都蒙掉了。我之前身体很好，还被选拔到登山科考队工作。然后我回忆了一下，猜想这个病的根源是 1979 年在昆仑山完成青藏铁路科研工作下山的时候，吃的都是风干牛羊肉和生的食物。回到青海格尔木，我马上就感觉肚子疼，而且拉脓血便。因为着急赶着回上海，所以我就到了当地医院里开了一点药，当时也没太在意。可能治疗时吃药的剂量不够，回到上海以后大概有一个月肚子都不舒服。虽然刚开始我很郁闷，想不通自己为什么会得这个病，但是既然得了病就要正确对待，既来之则安之。当时我们研究所的领导和一百多位同事都到中山医院的病房里来看我，非常关心我的病情。我觉得很感动，也感到很温暖。另外，作为一名入党多年的党员，我想到的是要努力康复，同时也要为社会做些什么。

我的家人知道我患病以后非常着急，他们天天给我送饭，照料我。我家住在闸北公园对面，而我是在中山医院进行治疗的，那是我们单位的挂靠医院。因为是公费治疗，所以基本上不需要自己花钱或者只要花很少的钱就行了。但是，我在治疗过程中天天需要有人陪同，当时陪同我的人很多，还包括我们实验室的同事，晚上就是我的亲戚和家属来陪同。总的来说，那段时间我的家人非常奔忙，毕竟我才46岁。不过，这一段也总算过去了。

最后我在中山医院成功进行了手术。手术以后，因为淋巴有转移的风险，需要进行两年的化疗。我化疗的时候毒副反应很重，恶心呕吐等症状都出现了。躺在床上头稍微动一下，马上天旋地转，就会喷射性呕吐，吐一地。即使这样，我还是在坚持。也是在化疗期间，我接触到了市癌症康复俱乐部。1989年《解放日报》刊登了一篇文章，介绍上海有家癌症患者俱乐部。与此同时，我通过锻炼也了解到了俱乐部，因为俱乐部有郭林气功的锻炼。也是这个契机，我认识了袁正平会长，他生病比我早，1981年就生病了，但是他热心于癌症的康复事业。袁会长是郭林老师亲授的弟子，周末的时候他会来公园教我们气功。他也积极组织一些大型的专家义诊和病友交流活动，大家对这个平台都很赞许。除了郭林气功，我在手术一个半月后开始服用中药，一共服用了五年。在经过四年的治疗以后，我就回到单位里面继续工作。再过了四年，我从工程师晋升到高级职称，事业上取得了一定的成功。

## 我眼中俱乐部的发展

我是1988年患病的，1989年上海市癌症康复俱乐部正式成立，所以我是俱乐部第一批会员，也是一个骨干。到了1992年的时候，在上海市癌症康复俱乐部影响下，11月闸北区的癌症康复俱乐部经民政局审批登记正式成立了，这是第二个区级俱乐部，长宁区是第一个。我们当时的条件还是比较艰苦的，是在闸北区的一个亭子里，几个积极分子一起商议成立闸北区俱乐部的事宜。因为成立一个法人社团，需要到民政局登记、领表格，有一个流程。我们需要落实资金和俱乐部的地点，这是两个基本的条件，还要有骨干人员。经过努力，闸北区俱乐部在1992年正式成立法人社团，我当选为会长，到2006年我才离任，一共当了15年会长。2001年的时候我还兼任了市俱乐部的副秘书长，分管无喉病种的治疗中心，同时还是市俱乐部咨询站负责人。咨询站是新会员咨询的一个地方，每个星期五我们在上海市工人文化宫接收新会员。新会员都到这个地方去咨询、去报名入会。我一共做了18年咨询站的负责人，从2001年一直到2018年。很多康复的会员都说："我到俱乐部第一个认识的人就是你。"我也很高兴，看到他们康复了并且重新进入社会。有些人还成为我们志愿活动的积极分子，有些人还走上了大舞台表演。所以，我觉得我能够为大家做一些工作，感受到了生命的价值。

1997年的时候，市俱乐部成立了无喉病种康复指导中心，这是第一个成立的病种康复指导中心。起因是袁会长到香港去访问，看到香港的新生会为喉癌患者成立了这样一个组织，他回上海以后，就在闸北区成立了喉癌康复治疗中心。当时闸北区铁路医院有一个教授专门研究喉癌，针对喉癌病人进行语言训练，所以就在闸北区铁路医院率先成立了喉癌病种康复指导中心。这个指导中心是1997年5月份成立的，一直到2014年，这17年间我担任了无喉病种康复指导中心的主任，带领病友们一起抗击癌症。喉癌和其他别的病种不一样，重度喉癌患者的手术会把全喉摘除，于是他们就失去了说话的能力。但是接受过俱乐部无喉病种康复指导中心的培训以后，病人可以通过食管发声。俱乐部提供了一个老病友带领新病友重新走进有声世界的平台。新病人想要重新说话，就要学习。首先要学会打嗝，就像吃饱饭以后打的饱嗝，要会连续不断地打嗝，而且打嗝的声音要响，要有速度，要连贯。在这个基础上，他们逐渐通过食管发声的方法，重新开口说话。通过指导中心的努力，我们一共办了28期学习班，让160多名病人重新开口说话。而且，我们深切了解喉癌手术后不能说话的痛苦和对于病人的打击，我们作为志愿者，也到医院里去访问，关心探望新病友，给他们带去温暖和希望。其中让我印象最深刻的是一位东北的离休干部，退休前是粮食局局长。他在手术后看到我们的无喉病人不仅能跟他讲话交流，还邀请他手术后来参加我们的培训班，学会讲话。他听后马上激动得热泪盈眶。这么一个70多岁的老干部听了都这么感动，更何况我们呢？

2009年我们受邀到香港去访问新生会。新生会是香港最早成立喉癌康复指导中心的一个组织，2009年恰逢他们成立25周年的庆祝。不同于我们食管发声的方法，新生会主要是用小喇叭（一个发声工具）进行交流，他们看到我们这些人都会食管发声，非常钦佩。他们称赞我们的工作做得非常好，摆脱了辅助工具的局限性，使得无喉患者能够从无声世界走到有声世界。我们除了旅游访问，还组织无喉病人上台进行表演。2012年俱乐部在梅赛德斯-奔驰文化中心举办了一场万人春晚，40位无喉病人在周佩校长和"好男儿"成员宋晓波的带领下在台上表演，同时全场万名癌症患者一起跟着台上做着《感恩的心》，这也创造了一个属于俱乐部的大世界吉尼斯纪录。我们不仅在国内有很多活动，还走向了世界。在袁会长的带领下，我还随团到过我国的台湾和日本、美国进行交流访问，介绍闸北公园的阳光小屋，介绍阳光小屋里面的笑声和歌声。

总的来说，俱乐部现在的情况和之前比有非常大的变化。俱乐部从牛奶棚起步发展到现在，已经有了一栋楼，而且每个区都有区一级的俱乐部和办公室。工作内容也变得越来越丰富了，不仅是在为我们自己的会员服务，还为更多的病友带去帮助，以病友帮病友的方式去带动更多人。市俱乐部现在已经面向全市七个市级医院开展志愿服务，各区俱乐部会组织多支志愿者服务队到医院里，也会到各个街道包括舒缓病房，为临终的病人带去关爱，陪他们走过最后一程。现在俱乐部的志愿者服务遍地开花，每个区都有好多志愿者服务的服务点，服务病友，更好地为癌症患者和社会贡献力量。现在俱乐部已经和一些医院达成战略协议，未来我相信我们会和更多的医院一起合作，一起为攻克癌症，为癌症康复事业继续努力，俱乐部也将继续成为全国抗癌组织的一面旗帜。今年是新中国成立 70 周年，也是市俱乐部 30 周年的大庆，所以我们都在积极地进行这方面的准备工作。

## 俱乐部带给我的影响

我参加俱乐部，首先在心态方面有了很大的改变。我给自己设定了一个目标，要追梦，要康复。我的榜样就是袁正平会长还有周佩校长，他们的病情都很严重，但他们都是无怨无悔地为癌症患者付出。在 20 世纪 80 年代，社会普遍认为"生了癌症就是死亡"，但是我们俱乐部就喊出"癌症不等于死亡"。俱乐部对此专门出了一个小册子，还举行义卖活动，宣传这个理念。总之，俱乐部首先提出了群体抗癌的模式，到十周年的时候又喊出了"不要问社会给予我们什么，而要问我还能为社会做些什么"的口号。我们癌症病人最初生病的时候感觉是晴天霹雳，很绝望，很无助，不知道自己哪一天就会离开这个世界，不知道明天会怎么样。开始的时候，我也是这样想的。我家人想给我添几件衣服，我说不要添，不需要。因为我也不知道明天怎么样。但是后来参加俱乐部以后，看到每个人都活得很好，当时袁会长已经康复后又生活了十来年，我就给自己设了一个目标。我生病的时候我女儿上初二，我希望能看到她考上大学，能够自己照顾自己，那我就放心了。现在我女儿已经大学毕业，也结婚了，我现在还有了小外孙女。所以当时癌症康复俱乐部的确对我有很大的帮助，大家抱团取暖，一起共渡难关，与癌症抗争，克服这些负面的情绪。我们一起参加活动，俱乐部组织一起旅游唱歌，向生活微笑。我担任闸北区癌症康复俱乐部会长时，我们会员的五年生存率在 98% 以上。可以说，俱乐部的这些运作，的确是让我们闯过了鬼门关，走上了康复道路。

我非常认同这种群体抗癌的模式，因为我在完成医院的治疗以后并不知道接下去该做什么，但是通过俱乐部，我能和老病友进行交流，得到他们的经验分享。通过这个方式，自己的疑惑被解答了，而且看到老病友恢复得很好，我作为一个新病人有了榜样，对生命有了希望。俱乐部还组织一些活动，有一些是康复活动，还有一些是结合社会热点的活动。我们会积极参加国家的盛事，就像 2008 年我们一行 198 人在袁会长的带领下参与了北京奥运会，去为奥运会助威。去年我又报名参加了市俱乐部组织的为 2022 年北京冬奥会助威的活动，在那里我也将和我的爱人共庆金婚 50 年。我觉得参加俱乐部的集体活动对我们的康复是非常有意义的。在参加这些活动时，我们在兴趣小组里一起唱歌跳舞，一起排节目参加表演，一起听专家讲座。在活动中我会忘了自己是个病人，否则我会在家里面躺在床上，看着天花板，老想着我是一个病人。因为俱乐部，我走出了家门，现在我已经忘掉我是一个病人了，还成了一名光荣的志愿者。

一般人在患癌以后，除了身体上的病痛，心理打击也是很严重的。但是我们要尽快从打击中走出来，调整好心态是最要紧的。此外，抗癌就是要科学治癌、综合治癌，因为癌症到目前为止还没有什么特效药。所以我们一定要相信科学，我是进行中西医治疗的，同时还积极进行体能锻炼。我会和病友们一起练习动静结合、调心调息、大量吸氧、量力而行的郭林气功，我感到它是非常适合我们癌症病人的，对于我们病友、对于体能锻炼而言是一个很好的康复方法。目前俱乐部已经办了郭林气功的培训班 100 多期了。适当的营养也是我们需要注意的。

在接受俱乐部的帮助后，我也一直在做志愿工作，服务大家。我也收获了很多很多荣誉，我是中国科学院的离退休先进个人、生命科学院的优秀共产党员、上海市癌症康复俱乐部的先进工作者和上海志愿服务的优秀组织者。在做这些志愿者工作的时候，我感受到了自己生命的价值，我并不会因为生病而一蹶不振，我还可以为抗癌事业和整个社会做很多事情。因为多年服务患者，奉献社会，俱乐部也授予了我一个金色的徽章，这是对我工作的赞许和鼓励。在俱乐部里面工作，我感到很幸福。

我参加俱乐部已经 30 年了，也有很多话想对新病友和我的同事们讲。对于新病友，我希望他们要科学康复、综合治疗、积极锻炼，能够尽早康复。对于我的一些老朋友、老同事和老的志愿者来讲，我也有一些希望：一方面我们要为大家服务做志愿工作，奉献社会；另一方面也要保重自己的身体，因为最近几年也有会员病情复发的情况。市俱乐部设立了一个志愿服务的基金，我们有 1 000 个志愿者，每人每年交纳 10 块钱出来，汇聚到市俱乐部作为志愿服务的基金。每当我们的骨干志愿者又复发转移了，市俱乐部就每人补助 500 块表示慰问。当然，市俱乐部还争取社会层面的资助，但是我们自己也尽一份力。从最近看，每年都会有几十个复发的病友。所以，我希望他们能够保重身体，只有保存自己，在之后才能够更好地为大家服务。

最后，在抗癌的征程上，让我们一起加油！

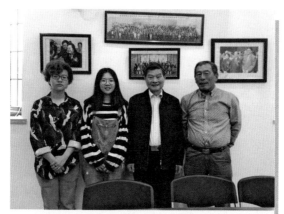

马雨佳（左一）、高敏（左二）、黄彭国（右二）
和张鸿高（右一）的合影

# 生命是有光的

高　敏

这是我第二次进行采访，不同于第一次的紧张和局促，第二次采访的我就放松了很多。我很喜欢和这些老师交流，听他们的经历，去了解癌症病人这个群体和癌症康复俱乐部这个组织背后更多的故事。

这次的采访对象是一名科研工作者，今年他已经77岁了，看上去非常年轻。他曾到昆仑山、珠穆朗玛峰等地参加科研工作，是一位令人尊敬的学者。不过也是那个时候的生食冷饮让黄老师落下了病根，在回到上海的几年后，他发现自己患上了肠癌。他知道自己患病以后并没有太沮丧，他在积极治疗的同时还在思考自己能够为抗癌事业做些什么。

黄老师是闸北区癌症康复俱乐部的创始人之一，曾担任区俱乐部的会长，他是无喉病种康复指导中心的负责人，也担任过上海市癌症康复俱乐部的副秘书长，这一路上和俱乐部共同成长，可以说是俱乐部发展的见证人了。他分管的无喉病种康复指导中心，帮助手术后不能说话的无喉病人通过食管发声，帮助他们从无声的世界回到有声世界。我觉得这是一件很有意义的事情，帮助喉癌患者活得完整、活得有信心。这次采访也是我第一次接触到无喉病人，尤其是看到一旁的张鸿高老师还能和我们交流，自信地让我们看他的伤疤，令人动容。听老师们讲，这些无喉患者在会说话以后还可以进行诗朗诵，虽然没能亲眼看见，但是也能感受到震撼了。

这次采访是我又一次听到口述老师对癌症康复俱乐部这种群体抗癌模式的认同，因为和很多病友在一起参加各种活动，让自己渐渐忘了自己是一个癌症病人，也是因为群体抗癌这种模式让病友之间有了更多的交流，互相分享抗癌的经验，互相鼓励，一起跨过癌症康复五年的门槛。

黄老师的故事让我感触良多。癌症是不可预知的，在癌症面前生命是渺小和无力的。但是黄老师用行动实践着"事情既然来了就要承受住"，他在康复的同时还在努力做着可以帮助别人的事情，建立了闸北区的癌症康复俱乐部，去帮助术后不能说话的无喉病人。他更加积极地去生活，没有被负面情绪打倒，从最开始的低落糟糕的情绪中走出来，承受住了癌症给生活带来的打击。我一直相信生命是有光的，可能会有阴霾，但是光一直都在，只需要多坚持一下，多等待一会。癌症的确是很可怕的事情，带来的痛苦和绝望也是不可避免的，在打击来临之后还是要有点信念，和家人朋友一起承受住，微笑面对生活。

在黄老师的故事里，我还听到了癌症康复俱乐部的发展过程，癌症康复俱乐部从一个牛奶棚发展成为现在这么一个具有规模的组织，为很多的癌症病人带去了温暖和帮助。而且在俱乐部里面，每个人都是健全的人，每个人都发挥自己的作用。随着越来越多的人加入，更多的癌症病人被帮助，用微笑感染每个人，尽力为社会做出一点贡献。

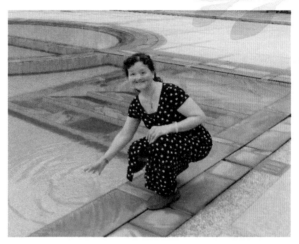

# 我总共
# 动了九次大手术

访谈时间：2019 年 4 月 14 日
访谈地点：上海市长宁区镇宁路 405 弄 164 号上海市癌症康复俱乐部
受访者：殷小玲
访谈者：上海师范大学历史系本科生甘宜韡

口述者简历：

殷小玲，1952 年出生在一个普通工人家庭，由于父母支内外迁，她从小与祖母相依为命。年轻时她工作上进，于 1987 年通过自身努力走上领导岗位。正当前途一片光明之际，她患上了坏死性肉芽肿瘤，从此踏上了漫漫抗癌路。在此期间，她经历过数次复发，先后动过九次手术，而家庭的爱以及郭林气功的锻炼成为她重获新生的希望与力量，缔造了生命的奇迹。一路走来，她自称是一位"尝遍人间甜、酸、苦、辣、痛的幸运儿"，并感恩身边所有帮助过她的亲戚朋友。她享受当前幸福、自在、充实的美好生活，争做一名百岁老人是她余生的心愿。

# 手术刀上的抗癌明星

1987 年的秋天，当时我很年轻，就 36 岁，我女儿还只有 7 岁。经历了"文革"的动荡，只有初中学历的我拼命地读书，终于拿到了证书，进入厂长办公室工作。没想到书念好了，证书也拿到了，但两个月不到厄运却降临了。我就感觉鼻子不能呼气了，两个鼻孔都塞住了。之后上海市肿瘤医院诊断我患上了恶性的坏死性肉芽肿瘤。这个恶性肿瘤，患病率与生存率都很低。几十万的癌症病人当中，可能只有一个人得这个病，而生存超过一年的很少。用上海市肿瘤医院医生的话说，活过五年的病人全球都很少，当时医生预言我的存活期可能不会超过六个月。但我已经活了 32 年了，所以肿瘤医院医生说我很可能是奇迹了。

现在说起来好像笑嘻嘻的，实际上刚刚确诊患这病的时候，我一下子呆了。我想：哎呀，女儿只有 7 岁，没有母亲怎么行呢？如果我死在床上，我女儿回来了，瞧见该多害怕！我一下子号啕大哭，整整哭了两个小时。可后来我又想通了，你哭也好，闹也好，毕竟你还要面对现实，面对现实坚持活下去才是我真正应该做的。所以我又去找医生寻求帮助，而医生说所有的一切与希望都要靠你自己的努力去实现。

我刚进肿瘤医院那个病房时，有件事让我记忆犹新。我住的那个病房，有一位患者在上一个月刚刚去世了。我当时 37 岁，据说那个患者 36 岁，好像她的叔叔就是肿瘤医院院长，但她没有被医好。我又是幸运的，就因为她的叔叔在医院当院长，他想把他侄女治疗好，但侄女出院后两个月不到就走了，医生为了把我治疗好，就在我身上加大剂量放疗、化疗。不过，据说我后来一次又一次的癌症，也是因为第一次大剂量放疗引起的后遗症。这怎么说呢？双刃剑吧。

我总共动了九次大手术，1993 年、1996 年、1998 年，一直到最近一次的 2016 年。九次手术，导致我口腔上面都被掏空了，说话也说不好。我原来很漂亮，人家都说比电影明星还漂亮呢。其中 1998 年的那次手术是最大的一次手术，早上 7 点半进手术室，出来已经是晚上 10 点了。手术当中我流了

2 000CC 的血，后来只输进 1 000 多 CC。医生一刀下去把上颌骨就锯掉了，这样眼睛下面就没骨头了。医生当时都跟我和我爱人说好了，这个右眼是要挖掉的。还好他用专门的小榔头敲了几下，保住了我的右眼。手术结束以后，我在床上躺了整整 12 天。夹板沙袋把整个头部固定，一点不能动；嘴张得很大，里面塞的都是纱布与消毒棉。由于骨头去掉了，为了防止流血和触碰伤口，我不能讲话，不能吃东西，连水也不能喝。我那个时候是很胖的，由于上颌骨去除了，是需要填补的，就只好用我大腿上的肉补上，又把肚皮上的肉取下补在大腿上。每天早上用纱布换药，晚上就感觉大腿硬生生瘦了一圈。我动手术时 142 斤，出院只有 96 斤，一大块的肉就这样没了。即使现在回想起 1998 年这场手术，我都有些后怕，也感叹当时的自己怎么会这么坚强！

好多人也问我这病有没有家族史，我说没有。我总结我的病是因为那段时间我太累了。因为当时我连初中文凭都没有。我就一边上班，一边去读了一个管理学。每天下班回来，烧好弄好吃好，女儿睡觉了，我才能开始温习功课。很多时候是九点半、十点开始，一直学习到深夜一两点，有时候三点也有，我连续这样读书两年多。两年多坚持下来，文凭拿到了，厂长办公室的职位也坐好了，什么都有了，身体一下子就瘫了。我就感觉人累了，累了以后免疫力就低了。

## 助力新生的一对翅膀

● 郭林气功的锻炼——体质的恢复与提升

生病以后，我在肿瘤医院四处打听询问，寻求生的希望。功夫不负有心人，我终于打听到了在上海空军第三医院里有一个郭林气功培训班。因为医生说了我可能只能活六个月，最多不过一年。我想我要到外面去度过那一年，如果一年没有死的话，我再回去。我狠下心，直接打的去学习郭林气功。或许真的是上天的眷顾，我的老师认为我学气功很有天赋，他就教了我一个功。老师说教好一个自然行功，你就自己去练，三个月以后才能再学下一个。我觉得我没有时间了，因此我就在老师教别人的时候，偷偷地学，两个月不到我就全学会了。一年还不到的时候，我就跟我老师一起到上海市黄浦区老干部大学去教功了。按气功老师的话说，这种情况是很少的，我想这个可能是上帝赋予我的能量。后来我自己也感觉郭林气功对癌症病人来说是康复的第一武器。为什么？因为癌细胞它是厌氧细胞，而郭林气功中的"吸吸呼，吸吸呼"比自然呼吸的吸氧力要高二十倍。后来我老师推荐我去北京参加首届全国郭林气功辅导员的培训班。当时，我家里比较穷，还是我老师寄给我100元的学费，我才顺利去了北京学习，所以这位老师可以说是我的启蒙老师，更是我的恩师，我十分感谢他！之后我又跟了好几个郭林老师的弟子，受益匪浅。

为了能看着女儿成年，我想着一定要好好地活下去。所以我当时每天苦练郭林气功，一天总计8—10小时，基本上除了吃饭与睡觉都在练功。原本因为放疗，我的唾液腺受损了，吃饭一定要同时喝汤，否则一点也咽不下去，而通过练习郭林气功，6—8个月之后，我慢慢地感到舌头有点滋润的感觉。如今，我出院已经很多年了，而唾液也始终保持正常。所以我对郭林气功情有独钟，它大幅提高了我的身体素质与抵抗力。

• 家人的爱与陪伴——精神的慰藉与激励

在肿瘤医院放疗、化疗期间，我十分想念我的女儿。我爱人工作比较忙，好不容易抽出一天把女儿带来，可当我看到我女儿时，我眼泪立刻就掉下来了。女儿伸出来的手，手心是干净的，其他地方却都是黑的。我就想：哎呀，我这个妈妈还没死，我女儿怎么就成这个样子了？我马上跟我老公说："快去打桶水来，我要给女儿洗一洗。"我爱人让我不要怪他，他实在没有空，白天上班，下班要来看我，又要带孩子，还要煮饭。我说我不怪你，我就怪我自己，让孩子整个人就像要饭的一样。我爱人为了不让我伤心，给她买了一件新衣服，可这件新衣服穿在她身上更显得她很脏很脏。当时我心里真的有种说不出来的滋味。

我们家庭经济条件不好，女儿从小时候一直到大学毕业，从来没有买过一件新衣服，穿的都是人家送的。好在我女儿挺争气的，她取得的成绩也是支撑着我一路走下去的信心。我女儿后来说过："妈妈，这个家你别担心，我会好好念书的。"十年以后，我女儿已经高中毕业，要考大学了。我女儿很喜欢外语，她口译是很好的。她原来想考上海外国语大学，后来一分之差，掉到上海大学。我就跟我女儿说了，这是上帝的使命，他要让你做鸡头，不做凤尾。当时正好是 2000 年，她用英语发表了一篇关于新世纪感想的演讲，稍微穿插了一些家里的情况，感动了在场的所有人，大家都在想这小姑娘怎么英语这么好。开学两个月以后，学校竞选学生会主席，她说只要当文艺部主任就可以了，但后来学校辅导员说啥也叫她当学生会主席，表示是大家选她的，一定要当。后来她就是整个校区的学生会主席，大一的去领导大二、大三、大四的学生。大学毕业后，学校叫她公费到国外去留学，她说她要挣钱。比起高学历，她更在乎爸爸妈妈。家里房子太小，她要挣钱买房。我女儿工作两年以后，就贷款给家里买了房子。直到现在我心里都很高兴。尽管我吃了这个苦，我生了这个病，但是女儿却成长了，明白自己应该担负起家庭的重担。

除了女儿，我还很感谢我的爱人。患病期间，家庭开销全靠我爱人，他那时的工资一个月还只有四五十元。我单位也不是效益很好的单位。他说你也不用请病假，你就退休吧，于是我 40 岁就退休了。我爱人的确是我的后盾，他憨厚老实，他说过："你是我的唯一，其他我都不要，只要你好，我什么都能够忍受。"直到现在他也是这么对我的，所以我一直活得很幸福。每次动手术时，医生就对我们说："这一次可能你就是竖着进去，横着出来了，可能下不来手术台了。"每次上手术台，我就鞋子一脱，跟我爱人说再见，他就看着我。我每回还笑嘻嘻的，想起来也真是蛮有趣的。

家人的爱真的是很重要的。我在九院担任志愿者期间，协助开导过许多病友。印象最深的是一个男的，他的舌头被拿掉三分之一，他老婆说他想自杀。我把我的患病经历与心得分享给他，告诉他我的病情严重多了，骨头锯掉了就没有了，而舌头是活肉，可以再生长，只要活着就有希望。他还是呆呆地看着我。后来他恢复了之后跟我讲，他和妻子结婚时间不长，还没有孩子，他不想拖累妻子，但他的妻子对他不离不弃，说愿意伺候他，只要他好好地活着，他深受触动。后来，我和他们一直保持。现在他已经很好了，说话也很流利。他妻子一直都说谢谢我。

## 郭林气功让我与俱乐部结缘

学了郭林气功以后，我得到了自己想要的健康，我自己是受益者，所以我想把我得到的同样传播给大家。1989年我就在上海虹口公园开班了，一直教到现在。有一位《新民晚报》的记者，他患了胃癌，他也很不容易。我一直跟他说，要好好练，但他总练不好。后来我就对他说："算了，你就这样练吧，只要你有效果就可以。"后来他专门写了一篇报道向我道谢，说我是他的健身师傅。我的学员遍布全国各地，甚至还有新西兰、美国的。在我女儿还没有上班之前，我是收费的，等女儿工作以后，我都是义务教功的。我还特地拍过VCD。那是因为一个新西兰学员，他没学好就要回国了。于是他就说："殷老师，我来帮你拍。"拍好了以后，我就做了个VCD。有需要的人，我就送给他们。我要感恩那些学员，在我最困难、最需要帮助的时候，好多人伸出援手，让我能够活到现在。因此我现在唯一能做的事情，就是感恩，还要献出我的爱心。我之前资助过一个跟我学功的学生。我退休工资不高，因为我退得早，我就问女儿要，我女儿会给我。哪怕现在让我捐助一个班级，我也愿意的，因为我做好事也是为自己。每次一帮别人，我就感觉喜滋滋的，而人一高兴，免疫力就会相应地提高，一举两得的事情谁不愿意去做呢？

我患病的时候还没有俱乐部，当时是郭林气功协会，袁正平是协会的会长，而我就是普通的一名会员。我加入气功协会不到一年，协会就开了一个全体会议。袁会长让我写篇文章，上台发言。我问："怎么轮得到我发言？"他说："人家生病要五年以后才能上台发言，因为你这个生存期只有六个月，活过一年你就是抗癌明星，你写。"1988年12月24日，在上海市西中学，我准备了一篇发言稿，抽签抽到最后一个发言，当时前面都是我的"姐姐""哥哥"

们，我生存期一年还不到。当时我好害怕，袁会长说："你害怕什么？没关系，你就讲，肯定不要紧的。"后来我就上去发言了。我这人进入角色挺快的，一边讲一边流着眼泪。下台后，袁会长说我感情很投入，哭得也好，说得也好。后来评选，我拿了一等奖。

1989年，袁正平发起成立了癌症康复俱乐部，我就一起加入了俱乐部。成立了市俱乐部以后，每个区也要跟着成立。大概因为我生病早，所以我就做了虹口区俱乐部的会长。我们虹口区俱乐部是1990年11月4日成立的。为了开一个成立大会，当时我很忙，要找会场，要去弄钱。还好我有学员。我教郭林气功的很多学员都是上海外国语大学的，有些是教授，还有校长夫人。我向他们一说这个情况，他们就表示可以帮我去借会场。后来，我们的成立大会就在上海外国语大学的阶梯教室召开的。他们还给了我们一些赞助，提供了100块钱，我们就去买了一点点心。那个时候，心里很兴奋。学员帮了我那么大的忙，我很感谢他们。

虹口区癌症康复俱乐部一开始有146个会员，现在因为各种原因，一半以上都走了。后来我们俱乐部一度发展到1 000多人，目前也有会员800多人。我们虹口区有8个街道，一般情况下，就是以街道为单位自己搞活动。我们作为区俱乐部，就一年组织一次春节联欢会和一次旅游。旅游的经费中，有一部分来自政府。那个时候，政府每年给我们1 000元，后来还给过10 000元。这些都是我们郭林气功的学员们帮我们去争取的。我一直坚持教郭林气功，因为教了郭林气功，我的人脉也广了。好多人我想帮他，但我帮不了，我就在学员中呼吁一下，其他学员就能帮助他。尽管我现在说话比普通人要稍微累一点，因为漏气了，用的力气要多一点，但我还要坚持教下去，能够帮到更多的人对我来说就是我的收益。

## 俱乐部是我家

现在我还是每天到公园教郭林气功，有些学员是虹口的俱乐部会员，有些是外区的。住在杨浦区的学员有时会问我杨浦区的俱乐部怎么样，我就会把杨浦区俱乐部的电话号码给他，他们就去加入俱乐部。一个人生了癌症，公司单位去不了了，要换一个社会的系统，有这样一个群体，大家可以唠唠嗑，可以宣泄宣泄，因为不管怎么样总有那么点不太顺心的事，要有个群体，大家都可以讲一讲，相互倾诉，这就是群体抗癌模式的最大优势。

很多医院也有俱乐部，但医院的俱乐部流动性强，外地病人又比较多，更多时候只能通过微信交流，同时因为患者们刚刚确诊癌症时的情绪都比较低迷，愿意参加活动的并不多。因此相比我们的癌症康复俱乐部，医院俱乐部的工作效率与活动就稍逊一筹。我们癌症康复俱乐部就在这里，不会搬家。我们经常会相聚在公园，大家像一家人一样在一起，讲讲、谈谈、哭哭、笑笑。外面不方便说的这里都可以讲，外面不能发的牢骚这里都可以发。我经常和他们说，想发泄就发泄，想哭就哭，眼泪出来了，毒素就出来了。所以，我们大家都很珍惜这个俱乐部。

我们虹口区俱乐部成立已经快30年了，现在我是虹口区的副会长。我想如果没有这个俱乐部，我可能不会活得这么潇洒，寿命可能也没这么长。正因为有了这个俱乐部，我们在这里既可以付出，也可以得到，既可以宣泄，也可以温暖彼此的心。可能现在的癌症病人没有我的感受这么深，因为现在治疗方式十分多样，我们当时一无所有。俱乐部的群体环境比在家更重要，因此我们都特别珍惜这个俱乐部。在俱乐部成立10周年之际，我写过一篇文章，名为《俱乐部是我家》，这个家我要永远爱护它、保护它。

现在，我每天都满怀期待，只要天一亮，每天都是新的一天，都是一个美丽的开始！现在我们癌症康复俱乐部有活过30多年的病友，也有生了肝癌但孩子已经上大学的。于是我就想我肯定能活，从生病到现在我活了32年，我想再活32年，做个百岁老人。可怕的反倒是一些社会上的不良风气，特别是年轻人中的，他们有犯毒瘾、犯网瘾的，我觉得这些也是病，比癌症更可怕。

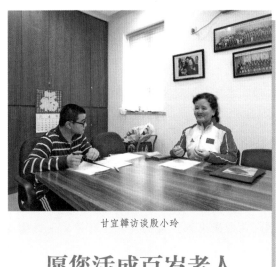

甘宜鞞访谈殷小玲

# 愿您活成百岁老人

*甘宜鞞*

2019 年 4 月 14 日，我第二次踏入了上海市癌症康复俱乐部的大门，迎来我的第二位访谈对象——殷小玲女士。在前期准备的过程中，我了解到殷老师被媒体称为"手术刀上的抗癌明星"，前前后后一共动了九次大手术，堪称生命的奇迹。因此，满怀着敬佩之心，我开启了对她的访谈。回首往事，对家庭的爱支撑着殷老师克服病痛的梦魇；驻足现在，对社会的感恩推动着殷老师享受奉献的乐趣；展望未来，对前途的信念激励着殷老师再续生命的奇迹。

殷老师患癌的经历是不幸的。1987 年，正当她沉浸在女儿升学、家庭乔迁、工作升职的喜悦中，厄运却接踵而至。她被确诊患上恶性坏死性肉芽肿瘤，一种十分罕见且预后生存概率极低的晚期鼻腔肿瘤，当时医生断言只有六个月的存活期。在经历了痛苦、无奈、绝望之后，一股强大的求生欲在她的心底蔓延，家里的女儿刚满7岁，还有父母需要尽孝，怎么能就这样离开他们呢？当殷老师谈到女儿时，她不禁潸然泪下："我看到我女儿时，我眼泪立刻就掉下来了。女儿伸出来的手，手心是干净的，其他地方却都是黑的。……我就怪我自己，让孩子整个人就像要饭的一样。我爱人为了不让我伤心，给她买了一件新衣服，可这件新衣服穿在她身上更显得她很脏很脏。当时我心里真的有种说不出来的滋味。"

讲述至此，殷老师原本激动的情绪很快平静下来，但话匣子却打开了，满怀骄傲地与我分享女儿的懂事与获得的成就，让原本面对险些失控的场面有些不知所措的我得以放下心来，认真倾听她与女儿的点滴。对家庭，尤其是对于女儿深沉的爱给殷老师注入了强大的信念与动力，支撑着她一次次挺过手术的煎熬。"因为爱所以爱"，或许只有我们真正为人父母之后才能理解到母爱父爱的伟大吧。

殷老师的抗癌过程又是幸运的。在多方打听之下，她开始练习郭林气功。在学习过程中，她展现出惊人的天赋，一年不到就和老师一起教功，之后还上北京进修。在访谈中，她不止一次强调郭林气功对癌症患者恢复的作用。与此同时，女儿的苗壮成长也让她倍感欣慰。

殷老师是一名天主教徒，她将自己的恢复归之于上帝的眷顾，并以一颗感恩之心奉献社会。每天虹口公园都有她教授郭林气功的身影，她的学员遍布全国甚至世界，曾有新西兰的学员专门录制她的练功VCD。作为虹口区癌症康复俱乐部的首任会长，她组织了许多丰富多彩的活动，令人印象深刻的是这些活动的顺利进行无不得到她的学员的鼎力支持，这让人想到付出与回报总是成正比的。在九院成立口腔癌症康复俱乐部后，她作为志愿者同样开导了许多情绪低迷的病友，将自己的抗癌心得分享给身边的病友们。

从殷老师的言语中，我能清晰地感受到她的快乐。心系社会、帮助他人的幸福不仅起到积极的情绪调节作用，更将她的感恩传递到身边的病友们。因为感恩，殷老师以自己的言行回报社会；又因为殷老师的无私奉献，她的学员们又将对殷老师的感恩回馈于对殷老师开展俱乐部活动的支持与帮助。在此过程中，感恩与回报交相互动，使我不由相信在未来这种作用必将得到更大的效果与影响。

访谈结束后，殷老师的笑容令人难以忘怀，她脸上松垮的肌肉是抗癌历程的印记，而她的笑容却是重获新生的从容。满怀对家庭深沉的爱、对奉献的无私大爱以及对俱乐部的归属之爱，她的新生之路是一条自强之路，她用她的勇气、责任与奉献谱写出华美的人生乐章。殷老师是癌症病人的模范，而我们也更应以平等的态度面对癌症病人，比起怜悯与帮助，他们或许更渴望的是理解与尊重。最后，衷心祝愿殷老师能实现她的心愿，成为一名百岁老人！

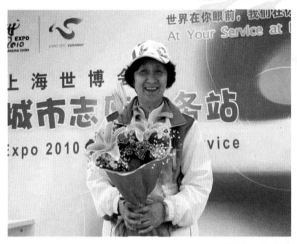

# 我都想过自杀的！

访谈时间：2018 年 8 月 24 日
访谈地点：上海市长宁区镇宁路 405 弄 164 号上海市癌症康复俱乐部
受访者：徐志珍
访谈者：上海师范大学中国近现代史专业研究生张晓晴

口述者简历：

徐志珍，1945 年 5 月在上海出生，由于 1985 年前医生的误诊，在 1985 年 10 月两次做乳房切除手术，后在 1987 年 4 月复发进行了第三次手术，随后进行了放疗、化疗、中医治疗。在情绪最低落时，从《解放日报》报道得知上海市癌症康复俱乐部成立。1989 年 11 月参加俱乐部，至今一直在做志愿者，为病友们排忧解难。俱乐部病友们教会她"有意义的事就是好好活，好好活就做有意义的事"。

# 患癌和手术

我叫徐志珍，出生于 1945 年，上海人。我之前在很多学校做过数学代课老师，比如黄浦区的五爱高中。我是 1985 年时确诊为乳腺癌的。实际上，1984 年我就开始觉得不舒服。那时，我去曙光医院看过医生，医生说我只是小叶增生。我问医生能不能开刀切掉，医生说小叶增生不用开刀，吃点药控制住就好。到了 1985 年，我觉得胃口不太好，就又去看医生。这次医院给我换了一位医生，这位医生说现在吃药已经消不掉了，要开刀。于是我在 1985年 10 月进行第一次手术。最初医生是当良性肿瘤手术的，结果十天后病理切片报告出来是恶性肿瘤。后来我就再次住进病房，又动了一次手术，住了一个月后出院。这期间，实际上我应该去放疗的，但当时我的外科医生说，你的病很轻，用不着放疗。后来，肿瘤医院的医生跟我说，那时应该要放疗的。出院后，我只是吃中药调理，后来也吃了一点瑞士产的药，那个药叫三苯氧氨，当时这药吃一个月要 120 块钱，按照现在的物价，估计要 10 000 多块钱了。我那时的工资只有 36 块一个月。因为没做放疗，1987 年 4 月份，我的乳腺癌复发了。这次是我自己无意中摸到的，还在同样的地方。复发后，我只能再开刀，在原来位置的旁边又开了一刀，接下来就是放疗、化疗。化疗过程蛮痛苦的，倒不是身体上的痛苦，我吃饭什么没反应，没吐，主要是心理上的痛苦。

我刚得知自己生病的时候，不懂什么是癌症，不知道害怕。我只知道我以前有个领导也是乳腺癌，后来转移到脑子里，最后去世了。我在没确诊乳腺癌的时候，心里总有点侥幸，想着不要是啊，千万不要是啊……结果真的确诊之后，我好像也很平静地接受了。但 1987 年复发之后，我的心情就很坏了，因为那意味着我又不能上班了。

我的工作来之不易。我的两个哥哥在 1958 年的时候被定性为"右派"，后来又从"右派"升级为"反革命"。因为家庭成分的关系，虽然我高中毕业，却一直没有工作。后来我就一直做代课老师，在各个小学、中学做代课老师。

20 世纪 80 年代初的时候，我的哥哥们平反了，我的工作也开始稳定了。生活刚刚步入正轨，工作稳定了没几年，就生了这个病。第一次手术以后，我觉得我的工作来之不易，马上又去上班了。第二次手术之后，我们单位领导让我休息六个月，说六个月之后再去上班，但是六个月过去了，单位还是不让我上班，所以我的心情就很坏。我家人知道我复发的消息，就劝我说："你蛮好了，不要多想。你这条命本身就是捡来的，你什么都不要想。"但当时我刚经历了父亲过世，又失去了工作，我的小孩当时才三年级，年纪很小，所以，我真的很抑郁、很痛苦！我都想过自杀的，真的！

我当初就是在这种心情很坏的情况下进行化疗的。身体上的疼倒是没有，我吃饭、吃水果好像也没什么不适反应，但是就是很难过，讲不出来哪里不舒服。我爱人看我这样，他有时候会说："你怎么这么作！"但是确实是讲不出的难过。当时，我单独在家里就会胡思乱想，我就想，如果我不生这个病，我会怎么怎么的好，现在因为这个病什么也做不了。我心里真是很难过，堵得慌。化疗到一半的时候，我实在吃不消了，就没继续化疗。我是自己主动放弃的。后来，我就找了一个中医给我看病。这个老中医直到九十几岁才去世，他的女儿现在还在帮人家看病。我跟他说我特别难过，他让我吃中药，后来就吃中药治疗。现在也有很多人说中医是根本不能治癌的，我不这样认为，我是吃过西药也吃过中药的，单纯靠某一种治疗都是冒风险的，西医用药后再中医调理可能会好一些。又吃了几年，后来干脆中药也不吃了，食疗加休息，还有参加俱乐部活动，忙忙碌碌的什么都忘了，心态也调整了。

## 加 入 俱 乐 部

我是怎么知道俱乐部的呢？是在 1989 年的《解放日报》上。当时报纸上刊登了《上海，有家癌症患者"俱乐部"》的消息。于是，我就找到了上海市癌症康复俱乐部。到工人文化宫报名的时候，我看到他们都是很高兴地在聊天。有的人在那里做志愿工作，我就觉得我也应该做点什么。我当时已经没有工作了，但我能写写弄弄，我就跟他们说，我也来做志愿者吧。俱乐部在市工人文化宫有个咨询站，之后我就每个星期五主动地到那边，给没有参加过俱乐部的病友讲解，让他们来报名。我们当初条件真的是很艰苦的。通知活动没有信封，我们就把报纸拆开用来折信封；没有邮票，我们就每家每家送，用这种方式传递我们的心声。我想，如果我当初没有参加癌症康复俱乐部，我可能活不下去。那时我真的很抑郁，我会自杀的，真的。我成为志愿者后，一点一点参加我们俱乐部的各项活动，我就一点点解脱了。

现在呢，我就在各个医院帮助癌症病人。我们能在医院帮助癌症病人，主要原因是我们俱乐部跟各大医院都有联系。很多医院、各个病种的医生们都到我们俱乐部来提供咨询、上课。比如说，龙华医院的郑坚，他到我们这里来讲消化方面的中医治疗；瑞金医院肠胃道肿瘤科主任张俊，他也来跟我们讲怎么进行肠胃的手术治疗，术后怎么治疗、怎么化疗，病人应该注意点什么。因为他们来讲课，我们跟他们经常联系，有时候找他们帮忙，他们是很乐意的。我们还在一些医院设立过志愿站，比如瑞安医院。瑞安医院是按照香港医院的模式运作的，他们有专门的社工工作部门。我们去他们医院设立志愿站，每天有人去服务，有时候带病人打太极拳，有时候进行香精疗法，还请瑞金医院的医生来上心理课。很多外来的病人只知道我们在医院开设肿瘤患者志愿站，不知道我们是癌症康复俱乐部的。我就会跟他们说，你来参加我们俱乐部呀。后来，许多住院病人要来参加俱乐部。他们问，在哪里报名？我就说，我把报名单带来给你们，你们填好了，贴一张照片，给我30块钱（当时会费是30块钱），我给你们报名。之前我们的会员是没有年龄限制的，后来考虑有些病人年龄大，行动不便，有年龄限制了，70岁以下可以加入。还有要求是在术后五年以内，就是刚做手术的。当初很多年纪大的，他们看了我们的电视报道，都想来参加，我们只能客气地跟他们说，你们不能参加。他们说想要听听课，我们就把各个区俱乐部（协会）的联系地址告诉他们，让他们到那边去跟负责人联系。如果有什么课来旁听，那是可以的。

到今年，我已经做了 30 年的志愿工作了。这期间，我跟着俱乐部参加过北京奥运会，还有世博会。世博会时我在卢湾区做志愿者，有时候在淮海路百盛门口，有时候在鲁班路地铁站口。5 月 9 日那一天，他们给我过了一次生日，我真的是很高兴。就在生日前一天，我对跟我搭班的一个复旦大学生物系的学生说，我明天买蛋糕给你吃，也没说是我生日。当时负责我们志愿者服务站的站长是卢湾区老干部局的局长，虽然他知道我是癌症病人，但我没告诉过他我的生日，不知道站长怎么知道了 9 日是我生日。8 日早上他跟我说你明天一定要来，我说我明天当班，我要来的。其实，老局长是个有心人，他和区里讲了这件事。结果，9 日那天，卢湾区的宣传部长来到我们的服务点，他买了蛋糕和鲜花给我，区里的有线电视台也过来拍摄，我们俱乐部很多人参加了。我真的很高兴。因为那天不仅是我的生日，还是母亲节。后来袁正平会长在《解放日报》也写了这件事，就是 5 月 9 日我过了一个愉快的生日，又过了一个愉快的母亲节。后来，参加那天活动的几个人加了我的微信，他们每到 5 月 9 日就给我发微信，说徐老师生日快乐。他们一直记得 5 月 9 日是我的生日。我觉得，虽然我是一个癌症病人，但是我能参加做志愿者，我蛮高兴的。尽管真的蛮辛苦的，但是我觉得很有意义。

## 医院志愿服务的经历和感悟

我们在医院的志愿服务包括为医生和病人牵线搭桥。癌症这个病很容易复发、转移，有些病人因为怀疑自己复发转移，所以着急看医生，我们就跟医生打交道，看能不能加个号；或者有些病人急于住院，我们会跟医生沟通，看医生能不能帮忙让他们住院。医生知道我们志愿者也是癌症病人，一般情况下，他们是很愿意帮助我们的。

不过，也并不是所有医患关系都是那么和谐的。我自己就亲身经历过医院糟糕的态度。今年 7 月份，我因为肺炎在曙光医院急诊科住了九天，那里的护士和护工就不像样。我跟护士说我盐水吊完了，该换了。她跟我说："你没看见今天我一个人啊！叫什么叫啊！"因为护工拖拉着不肯帮我更换尿不湿（实际上我不发烧了，能自己下床大小便，但护工一定要我待在床上），床铺被弄脏了，护士还因此骂我。这是我亲身经历的。我当时就想，我总说能帮人家解决病房，也能帮人家联系医生，我自己不能解决病房，自己住的病房这样。不过，也并非所有医院都这样，瑞金医院就很好。今年 7 月份的时候，我在瑞金医院看了三次急诊，吊了两次盐水。有一次晚上我盐水吊了一半去小便，结果到了洗手间，我就昏倒了。护士马上把我抱起来，把我放在轮椅上。当时一站起来，我就觉得我要小便，她说不要紧，你就坐着嘛。她就这样扶着我，态度真的很好。我们并不认识，她却非常耐心地照顾我。所以医患关系不能一竿子打死，要看人的。我们要知道，多数的医护人员是好的，虽然不排除确实有差的，但我接触到的大部分医护人员还是很好的。

当然，我们更多的志愿服务还是为病友提供咨询，进行心理疏导。我和俱乐部的十几个会员一直在瑞金医院肿瘤病房做志愿者。每两个星期去一次，一次去半天。在这半天里，护士长会安排我们跟新来的病人聊天。我们就把自己的经历告诉他们，我们都是这样经过手术、化疗、放疗过来的，我们的今天就是你们的明天。我们还会和病人们加微信。有个女病人，怀孕的时候发现患上了胃癌，手术之后才把小孩生下来。当时她化疗结束了，但还在吃药。吃这个药呢，她一边吃一边呕吐，消化也不好。她说她吃了就要吐，不吃了。我就开导她说，你吃管吃，吐管吐，一定要坚持吃。我在志愿活动中接触到的病人，他们有些就像我当初一样悲观，抑郁的程度甚至比我之前还要厉害。我就慢慢开导他们，跟他们说病人的心态对于抗癌是很有影响的。有一次有个人在微信上跟我说他很痛苦，遗书都已经写好了。我跟他说，没事的，我现在已经患癌 30 多年了。他就说要像你老大姐学习。所以，我们主要是起到一个安慰病人、安抚病人的作用，病人看到我们也有生存的信心。病房里的一些老病人看见我们，还跟我们打招呼，说："你们又来啦！我们现在很好啊，想通啦！"

除了帮助病友们调整心态，我还会告诉他们一些注意事项。我之前得癌，不知道有哪些方面需要注意，吃、治疗都不懂。进了俱乐部之后，老会员就把自己的经验教训告诉我们，说你们一定要好好休息啊。后来我自己做志愿者之后，我就把我的教训、我怎么治疗的、吃什么药都告诉病友。因为我第一次手术以后没几个月就去上班了，后来病复发了，我就告诉他们，现在不能去上班，最起码一年以后才能上班。特别是怎么食疗，这是大部分病人都关心的。得了癌症，有没有什么需要忌口的食物？鸡能吃吗？牛肉能吃吗？羊肉能吃吗？我跟他们说，什么都能吃，因为肿瘤医院的于尔辛老教授，现在八十几岁了，他就说只要你想吃的，什么都能吸收。

我也有碰到过比较难相处的病人。有一次，我们进病房，他看见我们，很不高兴的样子，也不看我们。后来听我们讲了一些以后，他就问了一句："你们俱乐部有一个叫李守荣的吗？"李老师是我们的老会长，现今85岁，她之前是上海人民艺术剧院的演员，1985年患上了胃癌。我说，怎么你认识她？这个人他很傲慢的，他跟我们说："如果李守荣能给我打电话，我就跟你联系。"我问，你跟李守荣什么关系？他说："我以前也是人艺的，我是插队落户上来，就在人艺做人事。"我说："我可以现在就拨通她家的电话，你现在跟她打电话吗？"他不愿，必须让李守荣给他打电话。后来我跟李老师讲了，李老师给他打电话跟他联系，告诉他怎么做气功、怎么样治疗，等等。

最后，我想说，现在社会对于癌症的看法改变了许多。医药方面，有很多药包括靶向药都能报销了；治疗方面，检测仪器的精准度越来越高了。以前的检查，报告经常有差错，现在各个医院的仪器都很先进的，检查说是乳腺癌就是乳腺癌。再说，医生的从业水平也提高了。社会上普通民众对癌症也能正确看待了。以前听到你是癌症病人，人家怨言很多。现在癌症的发病率在提高，基本上每家或者亲戚朋友家都有几个患病的，大众对于癌症的接受度就高了，不至于"谈癌色变"了。所以，患了癌症，我们要面对现实，积极配合医生治疗，不要胡乱相信别人的偏方，要相信正规的医疗。你想，我1987年复发，如果不是正规的治疗，我能活到今天吗？

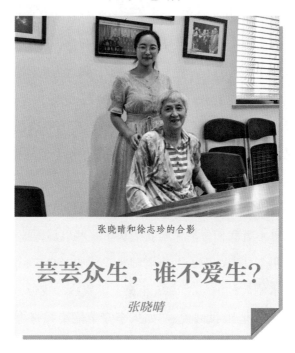

张晓晴和徐志珍的合影

# 芸芸众生，谁不爱生？

张晓晴

我们只能，一边失去，一边生存。

——《东京食尸鬼》

徐老师进来的时候着实让我一惊，头发花白，脸颊消瘦，拎着一个帆布袋，颤颤巍巍，但，满脸笑意。在她与前一位访谈人的寒暄中，我凭借着仅有的上海话库存，得知她最近又瘦了，前段时间得了肺炎，住了院。

徐老师说当她得知癌症复发的时候，她想过自杀的。我没想到70多岁的老人在谈到自己30年前得病的时候还是哭了，我以为她作为志愿者在开导了无数病人之后会看淡这份经历，我以为她会笑着告诉我："小姑娘，30年了，我早接受了。"我错了，我不了解她得病前的经历，不了解她刚被平反的哥哥、来之不易的工作，还有被误诊为良性的肿瘤，她认为的所有美好都在那一瞬间离她远去了，硬生生地被命运扯回了现实。

生活就是这样，在我们一帆风顺的时候下一场暴雨，在我们极度崩溃的时候送来一缕阳光。《解放日报》上关于癌症康复俱乐部的报道就是一缕阳光，当这缕阳光透进来的时候，徐老师掀开了那道黑色的帘子。加入癌症康复俱乐部让她发现，原来得了这个会死人的病也可以像别人一样聊天、大笑，具有并能传递能量。我记得她在讲述大家为她庆生那件事的表情，开心，就只有开心，就像小孩子能喝上一口可乐，无比地幸福和满足。

徐老师说："我想过，如果没有这个病，我工作会多好，生活会多美满。"但是怎么办呢？癌症教会我们，一边失去，一边生存，坚强并充满希望。失去教师工作后，她成为志愿者，向无数病人讲述自己的经验教训：好好吃饭，病好了再去工作，多休息，要坚强。这些话不知道说了多少遍，但徐老师说，她最大的感触便是在俱乐部里"帮助了别人也拯救了自己"。

生存世间，有人坚强，有人懦弱，有人怕死，可还有人，既拥抱死亡还温暖着他人。本是苦难不愿放过的人，却因为苦难，聚集在了一起，一起为着生的希望坚韧地活着，又因为想要拼命地活着而继续传递希望给他人。

每一次口述访谈，都是一次洗礼，触及灵魂。好像在我们这个"嚣张跋扈"的年纪和网络用语满天飞的时代，大家都快忘记"灵魂"这个词了。我猜灵魂就是一个人的意识能量。当客观世界发生变化时，肉体挡不住那些意外时，灵魂开始作用了。作为访谈者，我在听徐老师讲述自己的抗癌经历时，感受到了她背后强大的力量，是那种挡不住的光。那些经历过苦难的人，灵魂都比肉体强大吧。作为旁听者，我也参加了王瑛老师的访谈。我想，她的灵魂应该比肉体强大百倍吧，"肺癌晚期""脑水肿""脑转移"，每一个都是要夺走她生命的词，都被她强大的灵魂斩杀了，三个月的生命活成至今带瘤生活15年，她是英雄。

当我写下这些话的时候，我在回想，我身边的人他们背后的灵魂是什么样，或者，他们是否具有？如果我是上帝，我一定觉得这帮人类跑得太快了，简直疯了。他们通宵熬夜，你追我赶，明争暗斗，头破血流，落下了灵魂，既然他们不想要，我收走好了。

我怕上帝也收走我的，我突然想慢下来，等一等我的灵魂。

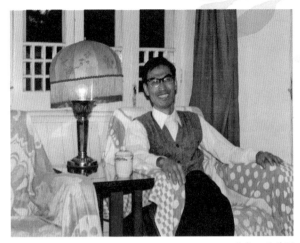

口述者：乐秀国

# 心态好，
# 做好事不会吃亏的

访谈时间：2018 年 8 月 14 日
访谈地点：上海市长宁区镇宁路 405 弄 164 号上海市癌症康复俱乐部
受访者：乐秀国
访谈者：上海师范大学历史系本科生姚莉琳、朱艳

口述者简历：

乐秀国，1958 年 8 月考进南京大学物理系学习，担任班干部；1963 年 7 月南京大学毕业，分配到上海市仪表局所属上海无线电三厂任设计科科员；1968 年 10 月被仪表局调到上海第二光学仪器厂，后来任设计科科长；1972 年 12 月在第二光学仪器厂加入中国共产党；1984 年 6 月被调到上级公司"精密科学仪器公司"，后来担任技术质量部主任；1998 年 6 月退休，担任黄浦区癌症康复协会会长；2008 年 6 月，继续担任黄浦区癌症康复协会南东块在人民公园的志愿者服务队负责人；2018 年 6 月，开始向志愿者服务队每年捐赠 1 000 元。

# 两次抗癌经历

我是 1938 年 6 月出生的。1976 年 8 月份（39 岁）的时候，患了直肠癌。当时我每天便血。经直肠镜检查的结果，得知是二级腺癌，我心情很紧张，毕竟那时候大家都认为癌症是绝症啊！医生为患者切除肿块后，也只有 5FU（氟尿嘧啶）这一种抗癌药进行化疗。

怎么办？我只能想办法去直面问题。我决定找有关防治直肠癌的书来看。之后我发现，直肠癌五年生存率有 20%，二十年生存率也有 5%，这使我看到了癌症绝不是绝症，慢慢地让我紧张的心定了下来。那时候还有一种说法：癌症患者治疗五年仍然幸存者，就基本康复了。这更让我有了乐观向上的心态，哪怕先要争取活过这五年。

在五年的治疗过程中，家人给予我很大的支持。尤其是我的母亲，每天给我做有营养的菜，由四个弟弟妹妹轮流送到医院，真是无微不至地照顾我。我的妻子是医生，她也起了很大的作用，她拿着我的病理切片和报告到三级医院找到当年的同学，咨询治疗方案，叫我要有信心。她一直鼓励我说："癌症虽然是绝症（当时），但患了癌症康复的人也不是没有。"

直到 1981 年 7 月下旬，化疗将近五年的时间，快要康复了，我急切地想回厂里上班。于是 8 月初我就回厂上班，厂领导让我继续担任设计科科长。回到工作岗位后，我一直积极努力地工作。为了开发新产品，甚至经常加班。平时有些胃痛也不愿意去医院检查，以至于 1984 年 6 月的一天，我突然呕吐鲜血，经胃镜检查确认为胃幽门小弯侧黏液腺癌。

这对我而言是又一次的考验。因为凡是癌症病人复发或转移者，绝大多数都将死亡。我想这一次可能我也要……我心里极度地不安。好在有一天，医生在查房的时候告诉我："你这次胃癌是原发性的，并不是复发引起的，也不是直肠癌转移的。而且是初级阶段，连Ⅰ级也不算。"于是我就轻松多了。1984年 8 月底进行手术，切除了五分之四的胃。这也是为了保险起见。手术过后的康复过程也比以前的短暂。

化疗半年后，我又回工厂上班了。当时因为工厂下属的公司人手不足，我被调到公司技术质量部担任主任一职。为什么不调身体好的科技人员去，而是愿意调我这个生过两次癌症的职员去呢？这主要是我对工作一贯认真负责，而且取得突出的成绩。1993年10月，国务院决定发给我政府特殊津贴，并终生享受。这是国家对工人的最高奖励，每个单位也只会有一两个人能有幸得到这个奖。这极大地鼓励了我，将两次癌症视作对我的考验。1998年6月，我60岁正式退休。现今我已是81足岁，两次癌症以后，再没有得过癌症了。我想，得两次也够了。

## 生命不息，奉献不止

在加入上海市癌症康复俱乐部之前，我也不知道上海有这样的俱乐部，是我看到报纸上登了俱乐部邀请100名抗癌明星的消息，于是就报名进了俱乐部。在俱乐部里，前两年已经过世的康复学校的一位校长，他全心全意为会员服务的故事，对我影响蛮大的。另外，当时我们每年元旦带领20个会员，到黄浦区中心医院慰问癌症病人，送一枝康乃馨，送一本俱乐部的康复治疗册子。我们会告诉他们："我们也都是癌症病人，很多年前也是躺在病床上的，但我们现在也活得很好，还能为社会做贡献。你越是害怕，越是有可能复发转移，最后可能搞得家庭破碎。相反，积极地治疗，不要失去信心，还能保持家庭美满。"那时候我们进去，一个病友在哭，是位50多岁的女同志。但我们离开的时候，她笑了。这对我也是很大的触动。

1998年6月退休后，我就担任黄浦区癌症康复协会会长。我在协会里组织会员参加志愿者服务活动。比如我们到格致中学对外开放的图书馆中，把所有木椅子脚套上橡胶套子，消除了拖动椅子时的噪声，保证了安静的阅读环境。我们又到江阴路街道服务中心，给阅览室的所有木椅子脚也套上了橡胶套。从那时候起，我们志愿者服务队每年端午节和重阳节到社区托老所去慰问老年人，分别送去粽子、重阳糕、香袋、手套、护膝等慰问品。老人们看到我们去都很高兴，送了一面锦旗给我们。可惜有些老人我们只见到一回，就再也见不到了。

2005年，我带领40名志愿者，每天5至6人到人民公园执行巡园服务。现在增加了新的内容，每天到人民公园为游客称体重、测血压、测血糖、测心跳，只有测血糖收3元的成本费，其余的项目都是免费的。每年只有遇上春节才会有7天的休假，剩下的日子，包括节假日，我们都会去公园值班，这也是因为节假日里公园游客更多。每天早上7点我们到公园，9点结束志愿者工作。每年的6—8月是6点半到8点半。我们为人民服务已经超过2 000人次。每每参加志愿者服务活动，我都感到癌症病人绝不是废人，还是可以为社会做奉献的，甚至能比健康人做得更好。我们的志愿者从不随便请假，都很认真负责，以至于公园党支部书记很感动地对我们说："以后35度以上的高温天气，冬天气温0度以下，就不要来值班了。因为你们都是露天值班的，所以下雨、下雪、刮台风也不要来公园值班了，毕竟你们都是病人。"

另外，我们还组织会员去旅游。上海近郊的景点我们几乎都去过了，还跟着旅游团一起去云南、山东全省旅游，又组织会员去北京看奥运会，还出国到日本旅游，大大充实了生活的乐趣。有件趣事：在奥运会前一年，协会让我们每人每天存两块钱，然后一起去北京看奥运会；我们有个会员，他真的每天准备两个硬币，最后他就拿了五百块的硬币去了北京。我们还借小东门第三中学举办了几次运动会，运动会的项目内容有踢毽子、跳绳、拍球、乒乓球、跑十米，还有拔河。黄浦区南京东路街道每年会在南京东路步行街举办马路运动会，我们协会也是年年都前去参加的。

我们的协会里确实人人都有爱心。当时有一件事让我分外感动。有一位会员为协会做了很多工作，后来不幸检查出来癌症转移了。我就前去全区各个块（一个街道组成一个块）动员大家捐款，一共捐到4 000多元给这位会员，他很感动。而且，我们协会每年年底开会员大会，都会进行爱心捐款，正副会长和块长都是 50 元、100 元、200 元地捐款，集中以后再分给有困难的会员。我们做协会工作是没有津贴的，反而为了帮助困难会员经常捐款。但我心里很高兴，一个人要是心态好，做好事不会吃亏的。1998 年 6 月我退休了，就把最后一个月的工资 1 000 元整统统捐到市癌症康复俱乐部。现今我已经 81 岁了，身体不如以前好了，也做不动志愿者的工作了。我从去年就决定每年捐 1 000 元给协会，算是我继续给协会做奉献。我的妻子与我一条心，她也很赞成我捐款。我一直坚信"生命不息，奉献不止"，我也一直实践着这句话。

## 在奉献中求快乐，在快乐中求健康

我做会长时，凡是有新的病友来报到，我都会先和他们聊聊天、谈谈心，也是为了告诉他们一些我抗癌康复的经验，希望能借此鼓励他们，最好是能建立起生活的信心，消除恐惧的心理，再为社会多多做些贡献。我总是对他们说：我们要在奉献中求得快乐，在快乐中求得健康，在健康中再奉献。这样一来就可以良性循环，对我们癌症患者的康复也有极大的好处。

我几十年为癌症新病人做了大量康复咨询的工作，我康复后的精神状态激发了他们的抗癌信心。我们协会的五年生存率为 98%，平均每年都在 95% 以上。单纯依赖医院治疗的患者，我听说五年生存率只有百分之二三十。不过也是因为我们协会只有 100 个人，其中三分之二是女同志，女同志大多罹患乳腺癌，而乳腺癌的死亡率比较低，患者生存率很稳定。但我还是认为，癌症康复俱乐部的群体抗癌模式是很有用的。

大概也因为我和我们协会的故事，所以我多次被评为"抗癌明星"。

1992 年 4 月被上海市"百名抗癌明星"评选办公室评选为"百名抗癌明星"之一；

1992 年 6 月被京津沪评选抗癌明星组委会、中国抗癌协会癌症康复会评选为"京津沪三市抗癌明星"；

1993 年 9 月被中国中医药学会、中国抗癌协会癌症康复会在全国首届癌症康复经验交流会授予"抗癌明星"称号；

2007 年 7 月被上海市癌症康复俱乐部评选为"百名抗癌明星"之一；

2017 年 12 月被中国抗癌协会癌症康复俱乐部评选为"全国抗癌明星"。

经历了两次癌症之后，我觉得癌症和其他的病症似乎并无差别，也没有那么可怕。我妻子说，现在癌症已经是常见病，不是绝症了。况且现在的抗癌药种类多了，价格也不像之前是天价了。过去癌症生不起，没有能力付药费，现在我们国家很重视这方面的问题，降低药价，让癌症病人吃得起药。我也很高兴，没有因为癌症变成废人。心态好，其实更容易康复。因此我认为，心态的作用有时候比吃药的作用更大。

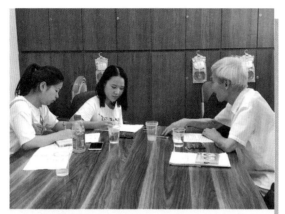

朱艳（左）、王言言（中）访谈乐秀国（右）

# 我们与他们

*姚莉琳*

何为悲剧？人生免不了遭遇困苦，一些重大的变故能让人一蹶不振，跌入深渊。天灾人祸无从躲，只有直面与克服。

前不久热映的国产电影《我不是药神》赤裸裸地展现了白血病可以将人生毁于一旦。没有人会说，自己乐于去抵抗病魔，因为没有人本身会愿意大病降临在自己身上，只是面对将夺取生命的敌人，我们不得不抵抗。生活不是电影，电影里的悲剧却是生活百般滋味的浓缩。

初见乐秀国先生，他已是 81 岁高龄。我们之间隔着大半个世纪的岁月，我担心自己不能懂他。坐在小小的会议室里，非常安静与沉稳，身后的窗户划过一道又一道细细的雨水。听过他的经历，也许会让你心中一颤。

人到中年，却先后罹患直肠癌与胃癌。39岁，对于乐秀国先生来说，是个重要的人生阶段，同时挑着家庭与工作的重担。然而，赤褐色的血迹却打乱了他生活的节奏，如一层厚重的阴霾，让原本应该愈发明媚的人生，似乎变得灰暗了一些。我相信世界上有乐观主义者，有洒脱随性的人，可是谁愿意与威胁生命的癌症和病痛时刻作伴？

我没想到乐秀国先生会如此平静地看待癌症。虽然其中一定有过不安、焦虑、茫然……但他能够主动去查阅癌症防治的资料，也是不容易呀。五年的化疗，其中的痛苦难以想象，难以言表。这种痛苦，更是身体与精神双重的痛苦。他挺了过来，是幸运，也是坚强。他因克服大病而更加坚毅，继续认真地工作，没日没夜地加班，做科研工作，却不料癌症会再一次找上门来。他又患上了胃癌。这样大的不幸运，也许对常人来说早已是晴天霹雳，但乐秀国先生不怨天、不尤人。

这是命运纯粹的残酷吗？未必，这也可能是命运的考验。

命运严刑拷打一个人的灵魂，是严酷无情的。癌，会成为压倒众人的稻草，可受得住的人仍能寻回生命的光彩。经过短暂的治疗，第二次的癌症再一次被乐秀国先生克服。

基本康复之后，乐秀国先生的抗癌经历广为流传，让他多次被评选为抗癌明星。也许这在旁人看来只是一个头衔、一个称号，但在癌症病人心里却是沉甸甸的。他加入上海市癌症康复俱乐部，将自己的抗癌经验分享给病友们，反复交流，让决心勇敢抗击癌症的人们连成一条战线。他任黄浦区癌症康复协会会长一职，20年来不问报酬，组织大家去做志愿者服务工作，尽己所能地奉献爱心。

他们，面临着是生是死的未解之谜，渴望着阳光与空气……或许他们的遭遇不尽相同，但勇者的互相支持和鼓励，会比孤身一人单打独斗，更有力量。

这刷新了癌症病人在我心中的印象：癌症病人不需要同情。

他们极富同理心，会为每位病友的故事而动容，但他们并非每日郁郁寡欢。他们仍然可以为社会做贡献，甚至可以比健全人做得更好。他们相互加油鼓气，铆足了劲地要活得加倍精彩。

我们常说献爱心，但我们的所作所为却值得玩味。何为献爱心？甚至我们传达的某种精神会不会于不经意间伤害到病人呢？关怀与同情、怜悯之间的尺度又该如何把握？我们，又可以为他们做些什么呢？

癌症不可怕，可怕的是我们不懂他们。

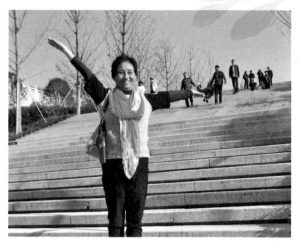

# 无论生病还是创业，
# 最重要的是靠自己

访谈时间：2019 年 3 月 24 日
访谈地点：上海市长宁区镇宁路 405 弄 164 号上海市癌症康复俱乐部
受访者：高秀娣
访谈者：上海师范大学历史系本科生吴伊婷

口述者简历：

　　高秀娣，1996 年患乳腺癌，先后经历三次手术、八次化疗，2012 年癌细胞又转移到锁骨。1997 年，因一次意外欠下了八万元债务，由此走上了创业之路。在创业过程中，高秀娣尽自己所能资助了部分农民工子女完成学业。曾经荣登中国好人榜，曾被评为全国抗癌明星、上海市三八红旗手，连续八年被评为长宁区道德模范。现担任长宁区癌症患者康复俱乐部监事长。

# 患病是第一重打击

我是高秀娣，今年 65 岁。我的丈夫也是一位癌症病人，他跟我同岁。我于 1996 年 9 月份得知自己患有乳腺癌。

其实当时我并没有什么特别的反应。那段时间，天气比较炎热，所以我习惯性地睡午觉。有一天，躺下后无意间手摸到了一个肿块。我第二天就跑去看医生，当时医生检查完后说是一个良性的肿瘤，然后就迅速安排了手术，并且术后化验结果也显示是良性肿瘤，大约一周就可以出院。我本该周二出院，但是在周一晚上 9 点多时，突然接到通知："九床高秀娣明天不能出院，等明天医生来了再说吧。"听到这个突如其来的消息，我心里一下子涌起不好的预感，整晚都是提心吊胆的。

第二天我赶紧去询问医生，得到了一个晴天霹雳的消息。医生向我解释："你的肿瘤是恶性的。由于你属于微小癌，20 分钟的切片只切开一刀后不一定能够碰到癌细胞，一定要一周的切片冷冻好后切十片，才有可能发现它是恶性的。"我听完以后整个人都是蒙的，这个打击对我来说几乎是致命的。而医生在明确告知我是恶性肿瘤后，向我提供了两种治疗方案：选择动手术切除再化疗或者直接化疗和放疗，采取保守治疗。当天，我和我丈夫关于这个问题商量了很久很久，当时的情况我丈夫也是手足无措，其他的亲戚朋友又无法立刻赶到，所以最后我自己咬咬牙做了动手术切除的决定。对于我而言，切除算是一种心理上的安慰。医生们当时也认为我的决定是明智的，而后我就进入了一个"漫长"的等待手术期。

虽然下了动手术的决心，但等待的过程是煎熬的，尤其是内心总焦虑着手术存在的风险。医生告知我，手术的风险在于即使切除以后也不能保证终身解决，存在转移的可能性，所以后期的治疗方案会变得很困难。另外，我最牵挂和放心不下的还有我的儿子。当时我儿子只有 14 岁，正读初二，也是青春期中最叛逆、最需要管教的一段时间。我非常担心因为我患病疏于管教会让他不小心误入歧途，担心儿子的种种。这些因素叠加起来使我变得更为焦虑，我甚至开始不敢面对，内心涌起了自杀的念头。

第二天，儿子来医院探望我。当时我和丈夫并没有将我生病的实情告诉他，一来是怕影响他的学业，二来是他当时年纪还小，并不懂这些，所以其实那时候他完全不知道我病情的严重性。但当我对上病床边儿子的眼神的时候，我感觉内心一下子注入了一股强大的力量，内心有个声音告诉我：我的儿子、我的家庭都很需要我，特别孩子还这么小，更加离不开我的陪伴和照顾。那一刻，我一下子坚定了自己的决心。我迫切地渴望治疗，马上去询问医生最快什么时候可以安排手术。他们给我安排了最快的手术，我也积极配合，最终切除了肿瘤，顺利地渡过了这一关。

## 新的打击接踵而来

我和癌症康复俱乐部结缘，其实是通过我们居委会。在我生病之前，我有时会和居委的干部接触，偶尔也会和他们聊聊小区的状况。所以在得知我生病后，居委会干部第一时间就跟我说了癌症康复俱乐部的事情，然后我就借此机会加入了癌症康复俱乐部。

从1996年12月份加入癌症康复俱乐部至今，我经历了从一个普通的俱乐部成员变成长宁区俱乐部常务理事到现在的监事长。我刚刚加入俱乐部的时候，俱乐部困难重重，进入俱乐部的我们就像是一群在一起抱团取暖的人。当时仅仅依靠政府的资助是很有限的，连像样的办公室都没有，我们小组开会都安排在公园里。以前交通公园还在的时候，我们几个人想商量什么事情的时候就在那里开个会，偶尔需要会场的时候就请街道或者居委会帮忙借个小会场。另外，在俱乐部期间，我亲眼看见俱乐部很多病人真的看不起病，因为无法承担治疗转移和复发的高额费用，不少人到最后就只能被慢慢折磨死。所以，当我后来创业成功以后，我想到的第一件事就是帮助癌症康复俱乐部。我是1998年创业的，到1998年年底已经盈利了，并且是比较明显的盈利，所以在

1999 年 2 月份左右，也就是春节前后，我就给了我们癌症康复俱乐部第一笔捐助。从 1999 年到现在，我一直保持着每年过年捐 1 000 元整的习惯。我捐这笔款的目的，并不仅仅为了支援那些癌症病人或者病重的人，我希望这笔钱首先是用于我们俱乐部的活动，保证活动能够更好举办，让大家都能很开心地过春节。因为一个好的氛围能够让生病的人感到温暖，或许能够延长他们的寿命，帮助他们树立更强的抗癌信心，积攒拼命活下去的勇气。

事实上，在我加入俱乐部后，我自己就曾受到俱乐部的温暖。这个故事说来话长，要从我为什么会创业说起。1997 年，发生了一件对我人生具有重大转折意义的事情。当时我弟弟出差，家里孩子没人接送，就让我母亲去帮忙。因为我生病在家，没什么事情做，也就跟着我母亲一起去了弟弟家。到了弟弟家以后，我发现他们家的灶间特别乱，正好我闲着没事，就决定力所能及地帮他们整理一下灶间。在整理的过程中，我在灶间下面看见了一个锈迹斑斑的茶叶罐头，打开一看，里面全是发了霉的小黄豆，就盖起来把它当垃圾扔了。半个月后，我弟弟突然打电话来询问我："你有没有在灶间扔掉什么东西啊？"我说："扔掉了啊，脏兮兮的茶叶罐头被我扔掉了。怎么了，里面有东西啊？"因为通常弟弟不太打电话给我，所以我内心已经预料到是不是出了什么大事。果然，了解下来后，真的出了大事。我弟弟是和他的老丈人住在一起的。当时老丈人因为孙媳妇肝坏死回乡下了。由于治疗需要的费用几乎是天文数字，他就赶回来凑钱。结果，这笔钱就藏在那个锈迹斑斑的茶叶罐头里，被我扔了。这笔钱足足有八万块。更要命的是这是国债，是不记名、不挂失的。但是，知道这个事情已经太晚了。虽然我第一时间打电话给环卫所，但是早就处理了。我清晰地记得，当时弟弟打电话来的时候是中午 11 点。中午吃饭的时候，我婆婆就知道了这事，急得团团转。一方面是因为当时我的病还需要继续治疗，另一方面我们家是真的拿不出这么多钱还。我一边安抚她的情绪，一边也自我安慰。我丈夫回来后，我第一时间把这件事告诉了他。丈夫听完以后第一句话就是："你别急，总会有办法的。"他的这句话似乎喂我吃了颗定心丸，让我真正冷静下来。其实本来我已经完全乱了，但我没想到他一句怨言都没有，只是安慰我，所以我也立刻打住了那些乱七八糟的想法。

下午我丈夫就带着我直奔弟弟家里，弟弟和弟媳妇也一起从单位赶回来，全家人一起商量办法。一进门，我就看见弟弟的老丈人坐在沙发上如同瘫痪似的，整个人没了精气神。我满是愧疚，也向他承诺一定把钱凑出来。虽然说了这句话，但我心里压根没底，只是很想给他一个心理安慰。他也很激动地强调："这是救孙媳妇命的钱。"我就更加坚定承诺他当天之内一定解决这件事。而后我马上跑去另外一个房间，和弟弟、弟媳妇商量借钱的办法。当天，我打了很多很多电话向各个弟弟妹妹借钱。要知道以前没有万元户，所以借的时候都是几百几百的，一两千已经是不得了的事情，一直凑到了晚上 7 点终于凑齐了。然后，为了防止掺杂假币，导致两方不开心，我们就去找了一个 24 小时的银行，以弟弟老丈人的名字办了存折，把钱都存进去，这个事情就算是解决了。

回到家后，我整夜睡不着，一直想着怎么能够还上这八万块。但这件事有一个令人非常感动的后续。长宁区癌症患者康复俱乐部仙霞块的块长第二天就知道了这件事。到 1998 年 1 月份过年的时候，她给我打了个电话，让我下楼去。她说，我们俱乐部没钱，但是市俱乐部有一个"蓝天下的至爱"活动，我们从里面拿出了两百块钱，钱不多，但我们最高只有两百块。当时，我真的太感动了。但感动之余，我也清醒地意识到这两百块其实对负债八万的我而言起不到什么真正作用，不如留给更有需要的人。所以我谢绝了她的好意，希望这两百块可以发挥更大的价值，她也同意了我的做法。但这件事，让我至今记得俱乐部对我的帮助。

## 创业成为人生的转机

在这之后，我借的八万块钱始终没能还上，这成了我的一块心病。当时的我处于下岗状态，而以我的学历、资历，一般公司也不会要我，我就想到了创业。因为如果不创业，仅仅依靠打工，我还钱的希望会变得十分渺茫。另外还有一个更严重的问题，儿子的生活和学费受到了影响，阻碍到他的学业是我最不能接受的。当时政府虽然有补贴，但无法从根本上解决我的问题，所以我坚定了创业的决心。但是，我在创业前也受到了阻碍。首先是丈夫的反对，他认为我的病还没有恢复，立刻去创业是很危险的。其次，还有一个最现实的问题——缺乏创业基金。因为我已经借了八万块钱了，更没有钱创业了。我当时一边安抚丈夫，一边做了一个大胆的决定——反正已借了八万块了，不如就凑个整，再借两万，正好欠十万块。如果失败了，那我也是亏了一个整数。最后我就又借了两万块。真正借了钱以后，我的内心是很慌张的，我不敢跟丈夫拍板说我一定能成功，但是我内心很坚定，我必须要成功。在此之前我还和我儿子进行了一次谈话，我觉得应该要让他长大。我和他说明了家里的现状和我现在的主要任务。赚钱，一是为了让他好好读书，没有精神负担，没有经济负担，二是我有生之年把债还了，不让他替我去还。为了做到这两点，我准备了五年的计划。之所以是五年，因为我们癌症病人有一个五年生存期。万一我死了，我要用这五年的效益来还债，也给儿子准备读大学的费用。

在创业期间，也有好多病友劝我说："你这一定非常辛苦，再病倒不划算。"那时我已经做好了打算，如果因为创业减寿个一两年我心甘情愿，我的首要目的是想办法赚钱还钱。我再三叮嘱儿子一定要好好学习，希望他看到母亲这么坚强，自己也一定要好好读书。只要他读书好，我这个做母亲的一定在经济上支持他。

在创业之前，我做了三个星期的社会调查和市场调查。社会调查，调查的是现在最底层的老百姓需要什么；市场调查，主要调查我能做什么，因为我不能异想天开、随心所欲地去做。我当时和我大姐商量，碰巧大姐是在街道工作的，那时候街道要造一个菜市场，她问我需不需要店面，我求之不得。过了两天，她有些犹豫，很担心地跟我说："听别人说，这个生意很难做很难做的。"我告诉她先别管这些，先搞定一个门面。最后敲定了一个 6 平方米的门面。趁门面还没下来的时候，我先抽空做了市场调查。就在徐汇区的一个差不多的菜市场里，我发现一家外地商户，他们卖酱瓜和酱菜，生意很不错。我就想，既然人家外地的人能做，我们上海人不能做吗？再加上我手术后，手只能抬到有限高度，所以我认为卖酱菜再合适不过。我和丈夫商量，他担心我从来没有接触过，不熟悉。我说："从来没有过也要开始呀。"就这样，我的营业方向确定了。然后又开始解决货源问题。我打电话询问了114，114告知我在南汇，还给了我电话号码，我就打过去联系好取货。我的原则是要好的来源和干净卫生。取货那天倾盆大雨，我骑车到十六铺，手不方便大拐弯，只好下来推，其中的艰辛不言而喻。不过这些我都挺下来了。门面拿下来的时候，我已经陆陆续续完成了前期的准备工作，货也拿到了。我是1998年1月22日正式开业的。那年大年初一是1月28日，开业以后生意挺好，需求量那么大出乎我的意料。过了年以后营业更顺利了，我也有经验知道应该进多少货。营业一个星期后，我赚了一个月的房租，我就知道我做成功了。因为我是身体未痊愈就开始创业，全家都很关心我的身体。年夜饭的时候，姊妹们全部到齐，我很高兴地宣布："你们放心，我成功了。"到2002年，我就把我的债务还清了。

## "酱菜妈妈"

我最早的店名是叫"扬州酱菜厂"，后来改名叫"酱菜妈妈"，这个名字是从新闻媒体来的。我的故事曾经上过电视和报纸。怎么回事呢？债务还清以后，我发现菜市场里有好多外来民工带着孩子卖菜，大人卖菜，小孩就坐在旁边。那时候外来民工的孩子因为没有上海户口是不可以在上海上学的，都是在民工小学读书，教育质量一般，学校环境比较简陋。有一次，我在市场里看见一个小女孩，她不读书，就是跟着妈妈做生意，但是这个小女孩机灵得不得了。这么好的孩子不上学，我真于心不忍。所以我就问她："你这么小，怎么在这做生意了呢？"她说："妈妈说的，不能读书。"她妈妈当时就在旁边看着，她说："女孩子嘛，就不读了。再说也没钱，就跟我做生意吧。"我就问这个女孩子："你愿意读书吗？"她说："当然愿意了，我要读书，我已经读三年级了，妈妈就叫我不要读了。"我问她会不会写作文，她说会，我就让她第二天早上6点交一篇作文给我。第二天，我5点多开门，她6点整就送过来了。她的作文内容我已经不太记得了，因为当时我也没有太当回事，可我一翻开她的作文，就被她的一手好字打动了，因此我下定决心要让她上学。我向她承诺只要她愿意就可以上学，也询问了她愿不愿意读大学，她满口答应。我就说："如果你好好读书，我坚决帮助你在上海读书。"这话说出去以后，其实实现起来是有难度的。我先和我儿子母校的校长交流，把我的想法和我身体的状况告诉了校长。校长听了很感动，就答应我可以让她借读。校长向我说明了，她的名额在向教育局上报时属于编外，当时班主任老师也在，校长也向她承诺孩子的分数是不算在班里的，让班主任放心，随后班主任就把女孩子领走了。借读的事情安排好以后，我就去女孩的家沟通，当我发现她们一家四五个人住在一个六平方米的房子里时，我觉得这样的环境是完全不利于她学习的，所以就把她带到了我家学习。当时我钱也还了，生活也比以前好了，我就很想帮助她，我儿子也挺大方。就这样这个小女孩每天跟着我进出，放学以后也会在我店里做作业。半个月后，我去开家长会的时候，老师非常开心，她不停地向我夸赞小女孩，班级里的黑板报也都是她画的。到了三年级下的时候，她已经是大队长了。后来，由于户籍原因，她初一下就回山东了。因为距离原因，我不再像以前那样时时能照顾到她，我就只好一直叮嘱她要珍惜在上海收获的好品质，不受环境改变的影响，努力学习。她中考的时候我还特意赶去山东陪伴她。

更重要的是，在我帮助她的时候，菜场里有几个孩子经常在我们旁边绕来绕去，东看看、西看看的，皮得不得了，男孩子、女孩子都有。我问他们："你们为什么要在这里啊？"他们说："我们也在这里做功课，可以吗？"我说："可以啊，但是你们不能影响她，也不能影响你们自己，在这里要听我话。"他们都答应了，就这样一点点发展到十四个孩子。十四个孩子大小不一，有一二年级的，也有幼儿园的。现在十四个孩子里六七个都是研究生，有一个在中山医院工作，有一个在上海做律师，还有一个在上海的纽约大学读书，现在已经大二了。他们每年都会到我家来两次，算是一年两次的汇报，我也很关注他们的一举一动。

## 你一定要坚强

除了我在创业途中意外的收获，开店期间我也遭受过巨大打击，就是我的丈夫在2004年得了喉癌。当时正是我生意红红火火的时候，我一下子开了三个分店，在2005年还拿到了韩正市长亲自颁发的上海市创业金果奖。生意这么火爆的时候，丈夫突然倒下了，除了对家庭是严重的打击外，我的事业也受到了影响，因为平时都是丈夫帮我拿货，我来看店，突然没有人拿货了。而且丈夫生病以后，我的心态很不好。我记得，当时我骑自行车去丈夫住的医院时，眼泪控制不住往下掉。但是我又不断告诉自己要坚强，家庭和儿子都很需要我，现在丈夫更加需要我。我只能擦干眼泪继续往医院去。我也提前和丈夫打好了招呼，向他说明，我必须同时兼顾店面和他的病，所以没有那么多时间一直陪着。那时候，我自己下午去拿货，叫我大姐给我看店。拿足了货，我就雇车送到我向丈夫单位借的仓库，在这个仓库准备几个月的用量。所幸的是，我们一起顺利度过了那段艰难的过程。丈夫治疗期间受的苦可厉害了，身上全是管子，总共五根管子。在这个时候，我总跟丈夫说："你一定要坚强，你的坚强对我是很大的支持。"

至于我为什么坚持要开店呢？其实他们单位领导来看他的时候劝我说："小高，你们都这样了还开什么店，不要开店了。"我就笑笑，我开店是为了让我们的生活变好，丈夫已经倒下了，我再不开店家里就没了收入，治病还要花钱，这一切的一切需要靠我的店来支撑着。后来退休以后，还有退休金，我们就这样挺过来了。

说了这么多，其实，我20多年来，对癌症这个病有一个新的认识，那就是，癌症其实并不是那么可怕的事情，现在甚至已经是一个常见病、慢性病了。得了癌症，如果你太害怕的话，免疫能力可能反而会降低。2012年11月份，我骨转移了，当时胸口有点闷，我自己心想怎么又要倒霉啦，但是我马上就静下来，马上到肿瘤医院去搞清楚我这个骨转移后还能活几年。医生说，这个取决于心态的，还有一个就是我的转移属于慢一点的。我一听到慢一点，就放松下来了。不夸张地说，后来我药都不吃了，我就跟我丈夫说，我现在准备十年，十年的生存期。我还说，以前我妈妈给我算过命，我能活到78岁，我自嘲75岁就够了。

再结合自身的抗癌经历，我想说抗癌过程中最重要的两字就是自救。作为一个癌症病人，一旦你回到社会以后，与社会接触的过程中，总是会胡思乱想，有一点不舒服都会归因于癌症，所以，心态真的很重要。还有一点就是要宽容待人，对任何人、任何事，要学会宽容，尤其对家人更要宽容，你要包容他们的缺点，往好的方面去看。

总而言之，我不管是创业还是生病，最重要的都是靠自己自救，你自己想不通的话，旁人再怎么关心你也是无济于事的。

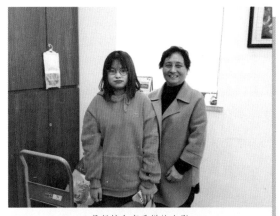

吴伊婷和高秀娣的合影

# 跨越死亡线，
# 满怀善意地活着

吴伊婷

在和高老师谈话的一下午，了解她的经历、一路走来的坎坷和艰辛，我对她只能用钦佩这样的情感来形容。在谈及她患乳腺癌的时候，她的脸上始终是带着笑的，风轻云淡的样子让人觉得这些不好的事情也许不曾发生在眼前这个人身上。在我这个年龄段，鲜少有机会接触这样一个拥有如此丰富人生经历的人。她和我分享了这些，我觉得自己受益匪浅。

首先是高老师面对自己病情的坚强和勇敢。在得知患癌之后，并且从一开始是良性的好消息到突如其来的恶性的诊断，她也曾想过逃避现实不如一死，一了百了，但是和儿子的对视却成了她坚强的理由，在100个不想活的理由里找到了那第101个一定要活下去的理由，家庭和孩子对她的需要支撑着她一路咬牙苦撑，熬过了痛苦的手术、化疗和放疗。

出院以后，本该好好休养，却因为一个无心的举动带来了难以想象的麻烦。高老师出于好意地为弟弟家打扫，随手扔掉的一个锈迹斑斑的茶叶罐子里却装着八万块的巨款，并且那是一个生命垂危的病人的救命钱。得知此事的她愧疚不已，家里没有多余的钱可以拿出来了，更别说是八万块，但她承诺一定马上筹到这笔钱，于是向兄弟姐妹借了钱后连夜打在了弟弟老丈人的卡上，这才算完结了此事。可是巨额的负债却让她始终无法安心，思前想后只有创业是一条可行之径，但当时的她才出院没多久，病还没有养好，家里也没有多余的钱可以去创业，丈夫和病友们当时都并不赞同这个提议，但她却很坚定，甚至拿出了如果成功就算减寿一两年也心甘情愿的精神。就这样，她笑着说："反正已经借了八万块了，不如就凑个整，再借两万，正好欠十万块。如果失败了，那我也是亏了一个整数。"嘴上虽然这么自我调侃着，心里却早已暗暗下了必胜的决心，加上正好新菜市场有门面的机会，她毫不犹豫抓住了，认真做调查，一步步从零学起。

我不得不佩服她的勇气和果断，普通人在创业面前有多少挣扎都是难免的，但她病还未恢复却一往无前，令我动容，我想她虽然嘴上说着不一定成功，也许实际却没有给自己设置失败的可能，所以尽心尽力带着没有恢复好的身体就开始了艰难的创业之路。所幸的是，皇天不负有心人，她成功了，我只能说这样的成功来自坚定的决心、不顾一切的勇气、勤劳肯干的精神、聪明的头脑和一些些运气。

创业成功后的她没有忘记曾经帮助她的人，每年春节对癌症康复俱乐部进行捐款，算是她的一种回馈。她说一开始加入癌症康复俱乐部是稀里糊涂的，其实并不了解这到底是个什么组织，但是加入后却是真切地和大家抱团取暖，她可以说是和癌症康复俱乐部共同成长起来的。从之前只能在公园里开会到如今能有这样的成就，她始终是个参与者，她也表示她的捐款不是为了给患病的人提供多大的经济帮助，更多的是希望癌症康复俱乐部多办活动，这样也许能给病人们更多信心，心态对于癌症病人来说是非常重要的。一个懂得回馈又始终对自己行为的目的保持清醒的人，是值得敬重的。

不得不提的还有高老师对于一个或者说一群孩子的帮助。创业成功以后生活上的压力自然也减轻了，当她看到菜市场里本该上学的小女孩却跟着妈妈卖菜的时候，她动容了，被小女孩一篇作文打动的她主动提出帮助小女孩上学，联系自己孩子的校长去为女孩争取借读机会，甚至把她接到家里住，给她提供更好的学习环境。她一直资助到了女孩上大学，从未间断，这是非常不容易的，如今女孩的成功可以说有高老师很大一部分的功劳，这样无私奉献的精神令人感动。另外，市场里还有很多同样上学的孩子也一直围绕在女孩身边，于是高老师就带着他们一起学习，如今十四个孩子里过半都大有出息，并且每年都去高老师家里聚会，这样的感情十分难得。一个人善意的播种是可以开出很多成功的花朵的。

最后，高老师也提到了对于癌症病人而言，最重要就是自救，旁人再多的关心都比不上个人自己的决心。我认为这点在她身上就已经体现得淋漓尽致，虽然想过放弃却始终坚持着，保持良好的心态，对于做一件事有坚定的决心，并且对周围的人充满了善意。其实高老师一路走来非常艰难，但也就是这一路都坚强挺过来了才有了如今的云淡风轻，可以平静地说说哪一年自己发生了什么不好的事情，而又是什么样的状况下事情又有了转机。

在整个访谈结束后，我自己是感慨良多的，为这个世界一些已知的坚持和善意感动，而一想到还有许许多多未知的也悄然洒落在这个世界的角落里，我的心中充满了暖意。

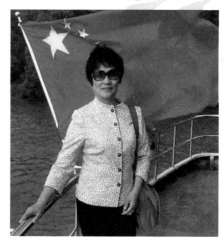

口述者：叶争和

# ▌"大刀向癌魔的头上砍去"

访谈时间：2018 年 8 月 31 日

访谈地点：上海市长宁区镇宁路 405 弄 164 号上海市癌症康复俱乐部

口述者：叶争和

访谈者：上海师范大学历史系本科生陆慧倩

口述者简历：

叶争和，出生于 1951 年抗美援朝的年代，父母给她取名叶争和，是希望世界和平，更是希望她的一生和顺平安。1967 届毕业生，1968 年 11 月参加工作，一直从事照明灯具行业。1981 年就读上海交通大学企业管理系，大专学历。2000 年退休后在上海市癌症康复俱乐部做志愿者，曾担任过上海市癌症康复俱乐部副会长、康复学校副校长、长三角癌症康复组织联席会议秘书长。现任上海市癌症康复俱乐部监事长。

# 风 雨 初 至

我在 39 岁患上了肝癌，那时是 1990 年，我正在上海照明灯具公司任销售科副科长。当时女儿才 10 岁，正读小学三年级。我本身有乙肝史，病史已经十几年了，我也不知道为什么会患上肝癌，身体一直没有异常的感觉。3 月 1 日凌晨 3 点的时候，我突然痛醒了，不是很剧烈，但很不舒服，肝有点痛有点涨，持续了一个小时，我立刻去了医院，医生约我 3 月 10 日去做 B 超。

3 月 10 日那天，我在第一人民医院 B 超室主任那里做了 B 超。他把探头一放上我的腹部就叫了声"不好"，但他知道自己失言了，马上说"您先别急，再看看"，并且关照我先去吃点早饭，11 点左右再来。

我一出 B 超室的门就哭了。我感觉到了，我的问题很严重。医院离我工作单位很近，只需要过一个四川路桥。当时我脑子里只有三个字，不好了，不好了，我肯定是肝脏里有东西了。公司里在我前面有三个人患过肝癌，他们都撑不过三个月就死了。其中有一个男同志，身体特别好，人高马大，从不生病，但检查出来肝癌以后三个月就走了。我觉得自己完了，所以我出门就哭了。

我走过四川路桥，平时只要五分钟的路这次走了很长很长时间。进了办公室，同事们问我："你怎么啦？"我就掉了眼泪，说，我好像查出来不太好。我的科长也问我怎么样了，我说我也不知道。医生说请我的领导一起陪我去，这就是说明我的问题已经很严重了。

后来我的科长陪我一起去做检查。检查完，医生就说，你肝脏里有东西。那时候叫占位，就是有实质性的东西。医生看我年纪比较轻，就赶快给我安排了 CT 检查，所以我等了两天就做 CT 了，并且预约了两天后做 B 超，最后定位是肝占位，HCC 可能。还检查了血液，开了很多单子。这次 B 超检查完后，我就一直在哭，一直哭，我想我 40 岁的人生，就要画上句号了。

回去后我和家人说了患病的事，我的先生就很着急，他陪我去做所有的检查，去找医生，去托他熟悉的人。我先生是一个公司的中层干部，他去找他们单位的领导，整整十天终于找到长海医院的吴孟超医生。吴孟超医生是著名的肝胆外科专家。我过了十天就住进了长海医院东方肝胆科。那时候住院，床位很紧张，住不进去。我先生说不管什么病房，让我住，我年纪轻，要抓紧时间治疗。我那时瘦了四斤，先生竟瘦了十斤。他当时心理压力很大，毕竟我还这么年轻，孩子又小。我生病的事起初没跟小孩说，她一直都不知道，所以她没来医院，过了很长时间以后她才知道。

我记得当时吴孟超医生安排我住在干部病房，因为干部病房价格贵，住的人少，还有床位。先生说不管怎么样就住进去吧。不久我做了切除手术，医生说是胆囊救了我。我的肿瘤靠近胆囊，压迫胆囊了，就会不舒服，胀胀痛痛的，所以有了痛觉。如果不是胆囊，我可能还不知道自己患了肝癌。所以我觉得我还是比较幸运的，一个胆囊救了我。更幸运的是吴孟超医生和杨广顺医生给我做了手术，他们都是顶级的专家。吴孟超医生给我做好手术就飞去北京了。我记得很清楚，他星期五查我的房，给我看了一下说："哎哟，你这么年轻，星期一26号就给你做手术，第一例。今明两天早点检查，好好休息。你还年轻。"我很感动，于是星期一我就第一个去做了手术，做完他就飞北京了。出院时我问杨医生我还能活多久，他说两年没问题，我说好的，那我就再争取两年吧。谁能想到多少个两年过去了。更奇妙的是一种缘分，就好像有贵人相助一般，正因为住在干部病房，我才跟癌症康复俱乐部有缘。

## 气 功 结 缘

我住院的时候，干部病房里是有电视机的，我做好手术能起床了，就看看电视。那天下午我正在看电视，很多频道都没有兴趣，一个个调下来，正好调到一个频道在播放上海有家癌症康复俱乐部，题目好像是"人间自有真情在"，有好多癌症患者在表演节目，在讲述自己的故事。咦，我想，上海有这么个组织？我现在患肝癌了，出去以后正好去找这个组织。如果看不到这个电视节目，我肯定不知道这个事情，也不会去找这个组织。出院后恢复了一两个月，我找到了虹口公园的俱乐部。我那时离虹口公园还比较近，那里有一群人在做郭林气功。因为当时传说郭林气功是癌症患者的救命功，我就去学一学。那时候癌症康复俱乐部还没有场地，人也不多，虹口区的俱乐部都还没成立，但是癌症患者有很多，公园里大家聚在一起做做郭林气功，侃侃大山，都是自发地在一起。

郭林，是这个气功的发明人，所以叫郭林气功。这个气功有一个特色，就是做功都比较缓慢。癌症病人的身体状态不是很好，不能剧烈运动，而郭林气功很缓慢，而且是大量吸氧的，所以我就去学。这一天我记得很清楚，是 6 月 1 日，我去公园找老师学郭林气功，第一次出门，回到家里就肚子疼，我心想怎么一出门就出现这种状况，难道肝癌手术没成功？肚子痛得越来越厉害了，我立刻被送去第一人民医院的急诊，医生检查后确诊为阑尾炎，要开刀。我住院开刀后又休息了一个月，才开始去学郭林气功。那时是 7 月，天气非常热，但我坚持去练功。我认为郭林气功给我的康复带来很大的帮助。

我的病理报告是肝癌 HCC 三级，练了郭林气功以后，人觉得很舒服，睡觉也好。我以前睡觉很不好，这是生病的一个很重要的原因。我原来在公司计划科，因为供销科物资管理受到局里黄牌警告，登报批评我们公司物资管理不善，而我在上海交通大学学过管理，所以我们公司就把我调过去抓物资管理。我是一个很要强的人，一年，不仅把黄牌警告撤了，还评上先进，花了很大力气。一年的翻身仗打完了，我却病倒了。工作太累，晚上先生呼噜打得又很响，我睡不好觉。现在他打得再响我都睡得着，因为练郭林气功能促进血液循环，增加吸氧量，让人浑身放松，感觉舒服了，吃饭也香，睡觉也香。所以这功确实对我们癌症患者是有好处的。总结下来，我的病情没有反复，就是因为坚持练郭林气功，坚持吃中药，中西医结合治疗，还有心理康复。我慢慢恢复了正常的生活节奏。

## 星 星 之 火

那个时候上海市癌症康复俱乐部刚刚创建，是 1989 年 11 月份成立的，人员也不多，后来 1990 年虹口区成立了分会，我是虹口区的第一批会员。这时候我们还不是法人组织，上海市癌症康复俱乐部也不是法人组织，都是自发型的。上海市癌症康复俱乐部到 1993 年才成为法人组织。

刚开始的时候大家都是志愿者，都是病人、患者，大家一起练练功，侃侃大山，后来一起搞搞活动。那时候我们有十几个人每天在公园里练功，谁不来，别人就会打电话去问，你今天怎么不来？大家就这样互相鼓励、互相监督，挺好。我们没有星期天，也没有节假日，甚至年初一都去。管它 38 度，还是零下 8 度，都去，天天去，下雨天都去，下小雨穿着雨衣做功，下大雨在公园里坐坐，吸吸氧气。我们这十几个人一直坚持到现在，20 多年过来，都是老战友了。我昨天刚刚跟他们约定好，下星期一到虹口公园来碰头，叙叙旧，因为 20 多年过去了，大家都各奔东西了。如果见到这些老战友，第一句话一定是：好久不见，活着真好。

那时候我在俱乐部就是每天练郭林气功，慢慢时间长了我就跟区里商量搞些活动，譬如说交流活动，譬如请一些抗癌明星来讲课，就是过来人讲讲心理课，讲讲他们康复的体会，还举办"五岁生日"庆祝活动，还出去旅游。我是个很积极的人。从 1991 年开始，区俱乐部活动越来越多、越来越丰富。市俱乐部也在发展，有时候市俱乐部组织讲座，我们就组织虹口区的人去参加，去听课。那时候在黄河路的交运剧场，是袁会长单位的剧场，现在没有了。

我记得很清楚，有一次，市俱乐部举行大合唱比赛，我们虹口区会员积极性很高。那么大家唱什么呢？后来我说，咱们唱一个《大刀向鬼子们的头上砍去》，不是有这么一首歌吗，我们把歌词改一下。他们说好啊，谁来改？我没说我来改，大家也没说。那天回去以后，我也没动脑筋，但是早上 4 点钟就醒了，脑子就在唱"大刀向鬼子们的头上砍去"，我就改成"向癌魔砍去"。歌词里说前面有什么什么，后面有什么什么，我就改成前面有高超的医术，就是医生开刀、化疗等这些第一治疗，是必需的第一关，后面有热忱的关怀，就是家人的关怀、亲朋好友的关怀。"全国同胞"我就改成全国 CA 同胞，CA 是癌症。"胜利的一天来到了，胜利的一天来到了"，给大家鼓鼓劲。后来我们就一起唱这首歌，去参加比赛。歌词简单，但铿锵有力，我们还得了一等奖。到现在大家还在唱呢。"大刀向癌魔的头上砍去，全国 CA 同胞们……前面有高超的医术，后面有热忱的关怀，咱们 CA 同胞勇敢拼搏，看准那病魔，把它消灭，把它消灭！冲啊！大刀向癌魔的头上砍去。杀！……"这就是俱乐部初创时候的一些比较简单或者比较让大家振奋精神的活动，后来活动越来越多、越来越丰富。

## 信心可以燎原

我在虹口区比较活跃，也会帮助做些事情，所以大家就选我做上海市癌症康复俱乐部代表大会的代表，还选我担任虹口区俱乐部的副会长。我两年以后去上班，恢复工作了，我们公司也照顾我，调我到照明灯具协会工作，协会里工作就比较轻松一点。为了既做好虹口俱乐部副会长的工作又兼顾上班，我就把所有的星期六星期天，还有每年的 15 个公休日，都用来做虹口区的志愿者，有时候也去市俱乐部参加活动，做志愿者。

到 2000 年，我正式退休了。在退休以前，袁会长希望我去市里做志愿者，还有康复中心原来的万主任也跟我说过，小叶，我退休了你来接班。我当时没有答应，心里想，如果退休了我来做志愿者可以，接你的班不一定行。因为康复中心的主任这个担子还挺重的，但是做志愿者我肯定愿意。2000 年退休的时候，外面有些单位来请我，因为我在照明灯具协会工作，协会下面有几百个单位，全国各地都有，在协会工作，人脉广、信息多，知道我退休，有很多企业，特别是温州的企业，他们都来请我。"你到我们这里来，我们给你三五千块钱，你什么事情也不要做，给点信息就可以了。"还有徐汇的一个灯具城，也来叫我。但我都谢绝了。我选择了去做志愿者。我想退休以后不去赚钱了，我想能够让更多的癌症患者从我们身上看到康复的信心，这很重要。

我后来做康复学校的副校长。我们办了 100 期的康复学习班和 236 期新会员培训班。刚开始第1到9期的时候是走读的，在工人文化宫上课，后来是住读的。康复学校的课程内容非常多，每天上午是郭林气功，下午有各种各样的课，有心理课，有专家讲课，有音乐课，有舞蹈课，有游戏课，从各个方面来激发病友的正能量。康复学校是让那些刚刚患病的人进来学习，学习整体康复的一些理念、方法，寻找药物以外的康复方法。医生只能给你药物，出了医院他管不了你，那你怎么来康复？到我们这里来，我们给你帮助。我们康复学校的学习有两种：一种是不收费的，比如我们做新会员培训班，三天一期，如果有单位赞助，我们就全免费；一种是半免费的，自己出一点，企业补贴一点。

学习班100期，我几乎90期以上都到，所以认识我的人很多。我也觉得很快乐，因为作为一个志愿者，最快乐的就是让病人快乐起来。大部分人患病以后，都像我当初患病时一样的心情，很沮丧很绝望，会哭得昏天黑地，但是到我们俱乐部来了以后，会发觉有这么多活着的人，活得这样精彩，他们的信心就满满的了。你能这样，我为什么不能这样？你能行，我也能行！我刚到俱乐部的时候也是这样的。当时俱乐部给我找一个肝癌病人做榜样。那时候有一个叫张寿康的，他也是我们俱乐部的优秀志愿者，他得的是巨大型肝癌，不能手术，而且是肺转移，已经活了五年了。我说，他情况比我严重得多了，他能活五年，我为什么不能？这样就不会去想我明天就要死了。我们这些做志愿者的多给大家一些信心和力量，这是很重要的。在俱乐部里我们志愿者做自我介绍时说我是什么什么病，我已经康复多少年了，都很自豪的。我上去一讲我是肝癌，我已经康复28年了。大家都眼睛一亮，啊，肝癌还能活这么长久啊，那我们算什么啦？这就是一个活生生的榜样。

2000年，我们在杨高中路有了场地后，我接了万主任的班，作为康复中心的主任，管中心的所有工作，比如俱乐部的介绍、学习班的介绍、心理课以及"信念的力量""挑战不可能""抱团取暖"等游戏。2002年，我当了市癌症康复俱乐部的副会长。我现在做的是监事长，监事工作就是对俱乐部工作的监督、建议和参与。反正是有职务也好，没有职务也好，都是志愿者。有职务的志愿者责任大一点，工作多一点。这么多年过去了，俱乐部里的志愿者们都是全身心地付出，甚至像白领一样工作。当然，也源于袁会长带领得好。袁会长比较高瞻远瞩，会出大点子、金点子，一个接一个项目成功，我们都非常有成就感，我们跟着他干，觉得蛮开心的。我们俱乐部从一无所有发展到现在，30年了，确实不容易。这样一个社会组织，只有零星的政府拨款，主要靠社会赞助，而且这些社会赞助全靠我们俱乐部的作为让人相信我们，靠我们做出的成绩感动别人。

## 抱团取暖

我们俱乐部的袁会长，淋巴癌，三十几年了；原来的周校长，胃癌，二十几年了；而我是肝癌。到现在我们都活得好好的。我一直很自豪自己是个肝癌康复者。因为肝癌它凶险，生存期短，存活率低，复发率高。我只要自我介绍，听者就会问，肝癌能活这么多年？对其他病种来说，就是大巫见小巫了。因为癌种也有凶险程度不同，像乳腺癌，相对凶险程度就比较低一点，俱乐部16 000名[①]会员当中，有4 000—5 000人都是乳腺癌患者，但是肝癌患者只有几百个人。每个区去找找，有20个人就已经很了不起了。刚得病的时候，我听到自己只有三个月能活，哭得眼角膜上皮严重脱落，做了近半个月瞎子。伤心啊！孩子这么小，自己又这么年轻，家庭就要破碎了。那时候我母亲已经有了一个孙子，但因为我嫂子患乳腺癌去世了，母亲就把孙子当儿子养了。如果我再走的话，母亲受到的打击多大？所以我那时候很伤心，看到母亲就哭，哭得眼睛都差一点瞎了。现在不一样了，我有一个外孙，有一个外孙女。俱乐部对大家的教育就是这样：你要树立一个信心，树立一个目标，要感觉有希望。我看到我女儿小学毕业、中学毕业、大学毕业，看她结婚，看她生子，都看到

---

① 根据上海市癌症康复俱乐部官网 2019 年 11 月最新数据，上海市癌症康复俱乐部有 18 000 余名会员。

了，这真是没能想到。为什么我没有出现复发转移？我觉得不仅是因为郭林气功，还有中医中药的调理，更有心理康复，这是最关键的。参加俱乐部让我彻底放开了，想："怕它干吗？怕了你就不死吗？不用怕！"我那时候就说："不怕死，争取活，活得精彩，活得有意义。"

我们俱乐部这种群体抗癌模式，我觉得是特别好的。它好在哪里呢？就是大家一起抱团取暖，互相取长补短。我们在医院里得不到这么多的互相交流的信息，在医院只能看到这个人要死了，那个人复发了，负能量比较多。但在这个俱乐部里，看到的多是正能量，你也活着他也活着，复发转移的也都活着，都活得很好；而且我们参加很多精彩的活动，表演节目，表演舞蹈。无数人会问，这都是癌症患者吗？他们都不相信。群体抗癌的力量是非常大的，是对人的心理调适最棒的手段。有些人不想参加，实际上是一大损失。我有个同学是肺癌，我们在中学50周年校庆时遇到了，他说他查出来肺癌，我说肺癌的我们俱乐部多了，活得好好的多得是，你来。他不肯。没过多久他就走了。其实群体抗癌是很好的康复途径。

我觉得我们这个团体在癌症没有彻底消灭之前都是必要的。如果世界宣布癌症攻克了，那我们这个俱乐部就到博物馆去了。但现在患这个病的人太多了，越来越多了。我们更希望政府能够更关心这个群体。

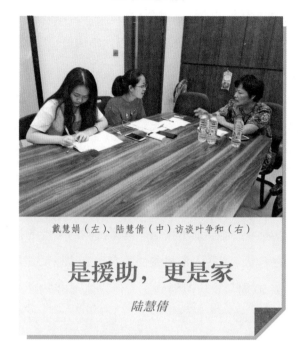

戴慧娟（左）、陆慧倩（中）访谈叶争和（右）

# 是援助，更是家

陆慧倩

上海市癌症康复俱乐部在市区一栋小小的房子里，在这里我们见到了访谈的两位俱乐部成员：叶争和老师与朱燕燕老师。虽然她们一位 67 岁，一位 50 岁，患的是截然不同的两种癌症，但两小时的交流下来，我觉得她们有许多相似之处。

首先是两位老师都反复强调：心态、情绪对于癌症病人来说是最重要的。刚得知自己得肝癌时，叶争和老师哭了，那时她才 39 岁，巧的是朱燕燕老师也是在 39 岁发现自己得了白血病，自此性格大变，对家人难免有些恶言相向。是俱乐部里前辈们活生生的例子和群体抗癌的温暖让她们走出了这种心理状态，在这个大家庭里，大家一起练气功，一起上心理课、游戏课，一起出去旅游，等等，她们忘记了病痛，忘记了生命的忧虑，只记得和大家一起的时光。朱燕燕老师手机相册里那些丰富多彩的照片就是她这几年参加各种活动的见证。参加活动既丰富了自己的生活，也服务了更多心理上需要照顾的新癌友。叶争和老师说，家人朋友的安慰并不能真正给她带来精神上的鼓励，俱乐部里那些成功战胜癌症的人们才给了她信心，配合医生的治疗，用自己的努力与癌症抗争，最终自己也成为往后无数癌友的榜样。因此对于群体抗癌，两人都无一例外地表示了好评。

其次是两人尽管都有更好的工作机会，但都留在了俱乐部为大家付出。叶争和老师本来是上海照明灯具公司的销售科副科长，曾将局里的黄牌警告在一年内撤销并评上了先进，这一方面说明她的工作压力很大，另一方面也足以说明她的工作能力。退休后，许多外地的公司邀请她去工作，但都被她回绝了。她想全身心地投入俱乐部志愿者的工作中，继续为这个给了她第二次生命的地方发光发热。而朱燕燕老师本来做的是小学数学教师，病愈后虽然回到了工作岗位上，但每周只做两天，剩下的时间都献给了癌症康复俱乐部。她说，本来她在学校里也教孩子们《感恩的心》，但在俱乐部志愿者的带领下一起唱的时候，才真正切身感受到自己有多么幸运。

此外我感受到，人们都是在自己得了病以后，才会对它有所了解，就像我也是在知道自己得了牙龈炎以后才知道"洁治术"等名词。两位老师在访谈过程中对自己的病情说得头头是道，这是经历痛苦之后才会明白的。所以我们也要在平时了解一些基础的医学知识，多注意身体。癌症病人有许多都是熬夜熬出来的，一定要注意工作中劳逸结合，不要给自己太多压力，毕竟身体才是最重要的。

最后我们稍微参观了一下三层楼的俱乐部，地方不大，但会议室、办公室、厨房都有，楼梯两侧的墙壁上还有许多记载俱乐部历史的照片，向我们展示着俱乐部的壮大和幸福的画面。

这是一个小家，一个从 1989 年开始默默成立的小家，一个现在拥有成千上万成员的小家，这里每个人都是病人，每个人都是平等的，志愿者带领病人，病人成为志愿者，一股力量在他们中间源源不断地循环，让那些"山重水复疑无路"的人们，遇见"柳暗花明又一村"。

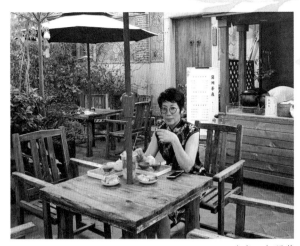

口述者：何疆萍

# 我的人生是立体的！

访谈时间：2019 年 4 月 26 日

访谈地点：上海市徐汇区桂林路 81 号上海师范大学第三教学楼 313 教室

受访者：何疆萍

访谈者：上海师范大学都市文化研究中心研究员姚霏、上海师范大学中国近现代史专业
　　　　研究生鞠茹

口述者简历：

何疆萍，1963 年 11 月生于上海，2000 年 3 月确诊胃癌，腺癌部分印戒细胞，手术将胃大部分切除。2000 年加入上海市癌症康复俱乐部，曾任上海市癌症康复学校校友会会长、上海市癌症康复俱乐部监事会副主任，目前担任上海市癌症康复俱乐部副会长。

# 关于上海市癌症康复俱乐部

我们上海市癌症康复俱乐部，到今年的 11 月 7 日已经成立 30 周年了。目前，我们在上海有 16 000 名左右的会员。为什么说"左右"呢？因为我们这个团队，每周有新会员报名（每周五是我们新会员报名接待日），同时也不断地有人离开。俱乐部现有注册志愿者 1 000 多人，所有的志愿者都是癌症患者（除了一些家属志愿者）。我们的结构是这样的：市癌症康复俱乐部下面有各个区，都是独立的法人社团；区下面按照街道分块，目前上海各区共有 182 个块站。就是三级管理网络：市俱乐部—区俱乐部—块站。我们所有的会员活动基本就是围绕市俱乐部，市俱乐部围绕各种主题活动。在块站里面，一般会员是每个月有一次例会，也有各类兴趣活动。我们的主旨是帮助新会员从困境中走出来。在社会上、在医院里，大家可能很害怕听到"癌"字，看到的癌症患者也都是比较虚弱、沮丧的样子；在我们这边，所有活动的组织者、参与者都是癌症患者。

上海市癌症康复俱乐部是我们国内最早的群体抗癌组织，在国际上也非常有影响力。这些年俱乐部和国际上交流也挺多的。我们到日本去了四次。2004年我们也去过我国台湾，那时候还没有开放旅游，我们作为民间交流去的。还去了韩国、美国、加拿大、澳大利亚，还受邀参加了米兰世博会上海周活动。我们出去的时候，大都衣着光鲜，玩起来也很疯，没有人会想到我们是癌症患者。所以，在国外交流的时候，老外说我们这种"上海模式"是特有的。外国人很羡慕我们这些癌症病人可以这样活着！现在，全国各地都有癌症康复组织，他们基本上都是以模仿上海为主。当然，现在超越我们的也有，但是我们总是有新的东西去引领大家。政府对俱乐部也是蛮关注的，虽然政府每年没有特别的固定资助或拨款，但各级领导会以其他形式支持我们。早几年会请一些爱心企业援助我们，近几年会通过一些项目对我们进行支持。每次大型活动，各级领导都会前来参加，还会给予俱乐部以各种荣誉，鼓励我们。

你们问我，上海市癌症康复俱乐部的群体抗癌模式到底多有效？我不能保证一个人参加俱乐部就能延长多少生命，说不定他／她在家里也是一样。但是，生活质量肯定不一样的。我们在一起抱团取暖，每一天都过得开心。现在越来越多的医学研究表明，开心就是免疫力。

## 患病之初的经历

以上是我以俱乐部副会长的身份对俱乐部做的一点介绍。接下来，还是讲讲我自己。

我是一名胃癌患者，患病那年38岁，今年满19年了。在确诊之前，我因为工作比较忙，没有特别注意身体，从未做过全身检查。偶尔呢，我会隐隐地感觉胃部有点痛。痛的时候，我就吃一粒吗丁啉或者止痛药物。我的饮食也不太规律。病情暴发是在我开刀前不到一个月的时候。那次家里正好出点事，我有点着急，突然就呕吐了。呕吐以后呢，我也没注意。几天后，家里人让我去看一下病，我就急急忙忙地去做了个胃镜。做胃镜的时候，医生说："呀，你怎么这么严重才来看病？"化验显示我的胃癌细胞不太好，胃腺癌有部分的印戒细胞。医生没有具体跟我讲我的病情，和我家人说我最多活三个月。但是这期间，我也没有什么特别症状。我去医院看门诊，医生问："病人呢？"其实我就站在旁边。医生也觉得我不像病人。

患病期间，我自己很有压力，但是家人的思想负担更重。我的胃镜报告出来的时候，我嫂嫂在医院里工作，她拿着不给我看。我说，你给我看呀。她说，你又看不懂的喽。其实家人就想瞒着我。我刚进医院还没开刀的时候，正好有个小姐妹在瑞金医院边上住，我就给她发短信："哎，没事过来陪陪我呀，很枯燥的，我在医院里，还没开刀。"她说："好呀，明天我来陪你。"我就跟老公说，谁谁明天要过来，你知道发生什么事吗？我老公就悄悄地派我表妹，在医院门口等我那个小姐妹。因为要统一口径瞒着我，怕她会说漏嘴。而且我家里所有的人，包括我的叔叔婶婶们，在一两天内全部到医院来看我。其实他们那么紧张，我早就觉得不正常了，自己心里基本有数了。所以，如果以后你们家里人遇到类似情况，真的不要这样兴师动众的。

2000年3月29日，我接受了胃大部切除手术。一直到开完刀，家人也跟医生商量好，床卡上面不能写"癌"字，只写MT。不过，到第三天医生来查房，可能家里人没有和那个查房医生沟通好，我问他，报告出来了吗？他说："哎哟，你福气好啊！开出来还算早期。尽管印戒细胞恶性程度比较高，但还算好，大网膜都是阴性。"我老公过来时，我就跟他说："哎，报告出来了，医生说还好是早期。"我老公还假装说："什么报告？"他以为我不知道。所以，算是我自己无意中捅破了这个事。如果我不说，家人可能不知道该怎么跟我开口。反正我就觉得，患病以后，家人的压力更重，因为他们要面对你、安慰你，还不能流露出着急的神色。

知道自己病情之后，我是很忧虑的。我怎么都想不通，怎么一下子就成了只有三个月寿命的癌症病人了呢？倒也不是怕死，主要那时候我儿子才10岁。我就想，要是能把儿子再抚养大一点就好了。再想到家里事怎么安排，家人会不会因为我走了接受不了？然后，我还会想，哎呀，这么多年，我有没有对不起谁？就这样一个个排下来，恍恍惚惚半年过去了。在这期间，我做了半年的静脉化疗，再吃了半年的口服化疗。住院手术的时候，我体重有118斤。开了刀以后，大概半年，我就只有90斤左右了。因为刚开完刀，胃比较小，吸收也差。我记得有一次，我吃了6个小馄饨就吃不下了。总之，术后半年，我一下子瘦得很恐怖，我同学在路上看到我，都不敢认我。

## 与俱乐部的邂逅

我是通过报纸得知上海市癌症康复俱乐部的。做完手术后，我身体慢慢在恢复。这期间，没事干，只能看报纸。当时我们家订了《解放日报》《新民晚报》，我就每天看。以前看报纸，看到"癌"字，肯定是撇开不看的，想着和我没有什么关系。很奇怪，生了病以后，就特别留意，包括医院给的出院小结，我也会把上面写的内容一字一字弄明白。为此，我家还订了《大众卫生报》。大概是在 2000 年 12 月份左右，有一次，我就在报上看到上海有个癌症康复俱乐部。看到以后呢，我就去报名了。

当时我们俱乐部在上海市文化宫有个教室，每个星期五下午接受新会员报名。那次报名回来，我的心态就有了变化。因为接待我咨询报名的那个老师，和我的病情是一模一样的，他已经生存满五年了。旁边还有一个老师也是胃癌，十年了。看到他们，我一下子感觉自己大概不会这么快走。我立即报名参加了俱乐部，并直接报名参加康复学校。

到第二年 3 月份，我参加了上海市癌症康复学校第 23 期的康复营。我们康复营是三个星期大家吃住在一起，是相对封闭的。当时班里有 49 位同学。本地的学员周六、周日可以回家，外地学员就住在学校里。课程方面有心理课、营养课、体能锻炼课。体能锻炼课主要是学郭林气功。郭林气功不仅仅对癌症患者有效，对慢性病患者也有效，它是起到提高免疫力的作用。然后，还有唱歌、舞蹈等课程。我们也有团建。当时团建比较简单，就是分小组，然后有抗癌明星、老病友来和我们交流。我们还分病种讨论病情、分享经验。各种各样的课程很多，三个星期很快就过去了。

刚去康复学校的时候，第一个星期大家比较拘谨，我的情绪并不高。那时候是我最瘦的时候，之前的衣服不能穿，而且我也没有打扮的心情，我记得我只买了两件羽绒服，一件短的，一件长的，把自己整个裹在里面去上课。一天到晚就这样裹紧衣服、低着头的姿势。其他学员问我干什么工作，我都不愿意告诉他们，只说是做财务的，都不想和人交流。因为当时我觉得，我就是来学习的，将来不会和俱乐部或其他学员有什么交集。但是，康复学校的开学典礼却震撼了我。我们康复学校有开学典礼、结业典礼。开学典礼的保留节目就是老会员上台表演。当时台上的时装队、舞蹈队成员，你根本就想象不出他们都是癌症患者。我在台下坐着，听说表演的都是癌症患者，觉得简直不可思议。咦，怎么可能生了病还可以这么美？而且学校所有老师都是癌症患者。真是惊叹不已！后来，学员们的变化就很大。到结业典礼的时候，我们新学员也要派代表上台。我记得很清楚，当时我们6个女的，就走那个16步集体舞上台表演。就连80岁的老头也上台唱唱跳跳。

## 积极参加俱乐部活动

参加俱乐部近20年，我觉得俱乐部存在，最大的受益者是新患者。因为在俱乐部，他们可以看到榜样的力量，通过同病种交流，可以学到在医生那学不到的东西。报名参加俱乐部后，块站领队会带上老病友，大多是同病种老病友，一起来家访，给我们介绍市、区俱乐部情况，介绍块站活动情况。我就是这样开始参加块站活动的。从开始觉得自己需要别人的帮助，到后来自己好一点了，看到比自己更严重且困难的会员，就觉得可以帮助别人。当时在我们块站，每年年终有一个活动，每人捐出一点钱，组成一个"友情基金"，去帮助更困难的病友。我们块里有一个病友，她本身是一个残疾人，而且病也蛮重的，经济条件很困难，但是她每次都会多捐一点，我看着很感动。当时我参加俱乐部也就一年多吧，在块里看到一些比自己病情更严重、更困难的病友，就突然冒出一个想法，我和我们块长说，我们组织个什么活动去帮助需要帮助的病友吧。年终我就发出了一个倡议：临近春节，我们每天省下5块钱，省下一个菜钱，给那些困难的会员在春节的时候添上一个菜。我先带头捐了1 000块，很快大家就10块、100块地拿出来了。在这个团体里，我们捐出的不是一点钱，是一份爱心；受惠的也不是一点钱，是一份力量。病友之间互相帮助，抱团取暖，群体抗癌。谁有困难我们都会伸出双手去帮他，谁患病我们都会去医院探望。就比如说，我们有一个病友，她是23年前全胃切除，20多年来一直是肠代胃，人特别瘦，但她却是俱乐部的志愿者，经常为大家演唱。3年以前，检查发现吻合口又有癌变，要做手术。她是单身，孙女才一岁多一点，儿子、媳妇要上班又要带小孩，家里没有人去医院陪护她。俱乐部里一些平时走得比较近的朋友，就自发组成了一个团队。我们两个人一班，十几个白天全部是我们陪护，帮助她渡过了困难期。她非常感恩俱乐部，前两天还请我们吃饭。为什么？因为术后 3 年也是一个很重要的关口。她说，3 年以前，大家就帮她渡过了这个难关，非常感恩俱乐部这个大家庭！这就是我们俱乐部群体抗癌的力量！还有一个病友也是我们的志愿者，遭遇车祸，成了植物人。两年多家里用尽了存款，他的夫人来到俱乐部向袁会长求助。袁会长在俱乐部带头捐款，为他发起了爱心募捐，短短两天时间，大家的捐款超过了 10 万元。这就是俱乐部！

## 从受惠者到施惠者

到第三年，我身体好点了，就更积极地参加俱乐部活动，参加我们俱乐部的舞蹈队等兴趣小组活动。我们会到敬老院为老人服务、演出。我们还到监狱和犯人就"生命的价值"问题作交流。他们在里面，可能感觉无法体现生命的价值，但我们这些癌症患者是因为身体原因，没办法去体现。我们就告诉他们，你们比我们强，一定要好好改造学习，出去后还有机会实现价值。我们和他们从心灵上沟通，鼓励他们走向新生。我们还走进临终关怀病房，给临终病人送上温暖，告诫自己正确面对死亡；我们还去医院，走进门诊、走进病房，和社会上的癌症病友交流，鼓励他们战胜病魔！

俱乐部一路走来受到过许多人的帮助，成为俱乐部志愿者后，我也会通过自己的社会关系给俱乐部找点资源。因为我们这个团队庞大，有 16 000 多人，只靠一两个人的力量，是帮不到多少人的，一定要靠大家的力量、靠社会的力量。后来十多年，只要有机会，我就在自己的社会关系里尽力找点资源，动员大家给俱乐部捐点款，去帮助困难会员。比如有时候我们朋友吃饭，我也会开玩笑说，你怎么这么浪费啊？这个钱捐给我们俱乐部多好啊。后来我也真的在装饰行业协会发起过一次活动：省下一桌年夜饭，去帮助需要帮助的癌症病人。在这里，我要感恩上海市装饰装修行业协会的领导和同人们多次伸出援助之手，不求回报地资助上海市癌症康复俱乐部！

成为俱乐部志愿者会占用很多时间。有很多人问，你们又不拿工资，自己都是病人，为什么还要去关心其他病人、关心社会？我觉得是这样，因为我们在身体好的时候，可能没有时间想到其他人，因为我们有自己的事业、自己的家庭，等等。另一方面，我们会觉得肯定会活到100岁，有的是时间去关心他人、关心社会。我们患了病以后呢，会认为可能生命不会那么长，就想多做点事。我曾经和病友分享过一段话："医生判你说三个月、一年或者怎样，假如我真的只能活一年，那这一年你怎么作都可以；但一不小心你活了十年，那这十年，你怎么过？天天在家里作吗？天天在家里计算还有多久要死吗？我们不可能这样浑浑噩噩地过，对吧？那么，假如我们真的只能活一年了，人的生命长度是有限的，哪怕100岁也是有限的，那我们可以拓宽宽度和厚度。"我一直认为，不要用长度，不要用面积，我要用体积来算。现在我是57岁，可能我能活到67、77岁，而其他健康人可能可以活到100岁。但是我生命中所经历的、所做的，不会比你们活100岁的人少。另外我觉得我们也很幸运。为什么很幸运？我们这个病，现在也算是慢性病。我一直说，出交通事故的、心脏病的，他来不及想什么，一下子就走了；癌症病人，即使发现得晚，毕竟也还可以拖一段时间，还可以安排许多事。人的一生是不可预测的，好多事情谁知道以后会怎样？后面的路还是要靠你自己走。

我虽然在俱乐部做志愿者，但在家里，我是母亲、是妻子、是女儿，哪一块也不能忽视。我儿子现在30岁了，结婚了。平时他们下班会有几天来吃饭，我肯定会很开心地安排好，除非我有什么活动或者外出旅游。虽然病了，但在可行的情况下，还是要和原来一样安排好家庭生活，不能全部依赖保姆或外卖，这样生活质量会差的。而且，我的身体感觉还可以，依然可以做这些事。我虽然得了这个病，但是它其实增加了一些我的人生阅历。假如说，我现在没生病，我一路上就正常地工作下来，我肯定基本上是只顾一个小家，只在一个企业里面。现在呢，我的眼界、各方面，都不太一样了。在这个大团队里，我参与的各种活动，包括我能够学到的、能够接触到的，远比生病前高了一个层面。如果不是生病，我可能还没退休，每天忙忙碌碌，自然也不可能去做什么志愿者。现在虽然我还是上班，一个星期去公司两天左右，但如果俱乐部有事，肯定让位给俱乐部的事。这种志愿服务的意识，放在以前是不可思议的。这就是生病带给我的转变，也是俱乐部的魅力！

## 引导正确的癌症观

前面我提到过，我生病的时候儿子才10岁，读四年级。虽然我们没有跟他说得那么清楚，但他总觉得妈妈肯定是生了什么大病，他一下子变得很安静。后来，我们慢慢让他知道了我的病情，知道了癌症。我一直给他灌输正能量，让他觉得癌症并没有那么可怕，而且第一时间让他了解俱乐部这个组织，让他了解俱乐部会员间的互相帮助。在家我也会经常说到俱乐部，在俱乐部这个大家庭的感受啊，怎么受别人的启发啊，怎么去帮助别人啊。所以，我儿子很早就加入癌症康复俱乐部的活动中来。大概在2002年，我们有一个小病友，她是白血病患者。她是患病后开始学画画的，画了很多画，后来她离开了大家。她妈妈就把她那些画拿出来在俱乐部义卖，去帮助更多的白血病患者。我儿子在报上看到这个消息，他说："我也要去参加。"我问他："你拿什么去参加？"儿子把储蓄罐拿出来，说："我有很多钱。"里面大概有1 700多块钱，他就捧着去了。最后，他买了一幅叫"拂晓"的画。因为那幅画比较大，家里没地方挂，我就捐给俱乐部了。我觉得，这些经历真的对他影响蛮大的。后来，他们学校里也有为生病同学捐款的活动，他都会主动把零花钱拿出去帮助他们。2003年他荣获"上海市金爱心学生奖"，现在家里还有个奖牌。重要的并不在于他捐的钱多或钱少，而是他会去关心别人。所以，一直以来我都觉得，我生病并参加癌症康复俱乐部，对于孩子的成长也有帮助，起到了正面引导作用。

有些人参加市俱乐部，会要求我们不要跟居委会说。其实，他是不敢公开自己的患者身份，不想让周围的人知道，怕人家会嫌弃他。这种情况，某种程度上确实存在过。记得我刚生病的时候，我的朋友、同学就觉得很惊讶，总是说，你又没做什么坏事，怎么那么倒霉？还有些人不了解癌症，觉得是不是传染病，以为肺癌是像肺结核那样会传染的。还有一种情况，觉得癌症患者是不吉利的。比如之前我们市俱乐部在杨高中路，离我的公司比较近。有时候，俱乐部楼里什么东西坏了，会叫我们装修工人帮忙弄一弄。几个装修工人回来会告诉我，走进这幢楼哦，阴森森的，都是癌症病人。还问我怕不怕。其实还是惧怕癌症！再比如说，当年块站里有个病友家里比较困难，块长找我帮忙，我想，就到我的公司来做个前台，接接电话。没想到来了之后，我们公司马上就有人找我谈话，说什么你自己生病是没办法，你再弄一个这么霉①的人，对我们公司不好。知道有人有这种想法，当时我就跟他说："你要在这里工作吗？你不做，你可以离开。我是没有这种想法的。"事实上，这个病友来了以后，根本没有影响公司业务，她工作非常认真，在公司也帮了我很多。她一直在公司做了八年，直到儿子结婚，回家带孙子。这八年，她比原来自信多了。

不过从现在来看，整个社会对癌症病人的态度已经发生很大变化。现在大家每年都体检，癌症检出率也高了。不夸张地说，不说直系的吧，旁系一点，肯定每家都有癌症患者。而且通过各种媒体宣传，比如我们每年4月15日的癌症宣传周活动，整个社会都在对癌症知识进行普及，大家就知道癌症没那么可怕，治疗方法也越来越多。现在整个社会对我们癌症患者没有以前那么排斥了。但是作为病人，患病后的心理压力还是比较大的，这时就需要参加癌症康复俱乐部这样形式的组织，能够很好地帮助减轻压力。

最后，我想说，其实我们癌症病人，活到八九十岁的也有。即使比原来寿命短一点，但比起那些非正常死亡的，我们已经很幸运了！患病期间我很充实！我的人生是立体的！说不定我一不小心又活了20年、30年……

---

① 上海话，意为"不吉利"。

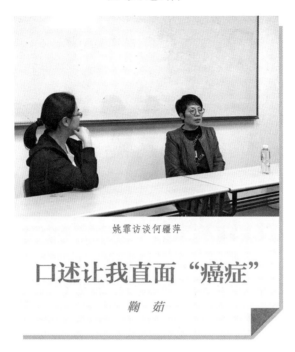

姚霏访谈何疆萍

# 口述让我直面"癌症"

*鞠 茹*

姚霏老师计划开展上海市癌症康复俱乐部的访谈项目是在我研二的时候，我最初对"癌"的概念认知很模糊，也没有想去了解的冲动，总觉得癌症离我很远。而后，因为毕业论文定在医疗史方向，我开始慢慢去了解癌、患癌群体，不过内心对于癌还是比较恐惧的。2019年4月26日下午，我首次在现场聆听一位有19年抗癌经历的受访者讲述自己的患癌经历，内心的感触良多。

何女士在2000年3月查出患有恶性的胃印戒细胞癌，医生判定大概只能活三个月。之后的一年，她经历了手术、化疗等一系列疗程，体重也从

118 斤掉到 90 斤。通过她的讲述，我感受到她刚得知自己生病时的痛苦、沮丧，还有她对自己孩子的担心，10 岁的孩子失去母亲会是多大的打击，她实在放心不下。由于她生病，家里人的心理负担更大。何女士的丈夫刚拿到胃镜报告后的隐瞒、在她住院期间的照顾以及后期化疗时的陪伴，都让人觉得温暖。

此外，影响何女士极深的一件事是加入了上海市癌症康复俱乐部。2000年时，网络尚未普及，在家休养的何女士订购了《解放日报》等多家报纸，看到报纸上刊登的上海市癌症康复俱乐部，她在 12 月就加入了这个民间组织。而后，她慢慢从患癌的阴影中走出来，从寻求别人的帮助转向尽自己的力量帮助别人。这样的转变不是每个人都可以做到的，许多人患癌是不愿意让周围的人知晓的，总觉得自己生了病，别人可能会有异样的眼光。自己也想不开，自怨自艾，不良的心理状态对于病情不利。而在康复俱乐部，由于大家同属于一个群体，更能互相交流病情或者通过举办一些课程，愉悦自己的身心，丰富自己的人生。即便是癌症患者，她们依旧能活出自己的精彩。正如何女士所说，人生并不在于长度，也许癌症让你的生命没有那么长，但你可以抓紧其余的时间拓宽它的厚度，不要过于在乎生命的长度，只要你的人生价值得到足够的体现就可以了。癌症现在也是一种慢性病，相比车祸或者心脏病，患癌已经要算幸运了。

"信息大爆炸"让社会对于癌症患者的包容度有所提高。2000 年，社会整体对于癌症患者不太理解，认为癌症患者是倒霉的，甚至有些人担心癌症会传染。经过 20 年，人们的观念有所改变，他们有更多的渠道去了解和认识癌症，且癌症在生活中较为常见，对于癌症患者的异样眼光相比以前要少得多。社会在进步，民众的观念也在不断进步。这对癌症患者的心理有极大的支持，使他们更容易接受自己社会角色的转变。

总之，在何女士的讲述中，我的心情跟随着她不断变化，对于癌症、生命有了更多感悟。我今年 20 多岁，对于死亡依旧是畏惧的，我难以想象自已或者是自己的亲人生病会是怎样的场景。在做何女士的访谈前，我肯定自己是没有勇气面对这个沉重的话题的，但是通过她的经历可知，科学能诊断人的身体状况，而精神可能影响人的身体健康。如果真碰上癌症，我现在能够冷静地去面对它，除去必要的医疗过程，尽自己的努力去做该做的事情，乐观应对。

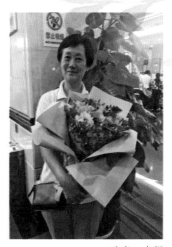

# 癌症，
# 丰富了我生活的内涵

**访谈时间**：2019 年 3 月 17 日

**访谈地点**：上海市黄浦区鲁班路李守荣家中

**受访者**：李辉

**访谈者**：上海师范大学中国近现代史专业研究生张晓晴、王言言

口述者简历：

李辉，1952 年出生，1989 年 11 月罹患胃癌于上海瑞金医院手术，1990 年 3 月参加上海市癌症康复俱乐部。近 30 年来在俱乐部的工作中受到培育和得到锻炼，为自己的人生增添着别样的色彩。赠人玫瑰，手有余香，作为一个癌症康复志愿者，在助人为乐的奉献中成长着、快乐着。

# 猝不及防的灾难

我出生在上海，生活在上海。身体状况一直是比较好的，直到1989年秋天。那时我有几次胃出血，均检查无果，最后在瑞金医院被诊断为胃癌。

回顾往昔生活经历，我认为，这和自己的生活习惯有关。首先，我有暴饮暴食的习惯，饮食不怎么有规律。其次，我爱吃腌制食品，如咸鱼、咸肉，却不爱吃水果。至于基因遗传，我们家族几代人没有罹患癌症的。

患了癌症以后，我有过一段非常痛苦的心路历程，其中一件小事记忆犹新。一次女儿来看我，10岁的孩子兴高采烈地对我说，她考出了非常好的成绩。但是，那时我情绪很不稳定，突然提高了声音大声呵斥她："你为什么只考九十几分，你应该考一百分！"小丫头很委屈。那时候病床中间只有一条很小的过道，只见她俯下身子好久好久都没有抬起头来。我就问她干啥呢，她说："妈妈，我的鞋带散掉了，我在系鞋带。"第二天她爸爸来看我的时候，带来了一张女儿写的纸条。我记得很清楚，这个二年级的小学生有很多字是用拼音来代替的。字条上写："妈妈你知道吗？你生病住院，我和爸爸在家里非常的苦恼。其实那天你批评了我以后，我不是在系鞋带而是躲在下面哭，只是我不想让你难过。"这件事对我刺激很大，我觉得很对不起孩子。孩子虽然小，但她也在用稚嫩的心灵帮我一起面对这个生活中猝不及防的灾难。

# 希望就在眼前

一个人罹患重症以后，在心理上首先会否认它，然后就是非常被动地接受，最后萌发出强烈的求生愿望，但对怎样活下去却很迷茫。这恰恰正是癌症康复俱乐部存在的基础，也彰显出它的必要性和对社会的贡献。我们癌症患者个体融入俱乐部这个群体后会产生血与肉相连的感觉，让你觉得在这个群体里可以获得自尊、榜样、力量和希望。

手术后出院，我在家里百般无聊，觉得心灵上的疼痛远远超过肉体上的痛苦。那天我先生下班带回来一张《解放日报》。《上海，有家癌症患者"俱乐部"》这篇风云激荡的文章我一口气看完，感到非常震撼、非常触动，而更多的是感到一种突然迸发出来的力量！原先要扶着桌子才能站立的我，居然骑着自行车来到几公里外的北京西路。

到北京新村癌症患者聚集的地方，看到好多好多久蛰家中的癌症病友走出家门，来到阳光底下，一扫脸上的阴霾，喜笑颜开，我不由心情振奋。因为我们觉得希望就在眼前，尽管还要许多拼搏！

## 我的抗癌建议

我的整个治疗过程都是在瑞金医院。化疗两次，因白细胞低而失败，改为中医治疗，喝了三年中药。我深信中药能够调理身体的内环境从而提高免疫功能，同时我笃信适合癌症患者锻炼的郭林气功有其独到之处。

那时候我就在上海的复兴公园里锻炼。俱乐部"群体抗癌，超越生命"的口号，确实有它非常现实和深远的意义。我们集体练功，群体"话疗"，相同命运的人们聚在一起，痛苦齐分担，快乐共分享，生活中的高兴事一起嗨起来，真是其乐融融。

由此对于新患癌症的病友，我想说几点建议：不要独处把自己封闭起来，得走出来，到群体当中去，就像我那时候有了群体才跨出患病后的第一步，因为只有在群体里，你才能得到关怀；同时，有付出关怀的机会，由此得到快乐，心灵上的营养比物质上的营养更重要，天天吃人参和虫草，顿顿有甲鱼和海参，未必心灵快乐，反而可能补出糖尿病来。

## 社会的癌症观

社会上有很多人，会给癌症患者以同情甚至是怜悯，也许还有歧视。其实我们会非常排斥、非常敏感，不需要这些，很不需要这些。我记得有一件小事儿。病休两年多后，我百般无聊，就到单位去问，可以帮你们干点什么吗？领导说，你到食堂里去帮着发发饭，也算体验生活。我觉得能让我发挥余热很开心，做了一个礼拜，我很高兴，觉得自己又像正常人一样能做点事儿。一个礼拜以后，我的领导对我说，你还是病人，回去休息为主。后来有好朋友就跟我说："你真傻！你站在窗口，有人认为你拿出来的饭菜是不干净的，因为你是癌症病人，是晦气的。"从这件事情就可以看出当时社会对癌症的一种定义、一种感觉，认为我们很另类、很倒霉。如今社会对于癌症的认知更科学了，这得益于医学的发展和正确的科学宣传。还有一个就是反映了癌症康复俱乐部存在的社会意义，它带动了那么多的癌症患者以及他们的社会关系形成了一个庞大的社会层面，使"癌症不等于死亡"的认知和实践深入人心。

这就是癌症康复俱乐部走向社会并能够存在 30 年的意义和它的生命力。

但是社会的变化也很多。现在尽管有的东西，像医保啊这些方面的东西，应该说是比以前有很大的进步，可当年癌症患者能得到单位和众人无微不至的关怀，那种人情味，现在没有了。那时候住院的话，单位领导、财务科就会打电话过去，有什么好的药，有什么好的治疗措施尽管用，朋友同事都会成群结队甚至把值班表都排好来照顾、帮助你，人情味特别浓。

那时候的医患关系也比现在好得多。病人绝对信任医生，没有像现在觉得医生时时刻刻手里拿着一把枪，顶着你的腰要叫你摸口袋。而医生也确实是全心全意为病人服务，没有紧张的医患关系。当时在瑞金医院给我治病的许多医生，直到今天我还记得他们。其中有一位 60 岁左右的老医生，极具科学家气质，他在治疗中发觉我情绪很不好，常常下了班到 5 楼病房来看我。老院长特别注意病人的心理问题。我记得最清楚的是，他说你不要害怕，即使得了癌症，只要自己有信心，有我们医生的治疗都会好起来；说他自己也是胃出血开过刀的人，现在还能工作。那时瑞金医院的病房还比较破旧，坐的电梯就像煤矿工人下煤井的那种铁笼子。有的病人说："哎呀，你的路子那么粗啊，这是以前瑞金医院的老院长，消化道专家啊！"我说我没有托过人啊，我也托不到那么高的层次啊。现在我们可能要坐卫星才能找到这样的专家了。30年过去了，这个情景依然历历在目，永生难忘。

## 康复学校的课程

2002年俱乐部主办的康复学校已经比较成熟，但课程设置还比较单一。

有一次，给过俱乐部很多支持的华联制药公司对俱乐部中层干部进行培训，我们也一块参加了。我觉得这个培训非常值得，让我们懂得人跟人的交流有很多的技巧，如何掌握技巧，用什么方法能够触碰到人心里头最柔软的地方，产生最好的效果。我们学到了很多的本领，后来在此基础上再充实了一些课程。比如说周佩校长上的"我的希望"就很打动人心，振奋精神。

还有"信心与力量"一课：用细细的饮料管穿透坚硬的土豆。这看似是不可能的。这首先你得有信心认为土豆是能够穿越的，如果没信心就丧失了争取的可能。然后就是技巧，在一瞬间聚精会神用力一击，软软的吸管居然在土豆上一穿而过，很多学员目瞪口呆。这个课程告诉我们一个道理：有信心、有力量、有智慧，许多不可能会变得有可能。战胜癌症是同样的道理。

## 我的成长是俱乐部给我的

作为俱乐部会员，我能参加很多有益的活动，受到教育，得到知识。进入这个群体，就好像有一种气场，会有带着你飞翔的感觉。我觉得那就是群体抗癌的威力，你融入这条洪流中去，会情不自禁地觉得自己不是独自一个人，自己是有希望的，我将来就是一个健康的人，就会把有些东西都屏蔽掉。就像一件沾了盐巴的湿棉袄，再碰到下雨的话，就会越背越重，那时候我们就索性把衣服脱掉。

开始我是作为一个观众去参加的，到后来慢慢地就融入了进去。我最大的收获和最深的感触，是我得到了别人的帮助，我很感恩；我康复了，能帮助别人，我很快乐。我常常想，假如没有榜样的力量，没有俱乐部这个平台，我可能走不出这个怪圈。2002 年退休后，我在社会上的一些单位工作过，待遇都不错，却都没有我在俱乐部干得那么开心。回到俱乐部成为一个癌症康复志愿者，我觉得自己像一条鱼游回了属于自己的河流里。

我的成长是俱乐部给我的。我做了志愿者以后在俱乐部里受到很多的熏陶。我以前在俱乐部几乎天天上班，有机会听袁正平会长讲课。每次他都是用心用情在讲，而且从来没有重复，他可以把下面听众的情绪都调动起来，再将信息、知识、力量播撒出去，根植于大家的心里。只要有机会，我都喜欢去听他的演说，收获颇多。当然这跟袁会长自己的修炼、文学的素养、一贯的道德养成是分不开的，厚积而薄发。

这就是俱乐部，这片培育我成长的沃土。假如不患癌症，也许我只是一个普普通通的企业职工、一个平平常常的母亲、一个忙忙碌碌的妻子。而罹患癌症后，我参加了俱乐部，在这片土地上为自己的生命灌注了新的营养，提升了生命的质量，丰富了人生的内涵，也许从某种意义上理解，我感谢癌症。

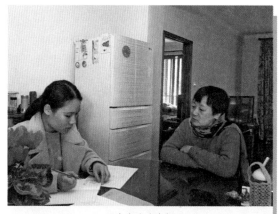

王言言访谈李辉

# 人间有味是相拥

张晓晴

"你有想过三十岁时，你会经历什么吗？"

李辉老师问我这话时，她单手托腮，柔和的目光望向了访谈室的窗外，若非岁月在她脸上留下刻痕，我总能将这一幕误认为是一位碧玉年华的女子在憧憬未来的模样。正当我在思考自己是否有什么伟大的三十岁计划时，李老师接着说："三十出头，是癌症呐。"

这句话轻而有力地将我拉回了访谈现实之中，那天阳光灿烂、微风和煦。

三十岁，于我也不过是五六年转眼在即的时间，我倒是想过接下来几年要努力在上海这座城市活出个似模似样来。至于生死，说真的，它压根儿就没存在过我的脑子里。虽也曾在闲暇时读到海德格尔在他《存在与时间》中提到的"人只要还没有亡故，就是向死的方向活着"，假装思考生与死之间的关系，可我们这一辈人，极少会考虑生死，又或者说，完全没有人愿意假设直面生死。

但李老师的人生便是直面生死，并在直面之中，拥抱了另一种人生。

李老师说她是个俗人，在得知自己患胃癌那一刻，人都是想活的，但觉得艰难。20世纪八九十年代的上海，医学水平对于现在而言，是无法相提并论的。癌症不仅折磨着她的身体与精神，也给她的家人带来巨大的心理痛苦。

"为了我的家人，我当然想活下去，可怎么活呢？"李辉老师说，正是这样的心路历程，奠定了癌症康复俱乐部存在的必要性和它对社会的贡献，它为癌症患者插上了重生的翅膀，他们开始拥有了新的起点，与一群人并肩奋斗，便不觉得渺小孤单，看见别人的希望，便是自己的希望。

李老师融入癌症康复俱乐部是一个漫长的过程。

起初她只是一名会员，参加俱乐部的各种活动与课程，得到了别人的帮助，从中变得快乐，逐渐康复。"癌症就像一件沾了盐巴的湿棉袄，再碰到下雨的话，就会越背越重，那时候我们就索性把衣服脱掉。"她还说，自己是个内向的人，若没有那么多伙伴的搀扶而行，自己是不会走得那么顺利的。于是，在康复后，她决定成为一名俱乐部志愿者。也正是这一决定，为她的生命带来了不一样的色彩。

在一次教唱歌学感恩的课中，有一位女学员突然冲上来抱住了李老师。"我知道她心里苦，否则不会那么冲动地上来，她是一个很儒雅文静的女性，我就把她抱在怀里，轻轻地拍她的背。"后来李老师才得知，那名女学员是个孤儿，幼儿时期被一对好心夫妇收养，但成年后因为疾病，养父母先后离开了她，婚姻也不幸福，最后离了婚。那位女学员还对李老师说，2010年那一抱，她将永生难忘。

这一段经历，让李辉老师在往后的志愿者生涯里，开始特别注意肢体语言。

"很少人明白，一个拥抱，你会给对方很多的爱，对于癌症患者而言，一个拥抱，甚至一个握手，都会让很需要你的人感受到温暖，感受到坚强，感受到需要。"在俱乐部里，李老师在看到久别重逢的病友抑或是新病友时，在他们苦恼的时候，或者自己痛苦的时候，她都会去拥抱别人。拥抱变成了她与命运抗争的重要武器，也成了她与病友之间传递爱的重要途径。然而在当代社会里，人们是很少愿意拥抱一个人的，不仅是因为人与人之间距离的冷漠，还因为，拥抱这一行为也难免不被视为俗套，人都习惯性地忘记，一个动作其实在很多时候可以胜过千万语言。

我突然回忆起自己也已许久不曾激动地抱过谁了，在推开家门见到父母时，在病床守护年迈奶奶时，旧友重逢时，都因脸红羞涩而放弃了与他们相拥的机会。一瞬间，我突然觉得自己失去的是一个非常重要的、能在我心口微颤的宝贝。

在采访结束准备离开的时候，我开口问李辉老师自己可不可以冒昧地抱抱她，她洋溢着笑容，一边起身抱住我，一边说"当然可以"。在抱我时，她仍然没有忘记轻轻地抚拍我的背。当我踏出访谈室的门时，莫名地觉得身上暖暖的甚至发烫，我不知是因这春风送暖，抑或是那一个拥抱太过滚烫。

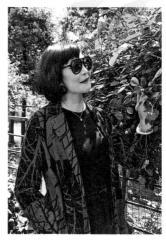

# 一辈子的责任感

**访谈时间：** 2018 年 8 月 20 日
**访谈地点：** 上海市长宁区镇宁路 405 弄 164 号上海市癌症康复俱乐部
**受访者：** 朱莉
**访谈者：** 上海师范大学历史系本科生陆怡莹

口述者简历：

朱莉，现年 63 岁，是乳腺癌患者，她的后半生是伴随癌症康复事业的发展而成长的，是抗癌征途上一位摸爬滚打了 20 年的老兵。虽然身上的零部件少了五项，双臂受损变成"隐形的翅膀"，但对于人生价值的追求依旧，她愿继续当好宝山俱乐部的领头羊、排头兵，把特别的爱献给特别的人，为俱乐部会员奉献光和热！

# 我的患癌经历

我是 1973 年的末代知青，1980 年上调到企业。那时我们既要读书，又要工作，还要照顾家庭。

到 1999 年 4 月份的时候，我整个人瘦了将近 20 斤，看见我的人第一感觉都说我瘦了。潜意识里我感觉到自己可能哪方面出问题了。在一次会议间隙，我和同事聊起身体情况，她们建议我去华山医院检查，想不到一检查就确诊是乳腺癌。

那是 1999 年 4 月 26 日，我当时就觉得天要塌下来了，顿时眼泪夺眶而出，心里的第一个想法就是不想让家人知道。因为儿子正是初升高阶段，不能影响儿子的升学考试。等到儿子考完试、收到录取通知书后，我是既高兴又心酸地把事情向儿子公开——我患的是乳腺癌，要去手术。这样一拖就是两个月，到 6 月 16 日，肿瘤已经由原来的直径 2.5 厘米长到 4.5 厘米了。

想想我的这一生太坎坷了。记得在恢复高考的第一年，我想去参加高考，结果得了伤寒，42 度高烧不退，连续烧了十天，离死亡就差一步，结果凭借坚强的意志活过来了。当儿子 2 岁时，查出先天性心脏缺损，我崩溃了。要知道，这已是我的第二个孩子。前面一个是女孩，是保胎分娩，但由于医疗事故，孩子夭折了。我真的感到老天对我极不公平。为了让儿子顺利长大，我决定全身心投入到他的治疗中，不断观察孩子的身体情况。按照医生的说法，希望他发育过程中能自己长好，不行就要做心脏手术。儿子一路走来也是非常艰难的，身体条件不好，但学习成绩特别优秀。

在这种情况下，我跟儿子说了我患乳腺癌的情况，安慰他说："妈妈不要紧的，妈妈这个困难是暂时的，会好的。"当时儿子就哭得很伤心。我先生心里也难受，但故作坚强地鼓励我说："大家都要齐心协力面对困境，战胜病魔，相信你的坚强性格会挺过去的。"

亲人的关怀、儿子升学的喜悦给了我力量和勇气。在手术的两周住院时间里，由于医院路途较远，先生要照顾在家的孩子，我的后期护理全都是同事轮流值班照顾的。从那时起，我就感觉到了亲情和友情的重要，等我的病好了以后也要有感恩之心，滴水之恩当涌泉相报。

## 加入癌症康复俱乐部

一次偶然的机会，我在陪儿子看病时，正好和医生聊起我的情况。她很自信地告诉我，她也是乳腺癌患者。啊！我顿时有了眼前一亮的感觉。患癌症的她还能上班工作，还那么自信、有精神，这不就是我要找的榜样吗？后来我就与她交上朋友了。

有一天她说："我们宝山区有一个俱乐部，你要去参加吗？我帮你介绍。"当时我还是有些顾虑，没有立刻加入。后来在她的反复劝说下，得知这个组织成员都是生大病的人，在一起可以倾诉痛苦、讨论病情，医疗、食疗方面的讯息都能及时咨询交流。于是我就报名参加了宝山区癌症康复俱乐部。

现在资讯发达了，癌症的可怕程度以及治疗方法可以看书、上网查阅。那时通讯没有现在发达，加入癌症康复俱乐部以后，每月一次例会可以学到许多防病、治病、抗病的知识，还可以认识许多新朋友。记得我是1999年手术的。那个年代医疗水平没有现在先进，乳腺癌手术是把胸大肌全部去除的，除了骨头，只剩一张皮，而且腋下的淋巴结全部挖了。那时我们穿的衣服，领子一定要很高，低了就不行，更不用谈到游泳馆游泳了。真是又苦又郁闷啊！当时参加了这个组织，我找到了几个比我小的朋友，大家交流病情，心情得到了释放，觉得在一起很开心。到现在，我们维持了将近20年的友谊，还是很好的姐妹。所以，我觉得俱乐部真的是个温馨大家庭。

现在我们宝山区俱乐部的会员多了，有1100多人。记得1994年是80多人，到1997年时有300多人，1999年时有400多人。2002年9月，因为我之前做过财务，俱乐部老领导就对我说："区里需要一位财务，你可以去试试。"从此，我进入了癌症康复组织的管理层，一干就是17年。2004年，我开始担任副会长，分管文体这一块，兼做财务。从 2013 年开始，我一直做会长到现在。

## 发展宝山区俱乐部

宝山地域比较大且偏僻，属于城乡接合部。要把根据街镇划分的 10 个块站管理到位，确实有很大难度。

2013 年的时候，我已经做了 7 年的副会长，我的家从宝山搬到了静安，路途远，来回跑不方便，我就不想担任这个管理工作了。后来前一届老会长复发离开了我们，老领导们就给我打电话，做我的思想工作，要我上任挑起俱乐部的担子。在这种情况下，加上对俱乐部的深厚感情，我又接任了，可以说是受命于危难之时。从副职走到正职，要重新思考怎样做好大家庭中的家长，开始新的管理路程。记得当时我定下自己的为人准则——"以身作则，以诚待人，以理服人，以责行事"。我一直就用这 16 个字鞭策自己、对待工作，在自己的工作当中，让我们的会员都感觉到在这个大家庭的温暖。

担任会长这些年里，我努力贯彻八字方针，即正气、包容、和谐、创新，尽量做到创新型管理，工作上有新思路，管理上有新举措，体制上有新突破。比如，提前规划好后一年的工作重心和主题活动内容。从 2017 年开始，每块每年成立新会员小组，做到新会员组长负责制，每年按计划开办新会员培训，每年计划好主题性的活动模式，让每一位新会员做到有人问、有人帮。我们讲师团（2013 年成立）老师策划每年的同病种交流课题；我们艺术团面向社会演出，敬老院啊，戒毒所啊，我们都去过。

回顾走过的历程，其中的艰辛可想而知，但我们的创新也令人瞩目。

为规范管理，我们首先制定了俱乐部 21 项规范化的制度，包括俱乐部结构性的改变和岗位责任制的规范运作。我们成立了行政四大员，即通讯员、公益员、财务员、文体员，还有党小组联络员。"通讯员"有通讯员和通讯员组两级管理，最后发到区通讯部，有一个中间环节来编辑、修改稿子，所以出来的稿子就比较成型，有一定的质量。"公益员"一块，也责任重大。每年的新会员培训是必做的项目，新会员们很有收获。尤其是市俱乐部提倡的康复过程不可缺少的体能锻炼手段——郭林气功，每次培训学习之后，大家的精神面貌都有改观。结业后的感慨文章纷纷上传到区通讯网站——康复大宝。把这几个层面抓到位，再经过每年的培训，发现问题，及时沟通，及时调整。同时，我们也接受并延续了市俱乐部业务上的指导，所有活动都必须参与并且要有质量地完成。

宝山区癌症康复俱乐部会员的五年生存率在俱乐部成立 20 周年的时候统计，是百分之七十二点几，总计年生存率都远远高于社会上的统计数。会员的生命质量在这里有了很大的提高。

## 团 队 的 力 量

我们这个组织的特殊性就是没有工资、没有津贴，完全靠奉献精神支撑，所谓的草根就"草"在这里。弘扬大爱的志愿者精神是培养、管理队伍的必备条件，这是我所琢磨出来的。在培养人才方面，我也花了很大的功夫，要培养相对年轻、文化层次较高、综合素质较好、患病前曾在管理岗位的会员。通过一场活动或者新会员办班，把这部分新会员通过考察逐步推向岗位，从志愿者做起，这样经过几年磨炼，管理梯队做到有人传承接班了。

在这里我要说说我的团队理事会，同心同德，尽心尽责，这是我们宝山区癌症康复俱乐部的团队精神。

记得 2017 年 11 月份，我们有一个艺术团到社会上去演出，我在去的路上由于严重的骨质疏松，不小心右手膀子粉碎性骨折了。当时正好市俱乐部有一个大型比赛，11 月份要在我们宝山召开，我不能到现场去指挥，只能靠我们团队所有的人。他们都表态一定把任务完成，让我放心养病。活动结束后我听到了志愿者很多感人故事。还有市俱乐部 2018 年 2 月 4 日 "相约 2022 冬奥运" 的启动仪式，我们宝山区的志愿者在寒冷的冬日里无怨无悔坚守岗位，全身心为 3 000 多名会员做好会务工作，得到组织者的高度赞扬。

有这样的团队、有这样的伙伴，是我搞好工作的坚强后盾。我从内心感激他们！

在团队班子的共同努力下，我于 2016 年被评为上海市优秀志愿者，2018年宝山区癌症康复俱乐部被认定为上海市 4A 级社团和上海市文明单位。我们俱乐部的文体工作，到目前为止，在参加区、市、长三角乃至全国的文艺比赛都是获得优胜。宝山俱乐部艺术团已经成为宝山区癌症康复俱乐部的一张名片。

## 群体抗癌模式的新思考

市俱乐部袁会长曾多次提出，让我们多动脑筋，与时俱进，通过项目、政府资助，来让群体抗癌发挥更大的作用。袁会长的前瞻性很强，每年的代表大会都提出一些新的东西，非常有利于我们各个区去操作。尽管我们也是法人单位，跟市俱乐部等于是平起平坐的，但在康复工作业务上的指导，完全是依赖于市俱乐部的。

未来，希望市俱乐部在政府的关怀下，能想出更好的法子，让我们的会员得到更多的帮助。现在我们是乘着市俱乐部的东风，搞了一些项目，让会员的活动面更广，参与率更高。比如我们宝山现在是"双宝"公众号呈给大家。首先通过市俱乐部"汇聚公益能量，出彩志愿行动"的项目，大场块获得金奖，从此"康复小宝"问世。接着是宝山区的公众号"康复大宝"上线，让更多会员利用互联网信息，及时了解全区康复动态、活动内容，知晓抗癌医疗信息，做到横向的相互交流，意义非凡。

回顾俱乐部这么多年的群体抗癌，我也经历了很多事情。曾经有一位癌症新会员，她是知青，家里条件非常困难，又因病致贫而雪上加霜，对这个社会产生不满情绪，信访、到政府部门打坐都做过。我得知情况后，立马找她谈了几次话，用真情感化她，用行动帮助她。我们帮她联系街道、联系居委会，帮她解决了一些问题。后来她想通了，现在已经成为一名优秀的志愿者在为社会服务了。

我觉得俱乐部是一个温馨的港湾，在这里没有高低之分，没有贫富之差，只有面对现实，抱团取暖，使大家能够健康地活下来，提高患者的生存质量。我们不仅要延长会员的生命长度，还要拓宽会员的生命宽度。这是我们的职责所在。

在群体抗癌模式上，要加强关于社会组织与政府部门建立良性互动关系的探讨。练好内功，打好品牌，把自己做大做强，提高社会对我们的认可度。重新思考群体抗癌这个模式，重新提炼群体抗癌活动的内容，这个责任感，我这一辈子已经驱之不散了。我这句"要么不做，要做就做最好的"的口头禅，是我的工作作风，也是历年来我给自己加压的座右铭。

我的后半生是在俱乐部中得到成熟和成长的。我很清楚地记得袁正平会长所倡导的名言："不要问社会给予我们什么，而要问我还能为社会做些什么。"每次参加市俱乐部的大型活动，袁会长风趣激昂、情绪饱满的讲话，鼓舞士气的报告，都让我们受到心灵的洗礼，感受群体抗癌的伟大力量，更激发我对自己岗位工作的责任担当：让更多人参与，增强自信，走进康复，是我义不容辞的职责。

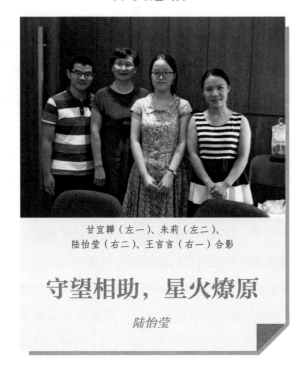

甘宜鞞（左一）、朱莉（左二）、
陆怡莹（右二）、王言言（右一）合影

# 守望相助，星火燎原

陆怡莹

　　初见朱莉，这位保养得当、举止文雅的女士，就给我留下了很好的印象。一串白色珍珠项链，端庄大气；一袭藏青连衣中裙，温婉知性。苦难的时光，没有磨灭朱莉所拥有的光彩，反而为她增添了几许阅尽沧桑的平和。

　　面对癌症，没有什么人能够真正从容不迫、心如止水，朱莉预感成真之后，同样置身于绝望迷茫之中。但是作为一位母亲、一位妻子，家庭的责任感让朱莉爆发出了前所未有的勇气与毅力，将癌症视为暂时的困难，誓要与癌症抗争到底，同家人长久为伴。

　　英雄到最后的享受阶段才是英雄，在开始的过程中，一点也不英雄。经历了插队落户、考前伤寒、癌症降临……朱莉没有被击败，她曾调侃自己身上的十一道刀口铸造了隐形的翅膀，限制了自由飞翔，但是她坚强地度过了这个过程，而幸福也在绕路过后重新来到身边。

朱莉是众多癌症患者中的一员，她的抗癌历程也是沧海中的一粟，但就是这样微观的视角，见证了情感的伟大，体现出信念对人类的重要影响。朱莉可以说是为爱而战、为情所斗，对家庭的爱战胜了对病魔的惧，由亲情和友情共同撑起了果敢与决心，直面病情，搏击癌症。这是一个令人感动的抗癌故事，其中的爱是人类交织着的私心与无私，人性的神奇就在于此。

超越自己，回馈社会，在上海市癌症康复俱乐部里，朱莉做到了这一点。从一名普通会员，到宝山区癌症康复俱乐部会长，朱莉通过俱乐部逐渐走出癌症阴影，致力于将癌症康复俱乐部的作用发挥到极致。她在宝山区俱乐部创设规范化的制度，提出前瞻性的创意，通过结构、模式、培训的重组调整，将俱乐部的管理工作做好，把癌症病人团结起来，以群体之力共同抗癌。而会员的成长离不开俱乐部的发展。上海市癌症康复俱乐部成立近30年，以不断凝聚的民间力量，逐渐扩大为覆盖上海各区的庞大组织。在这30年间，俱乐部不断思考、不断创新、不断进步，以市俱乐部带动各区俱乐部的联动方式，推动整体发展，惠及全体会员。

上海市癌症康复俱乐部创设的群体抗癌模式意义深远。当一名惶然失措的癌症患者找到了一个团体，那时紧紧握住的，是情绪上的救赎。有这样一个关怀的组织，有这样一群热心的伙伴，在这里，能够接受宣泄与倾诉，能够收获安慰与经验，那是怎样一种鼓舞啊。

群体抗癌已经超越了抱团取暖的概念，这个"群体"，已经跳出弱势群体同病相怜的传统认知。以"群体抗癌，超越生命"为宗旨，俱乐部会员们树立信心、积极向上，每一名患者都敢于直面癌症、勇于抗击癌症，以大无畏的精神奋战在抗癌路上。

癌症，吞噬生命的疾病，在上海市癌症康复俱乐部会员的共同努力之下，变得不再那么坚不可摧，梦魇，消散了，光明，显露了。

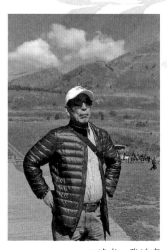

*口述者：张鸿高*

# 没有俱乐部，
# 我到现在也不可能讲话

访谈时间：2019 年 4 月 20 日
访谈地点：上海市长宁区镇宁路 405 弄 164 号上海市癌症康复俱乐部
受访者：张鸿高
访谈者：上海师范大学历史系本科生马雨佳

口述者简历：

张鸿高，1949 年 11 月 22 日生，2005 年 7 月因声音嘶哑就医，被诊断为左声门型喉癌，经全喉切除术后失去语言功能。当年 9 月参加上海市癌症康复俱乐部，在"群体抗癌，超越生命"宗旨的激励下，学会了食管发音，并成为俱乐部的志愿者，现任无喉病种康复指导中心主任。在做志愿者服务奉献爱心的过程中，充实、提高、快乐！

# 我 的 癌 症 史

我叫张鸿高，1949年出生，1965年初中毕业就进单位半工半读。我和黄彭国会长一样，是做医疗方面工作的。我们单位做医疗器械，所以我开玩笑说，自己生产的套管，最后用在了自己身上。

我患的是喉癌。大概1999年开始，有时就会出现声音嘶哑的症状，但当时自己并没有注意，也没有引起重视。有时讲不出话的时候就吃一点胖大海、桉叶糖缓解一下症状，就好了，也没当一回事。我当时看了一次医生，医生讲是"声带麻痹"。因为我当时考虑自己吃得下饭，也不影响工作，就只看过一次医生，从来没有想到过自己会生癌。

到了2003年3月份的时候，我又去医院看过一次。当时病情已经发展到了喉咙里生白斑，五官科医院的医生叫我住院检查。我没住，因为当时单位正在准备做全国的第三方质量体系复查认证，工作很忙。医生就给我开了喷剂的药，我回去也没喷，我觉得喉咙这样，问题不大。

2005年7月份，我们单位放了高温假。当时喉咙时好时坏，我就趁放假的机会去医院看一下。结果上午去医院，下午就让我住院了，就这样确诊了癌症。虽然我自己还是不相信，但医生讲得我很害怕，他说我喉咙里面已经长满了新生物，晚上睡觉如果不留心，一旦气管堵塞，人就没了。

虽然住了院，但我却没有得了癌症的感觉，我不相信医生的诊断——我饭吃得下，觉睡得着，能够照样工作，甚至还能加班，怎么会生癌症？但是住院期间又请了五官科医院的专家进行诊断，再一次确诊了是这个病，那，我也就死心了。

当时要说我是害怕，其实也不太准确，只是有点"想不通"。我那年3月份单位体检的时候并没查出有癌细胞，4月份到东北的哈尔滨出了半个月的差，5月份女儿才刚结婚，我7月份去看病，本来只是想检查一下身体，结果却诊断是癌症，有点"想不通"。

当时家人知道我得了癌症之后其实比我紧张、比我害怕，他们的压力比我大。为什么？因为他们怕我想不开。平时我是很要强的。我是搞质量监管的，工作的性质比较重要，接触的人也多，不知道生病之后单位会对我怎样，所以他们怕我想不开。我自己的生活状态表面上没受什么影响，但心里总归是有些消沉的。因为家人不住在医院里，除了家属探望时间，都是自己一个人在病房里，心里胡思乱想。最后想，干脆听天由命吧！听医生的，开了刀再说。就这样，我开刀了。

开刀前医生给我讲了三个"终身"：终身失去语言功能，终身失去嗅觉功能，还要终身戴气管套管。当时根本没有我考虑的余地，也没有别的治疗方法，只有手术。术后就是三个"终身"，一下子就不能讲话了，那真是给人很大打击，前一天还好好的，就觉得人一下子就崩了。开完了刀，人不能动了，就两只眼睛盯着天花板，脑子里七想八想的。

## 我与上海市癌症康复俱乐部

讲到癌症康复俱乐部，这个要感谢我的家人。如果一个人一直不会讲话，也就算了，从会讲话到不能讲话，心里的落差真的很大，我当时也很着急。我女儿从网上帮我找到了上海市癌症康复俱乐部，我爱人就帮我联系了我们黄会长。我是那年7月底开的刀，8月份出院，9月份就到了俱乐部。开完刀刚刚一个多月，我就见到了我们黄会长，在俱乐部也见到了很多食管发音的喉癌患者，就开始积极参加活动了。

开始参加活动之后，我的生活心态也开始慢慢恢复了。我这个人很要强，本来准备10月份就回到单位上班的，但是单位的领导不同意——不能说话，搞质量监管，那这个产品如果有什么问题，你怎么和人家交流呀？领导说，要上班可以，起码要先学会讲话。就这样，在领导的督促和黄会长的关心、帮助以及指导下，我学会了用食道讲话。

所以我今天能够讲话，要感谢市癌症康复俱乐部，要感谢我们黄会长，感谢我的病友，是他们教我通过食管进行发音。从打嗝开始，到能够讲出一个字两个字，再到能讲出一句话。可以说，如果没有俱乐部，我到现在也不可能会讲话，因为没有这个环境和条件。

这之后休息了一年，我就继续上班了，继续负责我原来的工作，一直到2009年退休。今年已经退休整整十年了，我也担任了十年无喉病种指导中心的主任。

黄会长是我们无喉病种指导中心的老主任。他对工作很负责，对我们喉癌病人很关心。虽然我现在能够讲话，但还有许多人是不能、不会讲话的，只能用电子喉，讲话不清楚，他就有这个耐心能够仔细地根据口型和发出的声音来判断你说的话，再来给你做工作，确实不容易。他是我的榜样。如果他不是这样负责任地工作，我也不会愿意接班。我们自己虽然康复了，但是要想到还没有康复的病人。所以在黄会长的鼓励下，他退休之后，我开始了无喉病种指导中心的工作。当时我从单位退休之后到俱乐部来参加活动，黄会长就说："单位退休了，俱乐部上班了！"

我们这个病和其他病不一样，它带来的痛苦和精神打击很重。人与人之间是需要交流的，我们要是没法交流的话，那不是比死还难过？人是有感情的，人如果不交流，哪会产生感情？就像我刚刚说了，正是因为黄会长的工作感动了我，我才愿意也这样做。如果他当初对我冷漠无情，我也不可能接班这份工作。

后来就是我负责无喉的工作了。我们组成了指导中心，成立了一个委员会。比如组织活动之类的许多事情，都是由我们委员们先开会来决定这个活动的内容和性质，根据我们病友的特点来开展活动。比如举办康复交流，或者专家讲座，等等，让老病友能够把自己的康复经验与新病友交流、沟通。

此外，我们还会组织一年两次的康复旅游活动。原来我们在浦东，地方大，有场地有条件，大家每个月都要聚一次，现在搬到这儿来了，地方小，聚不了了，我们就改变了方法，什么方法呢？先集中，再分散出去。我们一个季度集中一次，大家交流康复的经验和体会；还有组织一年两次的农家乐或者旅游活动。尽管我们是一个小的病种，但是参加活动的病人人数每次都相当多。

有年纪大的、住得远的，全市各个角落都有病友来参加我们的活动；有松江的、崇明的、浦东的，甚至还有外地的，知道有这个活动的人都打电话联系，想要过来参加。我们分成五个组，每个组都由一个老病友负责，也就是我们所说的"委员"，分头通知小组活动信息。俱乐部这两年因为活动场地小了，整体上参加活动的人数有所减少，但是这两年我们喉癌病人举行聚会，每次活动都能来 50 多位。

根据市俱乐部的组建工作要求，原来我们在浦东的时候，新会员进来都要办食管发声辅导班。因为榜样的力量是无穷的，袁会长每次办夏令营，都要叫我们无喉病人表演。在这个基础上，我们就组织了一批能够通过食管发音说话的病友，大概十个人，团队就这样固定下来了。只要有表演的需要，我们就来参加活动。而且我们全都是没有报酬的志愿者，连车费也是自己出。成员们都觉得，他们在老师的指导下经过练习，能够像现在这样恢复了语言功能，能够在台上表演，是非常自豪的，体现了自己的价值，大家也都很乐意把自己的康复体会和新病友分享。

2009 年，我们应香港新生会的邀请，组团赴港访问交流，在庆祝香港喉癌病人组织新生会成立 25 周年的大会上表演了通过食管发音的朗诵《昨天，今天和明天》，很多著名人士都在台下观看了我们的表演，我们震惊了所有参加会议的人，因为他们没有见过，生了喉癌还能这样（不用电子喉）正常说话、交流和沟通的。2012 年在梅赛德斯-奔驰文化中心的"蓝天下的至爱"晚会，我们也表演了朗诵。当时上海的市委书记俞正声也在台下看了我们的表演，结束后和我们进行了交流，电视台也有转播和录像。2017 年我们又进行了话剧《哎哟，不怕》的演出，我和我的病友上台参加了表演，《解放日报》《新民晚报》当时都对俱乐部进行了报道。

## 我对癌症康复俱乐部的思考

我认为这个俱乐部的成立和存在，实际上是一种衍生的辅助治疗工具。为什么这样讲？你看，我生了病，到医院看病，医生给做了手术，然后出院了，就没人来管了。现在随着癌症病人的不断增加，大家都希望有个组织、有一个群体来领导大家进行癌症的康复。俱乐部这种形式就很好，"群体抗癌，超越生命"，这是我们癌症病人共同的愿望，也是鼓励我们生存的勇气。否则的话，就像过去大家都知道，生了癌症，医生判断你是癌症了，就等于判了你死刑。但是现在有一个俱乐部带领大家，我们感到心里充实了，心态也好了，生活感觉也有了盼头。像黄会长确诊之后已经活了30年，我确诊后也活了15年了。现在我的三个"终身"也都没有了：我能够讲话了，不用带套管了，也有嗅觉，尽管和正常的有些区别，但味道重一点的还是能够闻到。

我自己参加了俱乐部之后感到心里充实了，心态也好了，生活感觉也有了盼头。在这十几年里，我被评为全国的抗癌明星，全国有100位抗癌明星，我是其中之一；我也是市俱乐部的抗癌明星、优秀志愿者，只要是志愿者活动，我都积极参加。

癌症，不可怕。要抗癌，首先自己要有良好的心态。我总结了六个字：心态、运动、规律。要有良好的心态，做有氧运动，还有就是生活要有规律，这都是有利于抗癌的。在俱乐部里，我们无喉病人一起参与复声指导、发声练习，我们是一个整体，大家都是抱团取暖，共同抗癌，内部非常团结。因为我们在外面跟人家交流是有困难的——一个是分贝低，一个是我们的讲话声音没有高低音，比如在马路上跟人说话，人家就听不见了——所以大家就更愿意聚在一起交流。和病友一个月不见，感觉像老朋友几年不见，所以说即使是岁数那么大了的病友，也会特地从松江、崇明那么远的地方赶到这儿来，参加这两个小时的活动。我们都很珍惜俱乐部提供的这种机会。

俱乐部能发展到今天，应该说我们袁会长功不可没。但我们现在担心的是袁会长之后是不是后继有人，他毕竟已经70岁了。袁会长只要做，我们都会积极配合。但是袁会长的接班人的事，还有要寻找适合所有会员集中的办公环境，这些都是问题。原来我们在浦东的杨高中路有一幢大楼，不知道你们去过没有，新病人办学习班、举行康复交流，都有条件。现在这个地方太小了，仅仅起到让人家知道有这么一个组织的作用，里面连开个代表大会都开不起来。有一次俱乐部里开理事会，只有几十个人，都很拥挤。

最后我希望，市里面能够对我们的活动场地给予考虑、给予支持，因为俱乐部对癌症患者的康复起着非常重要的作用。比如我自己就是一个很好的例子：我多年以前生了癌、遇到了问题，如果没有俱乐部，我就不可能学会通过食管发音来讲话，我不会讲话，接下来的所有事情也就都不可能发生。也希望我们俱乐部能够再积极创造条件，更好地团结癌症病人，能够扩大影响。这样一方面是促进了癌症康复的工作，另一方面，癌症病人康复了，也就体现出来国家政策的优越之处。所以希望我们的俱乐部能够越来越好。

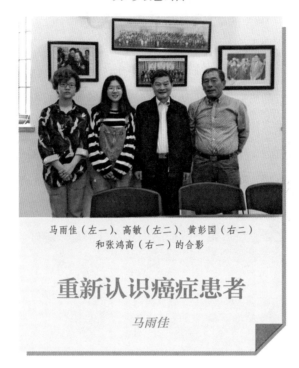

马雨佳（左一）、高敏（左二）、黄彭国（右二）
和张鸿高（右一）的合影

# 重新认识癌症患者

马雨佳

对于我个人来说，参与项目的契机非常偶然。我是一个愿意对各种事情抱有好奇心并进行了解的人，癌症患者这一群体，我过去了解得不多，甚至在我的印象里，他们有些"边缘"。因此我希望能够通过参与这个口述项目来增加对这方面的了解，再试图一点点去增进像我一样的大众对他们的了解。人与人之间看世界的视角应该是不同的，我希望能了解癌症患者眼中的世界。

对张鸿高老师的访谈，让我印象很深的有三点：

一是喉癌患者通过食管发音的说话方式。喉癌手术切除了声带之后，患者就失去了语言功能，一般选择使用电子喉辅助发声，但是电子喉的价格高，使用时也多有不便。上海市癌症康复俱乐部的无喉病种指导中心多年来组织培训班，由老病友对新病友进行指导，教会他们食管发音，不需要工具辅助就能自己说话，甚至能够朗诵、唱歌，让患者回归了正常的生活状态。食管发音背后是患者不甘命运的倔强，令人很受触动。

二是张鸿高老师今年已有70岁，但看上去却好像只有四五十岁的样子；同一天接受访谈的黄彭国老师30年前诊断出肠癌，今年已经77岁，虽然满头白发，看上去却像是只有60多岁。两人都是精神焕发。张老师说，想要癌症康复，最重要的是注意有良好的心态，也坦言如果自己没有参加俱乐部的群体抗癌，学不会说话，长期心情抑郁，也许早就"不在了"，更以实例展示了心态对健康的重要影响。

三是张老师在最后反复提起近两年市俱乐部的条件和环境都比较困难，但俱乐部群体抗癌的组织形式又确有其必要，希望市里能对此给予考虑和支持。虽然这并非我等普通学生能够帮得上忙的范畴，但也引人思考：政府对像癌症病人这样相对弱势的群体目前有怎样的支持？应该有怎样的支持？仅仅是对个人给予一定的经济补贴，是否能切实满足对应群体的真正需求？上海市癌症康复俱乐部是公益性社会组织，发起人袁正平会长是在自己确诊癌症后创建了这样一个癌症病人互助自救的社团，想来是因为大多数的癌症治疗流程正如张老师所说：确诊—手术—出院，之后"就没人来管了"，病人只有通过寻找民间组织抱团取暖。那么医疗体系是否应该考虑到相应的人文关怀机制？包括黄老师、张老师在内的许多癌症病人都通过长期练习郭林气功的方式来进行抗癌，并认为其具有显著效果，各类相关的培训班也大行其道。但这种气功的抗癌原理似乎并不具有科学性，也没有相关的研究能够作为依据证明其功效，甚至在网络上有不少大呼"郭林气功是骗人的"言论。如果当真如此，肿瘤病人病急乱投医然后上当受骗，又反映了什么呢？在疾病的治愈或康复方面，是否缺少一些可靠的、专业的科普？

至于对癌症患者这一群体的认识，其实在参与项目之前我的心中已经有了一个模糊的答案，在真正参与访谈之后，我更加确定了这一点：癌症患者和常人一样，并没有什么不同。受访者们都有自己的本职工作和丰富的兴趣爱好，有像张鸿高老师这样术后回到岗位继续工作直到退休的，也有以志愿者的身份积极参与各种社会活动热心帮助他人的。上海市癌症康复俱乐部提出了"不要问社会给予我们什么，而要问我还能为社会做些什么"的口号，鼓励会员积极奉献自我价值、回报社会，可以说在某种程度上，经过了癌症的考验，这些患者有时或许比普通人更加热爱生活和积极乐观。癌症或者其他各种各样的疾病、个人状态，应该都只是一个人身上的一段经历，它也许是痛苦的，也许是难忘的，也许影响了他一生的人生轨迹，但不应该是一个拿不掉的标签，不应该是在认识一个人时先入为主的有色眼镜。

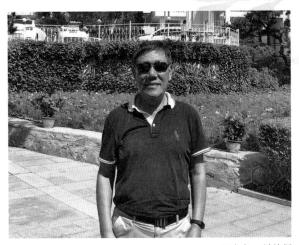

口述者：刘栋樑

# 我还能为病友
# 奉献爱心

访谈时间：2019 年 3 月 24 日
访谈地点：上海市长宁区镇宁路 405 弄 164 号上海市癌症康复俱乐部
受访者：刘栋樑
访谈者：上海师范大学历史系本科生戴慧娟

口述者简历：

刘栋樑，1950 年 11 月生，上海市人，曾为企业管理干部。2007 年 9 月发现患直肠癌，行根治术。化疗一年，吃中药五年半。在治疗期间参加了上海市癌症康复俱乐部。在各级领导和志愿者的帮助下，在群体抗癌的团队中，汲取力量，得到成长，从一名受益者成为一名志愿者。曾获上海市癌症康复俱乐部优秀志愿者荣誉称号，现为上海市癌症康复俱乐部郭林气功教师。

# 初 患 癌

我叫刘栋樑，出生于1950年，住在上海闵行区，大专文化，现在是一名退休人员。2007年9月我被查出患有直肠癌。在确诊前的一年，我经常大便出血，单位组织体检时医生诊断为痔疮出血。但后来我的身体状况每况愈下，体力越来越差，甚至连在小区里遛狗的力气都没有，一个礼拜要发一次低烧，烧得人浑身发冷，浑身关节酸痛。当时找了全科医生做检查，但没有找到病因，所以对病情也一无所知。回想起最终去做肠镜的原因，是我的一个朋友提醒我说："我碰到过一个同志，也是单位的一个干部，跟你情况差不多。医生一开始也没检查出什么问题，就让他加强锻炼，但身体还是越来越不行。后来请老中医给开点中药调理，老中医把脉后让他去做肠镜检查，结果查出来是横结肠癌。"听到这个情况，我才赶紧去中山医院做检查。还记得医生问我要做肠镜的原因，我说我什么都不好，大便习惯改变了，次数变多、大便变细、大便出血，等等，所以一心想早点做肠镜。医生开了单子，给我预约了。当时我心里就有预感，这次好像过不去这关了。现在回想起耽搁那么久的原因——当时我有大便出血的现象，我也曾想到是不是有问题，正好单位体检我就跟医生说了，医生做了肛指检查，说这个是痔疮，没有什么大的问题。人呢，往往就是这样，是痔疮就不再去进一步检查。一直到2007年的3月份，我去外地扫墓，上山时晕倒了，才开始认识到病情的严重性。

2007年9月4日，我爱人陪我去中山医院做了肠镜，我做有痛的。在检查过程中我就知晓情况不妙，果然检查报告出来是肠子上有5×6厘米的肿瘤，表面糜烂易出血，算是严重的状况。当时医生让我爱人进去说话。事隔几年以后我爱人跟我说，当时她被医生叫进去，医生就批评她说："你这个家属怎么回事，你的爱人病得那么重，肿瘤在身体里至少耽搁了一年半，做家属的怎么一点也没有感觉到？"责怪完之后，医生让她把病理切片赶紧直接送到病理室，做加急处理。照一般流程要七天才能拿到报告，但是直接送病理室，可以一两天拿到报告。之后医生让我爱人直接去找手术医生，安排住院手术。直到现在我都记得那个素不相识的、姓钟的肠镜医生。钟医生让我们快去找许剑民医生。我们找到许医生时，他正在查病房。许医生从病房出来见到我说："老先生，我知道了哦。你等一下，我在查病房。"查了几个病房以后，他又说："我把你的病房已安排好，你今天就可以住进来了。"我当时真的很感激他们。

因为很害怕，所以我并没有马上入院，而是和医生说想回家一趟拿些东西。但其实，我是留恋我的家，想要再回去看一眼，我害怕我再也没有机会回去了。当时我的内心是非常恐惧和焦虑的，始终不敢想象自己得了癌症。在路上，我的爱人和儿子一直在哭哭啼啼，这一哭把我哭醒了。我的内心也很沉重，但这个时候我依旧很要强，我和他们说："这个病呢，查出来就是这样了，反正有医生在，也可以治疗的。你们高兴我也会跟着高兴，你们如果这样，那我心里肯定也不好受。现在检查出来，大家共同面对现实。"从此他们没有在我的面前掉过一滴眼泪，尽量是说说笑笑，让我开心。

回忆起治疗的过程，我也记忆犹新。我是9月4日住院的，之后整个治疗过程是很规范的。我当时进医院时，并没有直接住到普外科病房，我首先进的是血液科，这个病床是借了别人的位置让我进去的。在检查的过程中，我就觉得我这个病找到了好医生。医生当时是副教授，他给我开了刀之后，过了几个月，他就升为正教授了。他在有关肠癌手术专家会议上发表了一篇论文——我们直肠癌特别容易转到肝，一般手术都是先切掉肠子，肝留在那里，等身体恢复了再切肝上的肿瘤，而他提议可以把肠子和肝同时切掉。我当时肠子的肿瘤比较大，医生让我先做局部的化疗，也就是介入化疗，通过股动脉把药打到患病的部位，为了让肿瘤缩小，也就是让癌细胞不再向外扩散，并且可以进行手术。

化疗以后一个星期不到，在9月11日中午进行手术。医生开完刀后，端了一个盘子，盘子里是满满的肠子。因为我是直肠癌，离肛门12厘米左右，算比较高的地方，要对乙状结肠进行大部分切除，所以切除部分比较多。手术之后一个月内，我又开始化疗，21天一个疗程，一共8个疗程，总共化疗了半年。这个属于大化疗，一次化疗就是5天。在这5天里，我天天来回，在医院门诊部吊针。这个大化疗的过程是极其痛苦的。开始一次两次问题不大，但是三次四次以后反应越来越厉害，就是吃完东西后，会把五脏六腑的东西都吐出来，真的很难受。但我化疗时候的心态还可以，我知道这个是为了自己的康复。我当时想的就是要活下去。我记得，中山医院从早上七点多钟就会开始一天的化疗，到下午四五点钟才结束。印象深刻的是第五天的化疗，要多打一针，而且这个针吊得很慢，因为吊得快会引起喉头水肿，要窒息的。这个针从第五天早上七点吊到晚上七八点钟，时间很长。到吃饭的时候，我会叫家里人把盒饭拿过来，他们吃什么，我就吃什么。他们看我是狼吞虎咽，其实我是很费劲的。吃了以后要吐，吐了以后我就漱漱口再吃。我是这样想的，人要抵抗癌症，就要经得起化疗，一定要让自己强大起来；强大起来，就一定要吃东西，不管吃什么，总比打针的营养要好。吃了吐，吐了再吃，许多病友看到我都非常佩服。吊针的化疗结束后，我还口服化疗药半年。经过了手术、化疗，整个人十分虚弱。而且因为肠子切掉很多，那时候每天晚上起夜七八次，白天就更多了。身体、心情都处于最糟的状态。不过，在化疗期间，我就开始考虑后续的康复治疗。通过病友的介绍，我第一次听到了郭林气功，于是开始打听学习郭林气功的地方。

## 加入俱乐部

我对上海市癌症康复俱乐部的了解是来自《解放日报》。在20世纪80年代我是搞政工的，《解放日报》会天天看。再加上我父亲和妹妹都是因为癌症逝世，所以我对这方面内容比较敏感。我曾经留意到《解放日报》上登载过关于癌症康复俱乐部的新闻，所以大化疗刚结束，我就到上海工人文化宫去报名参加俱乐部。我知道这个癌症不是一切了之、一化疗就会打掉，不是可以完全康复、高枕无忧的，它的癌细胞会一直在身体里面，会复发、会转移。所以我想除了现在的手术和化疗，还要想个办法"根治"它。听别人说癌症康复俱乐部有郭林气功，可以报名，所以我是奔着学郭林气功去报名的。

2008年3月14日，我上午去医院做了肠镜检查，下午就去报名参加学习郭林气功班。我询问报名点的工作人员有没有学郭林气功的，我要报名。接着，我付了1 000块钱。其实这1 000块是当时康复学校三个礼拜的吃住费用。交了1 000块钱以后，他们询问我是否要参加俱乐部，后来我填了会员登记表，缴上照片和50块钱，正式加入了癌症康复俱乐部。同年5月份，我在康复学校开始学郭林气功。康复营里的人来自全国各地，大家素不相识，但聚在一起就变得亲密无间。让我印象深刻的是有个从马鞍山过来的学员。生病后他的脾气变得非常急躁，儿子将他的中药和他母亲的中药换错了，他就会火冒三丈。那个时候我们就给他做思想工作，开导他，每天聊到很晚。我们学习班三星期下来，他重了7斤，心态也慢慢好起来了，心态的调整对病情也是至关重要的。我们在学习班里不仅学到了郭林气功，还学到心理调整、饮食疗法等康复知识。除此，我在学习班里学会了做手语《感恩的心》，学会了跳十六步舞等。之前，这些都是不可想象的。

我在手术后一年的复查中，查出我的肝脏左叶有一厘米的东西，有的医生说要马上手术，有的医生说要观察一下。但我不再害怕，而是保持良好的心态。我就想我有郭林气功，还可以吃中药，不必害怕。我就坚持吃中药和练习郭林气功，等再过半年去复查，肝脏左叶的东西就消失了。所以我们的心态要放好，治疗也要适度。就像高老师（俱乐部的会员），她是乳腺癌，乳腺癌容易复发转移，但是她心态很好，现在身体状况也不错。

除了学习郭林气功，俱乐部还给予了我巨大的帮助和信心。当时俱乐部会经常召集我们这些新会员进行专家讲座、同病种的交流会等，让我们了解饮食、心态方面有什么需要注意的，这对我的康复非常有帮助，不仅学习到了正确的康复理念，还得到榜样的力量。我是2008年报名参加市俱乐部，后来被分到了闵行区俱乐部的莘庄块。闵行区俱乐部的吴会长和我在一个块站活动，她是肠癌，跟我是同病种，康复已经有15年。那次块站正好在组织五周年的"生日"庆祝会，吴会长向大家介绍了自己的抗癌经历。她说当初得病后开始学习郭林气功，几个人凑钱请老师来公园教功，学会后坚持天天锻炼，不管刮风下雨，不论酷暑严寒。我们区开始时人比较少，没有成立抗癌组织，所以她是去长宁区参加活动。当时交通不便，莘庄只有徐闵线一部车子到市区，再转车去长宁，很费力。在不断努力下，闵行区癌症康复俱乐部成立了。她康复以后，全身心投入癌症康复活动中去，去帮助新会员。吴会长的经历给予了我很大的鼓舞，她能这样康复，让我心里也有了底。15年了还那么好，还能为大家服务，也让我更有力量和勇气坚持与病魔抗争。当时我就在会上表示："你们的昨天就是我的今天；你们的今天就是我的明天，明天会更好！我一定要好好努力，争取活过第一个五年、第二个五年以至更多的五年。"

我们俱乐部还会组织各种各样的活动。去年，市俱乐部就举办了一个"生命的奥运——我运动，我健康，相约2022北京冬奥会"的启动仪式，本来是在我们闵行区开的，后来场馆大修，就在上海大学体育馆搞了启动仪式。北京、福州、广州等全国各地的抗癌组织都派人来参加这次活动。我当时参加了郭林气功的表演。去年的11月份，在武夷山也开展了这样的活动，我们上海去了200多个人，在那边展示了郭林气功，展示了我们昂扬的斗志和精神风貌。今年的6月份在石家庄可能还要组织这样的活动。

## 成 为 志 愿 者

在癌症康复俱乐部里，默默无闻的大批志愿者，包括领导、市俱乐部、区俱乐部到各个块站的志愿者都是不计报酬的，没有工资，没有奖金，有时连来回的车钱、慰问品等都是自己掏腰包。在他们影响下，2009年我也成了一名志愿者，开始教新学员郭林气功，并作为肠癌病种的过来人给新会员讲自己康复的经历，讲康复的体会，为新会员答疑解惑。我当志愿者，是因为看见我们俱乐部是一个自救互助的群体抗癌组织。在这个组织里，我感触最深的就是榜样的力量。俱乐部的宗旨就是为了群体抗癌。现在癌症病人增多，一个人得了病，老婆呀、丈夫呀、儿子呀，还有其他的亲戚朋友，所有人都不得安宁，牵一发而动全身。所以我觉得，如果一个人可以战胜癌症，家庭就能稳定；家庭稳定了，社会的细胞稳定了，国家就能稳定了。

从 2009 年的八九月开始，一直到现在，我都坚持去公园教授郭林气功，辅导那些新来的学员，因为刚学的学员练了一段时间会有偏差，做不好、做错了会影响疗效。这都是义务教学的。后来，我们区吴会长让我一起帮忙做点工作，我就开始在俱乐部当组长、当副块长，后来当副会长，现在是闵行区癌症康复俱乐部的党支部书记。按照上级领导对社会组织规范化建设的要求，要建立党的组织，我们 2014 年成立了党支部，并且吸收一名志愿者骨干入党。通过这么多年的工作，我认为我们这个组织要发展，首先要靠我们自身的努力，规范化运作；其次要靠上级领导的重视和扶持，因为如果没有他们的关心和支持，我们上海市癌症康复俱乐部也不能够成立。当然我们也要争气。市俱乐部袁正平会长提了一个口号："不要问社会给予我们什么，而要问我还能为社会做些什么。"这个思想提出来以后，现在已经成为我们俱乐部志愿者的一个动力和精神支柱，这个非常符合中央提出来的要在社会组织中体现社会主义核心价值观。我认为我们的组织需要一个正确的思想领导，不能只问上面要物质待遇、改善生活条件。这个固然需要，但是我们更应该自身努力，从社会得到了我们应该得到的东西，还要向社会提供我们的服务。

上海市癌症康复俱乐部是一个完全公益性的组织，因此我们对于会员的教学是完全不收费用的。在上海的各公园里，查功是免费的，我们还帮助病友查思想、查生活。不管是否是我们俱乐部的会员，也不论是在上海还是其他地方学的，不管是本地的还是外地的，甚至国外的，都一样对待，义务辅导、查功。除此之外，俱乐部对于学员一直是关爱有加。其他地方组织的教功，有不少教了就散了，但我们有一个全方位的模式，我形容是"纵向到底，横向到边"。从市俱乐部到区俱乐部再到块站、小组，康复活动层层展开，这是纵向的；还有是横向的，就是从病种来划分，有妇科、肠、肺、肝、造口等病种专业委员会，对各病种给予专业的指导。还有各类兴趣小组，如朗诵、合唱、器乐、舞蹈、骑游等。各个公园里开展查功，每星期都有，十分方便。每个月市俱乐部会在中山公园组织郭林气功的查功活动，还有一些线上的解答。市俱乐部有希爱家园APP，有希爱郭林气功QQ群，现在已经有1 000多个成员了，我也会在群里给大家上课，回答大家提出的问题。我们不仅仅向新生患者提供帮助，还努力向社会提供我们的服务。这些成果在社会上的反响是很大的。2012年闵行区俱乐部成立10周年时，我们牵头创作了一本画册，请区四套班子的领导给我们题词。当时区人大常委会主任冒着酷暑题好条幅亲自给我们送来，充分肯定了我们的工作，说："你们面临死亡的威胁，不畏苦难，不畏艰难，你们不仅是为了自己的康复，还拖着病体，为大家服务。这无私无畏、奉献的精神值得全社会学习。"

这些年，我非常乐意在俱乐部做志愿活动。参加这些活动让我自己也越来越健康，在开导教授新会员的同时，我内心充满着喜悦。看到新学员从茫然到自觉，从紧张到放松，从痛苦到有了笑脸……对他们的点点进步，我会非常开心。生病以后我没有成为社会的累赘，我还能为病友奉献我的爱心，为社会贡献自己一份力量。我总会接到来自学员的电话和微信，向我问候、表示谢意。印象比较深的是在美国工作的一个学员。当时我在闵行体育公园教了她大半天的郭林气功，她拿出一沓钱给我，我将俱乐部公益性的理念告诉她并拒绝了，她被俱乐部的精神深深感动。之后过春节，我接到她来自美国的拜年电话。还有一些外地的学员也会特意来上海看我，我们都成了无话不说的好朋友，经常一起交流经验。我已经把俱乐部当作自己另一个家，自己全部的精力都乐意献给俱乐部。我在俱乐部找到了榜样的力量，得到了正能量，我自己受益匪浅，所以也要将这种精神传承下去，鼓舞新会员，激励新病友，给予他们帮助。

2016年，我爱人患上乳腺癌。治疗期间，我爱人病房有一个从江阴来的病友。之前当地的肿瘤医院和中山医院都说她是良性的肿瘤，结果刀开下来是恶性的。医生把她爱人叫过去，我知道肯定是情况不太好，就和她家属聊天，开导他没什么好担心的，即使是恶性肿瘤也是早期的，大多数医生都有经验的，开掉了就好了。后来她参加了俱乐部组织的康复学习班，现在恢复得很好，我们两家也成了很要好的朋友，他们每次来上海看病，都会来看我，他们也会在微信上问我："老师看看我这个功做得好不好。"现在类似这种微信上的交流，基本上成了我生活的一部分。

## 抗　癌　观

上海市癌症康复俱乐部现在知名度在逐渐提升，在宣传方面也做了很多工作，每年都会组织一些大型活动，包括一些电视播送的视频等。俱乐部去年还参加市慈善基金会组织的电视辩论、"第三人生"电视讲座。但是，总体而言，俱乐部宣传的力度还是不够，包括郭林气功的知名度也不够，知道俱乐部的会来参加，不知道的还是不会来。目前，仍有许多病患者不知道癌症康复俱乐部和郭林气功。其实，他如果能来俱乐部，肯定有收获。我们俱乐部就是群体抗癌，大家一起跟他交流，他的心态就会好起来的。倘若医生和其他人跟他说，他是不太要听的。像我一开始也是这样，觉得其他人都是说风凉话，他们又没有得这个病，是体会不到我的痛苦的。但是在俱乐部里就不一样了，每个人都是感同身受、同病相怜，相互之间有共同语言，这样病患就很能接受。我们是癌症康复中一支非常重要的力量，这种力量是其他力量不可替代的。

作为俱乐部的老师，我接触了很多学员，感到现在学员缺少的是对康复知识的全面了解，对郭林气功在防癌治癌方面的作用缺乏了解和认识。20世纪80年代，郭林气功搞得是非常好的。柯岩老师的《癌症不等于死亡》长篇报告文学发表后，在全国引起强烈反响，于是郭林气功在全国各地推广。后来由于种种原因沉寂下来，但在抗癌组织中，教授强身健体的郭林气功没有停止过。我们要继承祖国优秀的气功文化，为现在健康事业服务。

谈及我现在的抗癌观，我认为谈癌色变是大可不必的，需要做到临危不惧，就是得了癌症不要怕，越怕死越容易死，越不怕越不会死。所以第一，不怕，要树立信心去战胜它。还有一个就是居安思危。癌症不是一切了之，也不是一开刀就根治了，这些都不能解决根本问题，解决根本问题是要改良我们自己的"土壤"，把自己心态调整好，身体强壮起来，免疫功能强大起来。康复以后当然也不能忘乎所以，不要觉得得了病以后其实没什么的，这种血的教训太多了，好不容易治疗得到了点成果，康复了一点，就不注意自己的身体了，过度劳累等，结果就出问题了。以前说抗癌五年痊愈，这是医学上判定癌症治愈的标准，但其实防治癌症是一辈子的事，改变自身的"土壤"必须持之以恒。这倒不是说要活得很小心、很害怕，而是我们要适可而止，注意自己身体，不能生气，不能太累，不能受凉，防止感冒等，特别是禁烟少酒，自己要当心。同时心态要好，乐观的心态也是治愈的关键。要记住防癌是一辈子的事，我想这对于每个人都是适用的。

我抗癌到现在已有11年多了，我认为我是幸运的。首先是遇到了好医生，中山医院为我做肠镜检查的钟医生、为我手术主刀的许教授。许教授他被评为第二届白求恩式好大夫，是上海市的政协委员，是他和其他委员发起上海市大肠癌筛查的提案，这项工作在政府重视下得以开展，使大肠癌患者早预防、早发现、早治疗，这项工作是很好的为民办实事工程。我还遇到了曙光医院为我进行中药调理的邹医生、朱医生等。非常感谢这些医生的辛勤付出。其次，是要感谢谢单位领导和同事，给了我鼓励和帮助，更要感谢的是我家人的一路陪伴和照料，让我有了勇气与病魔斗争。最后，就是癌症康复俱乐部给了我巨大的帮助，我不仅得到了正确的康复理念，有了正确的康复方法，学习了郭林气功，还找到了榜样的力量，给了我最好的精神良药，让我战胜病魔！

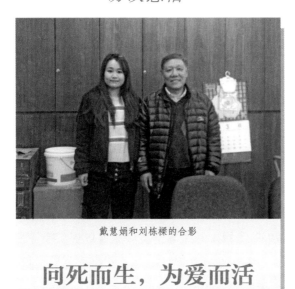

戴慧娟和刘栋樑的合影

# 向死而生，为爱而活

*戴慧娟*

时隔半年，我再次来到癌症康复俱乐部做口述访谈。通过上一次访谈，我对一些抗癌明星的精神已有所了解，但依旧被今天两位受访者的精神所打动，他们的事迹让人唏嘘，震撼不已。

高秀娣，上海人，患有乳腺癌。1996年，病魔降临在高秀娣身上，经过两次诊断被确诊为恶性肿瘤。而1992年刚经历下岗的她，面临着死神的问题，她这样回忆："那时脑中空空，想到过死。"但是想到14岁的儿子需要照料，家中琐事也放不下，最后她下定决心要接受治疗，经过三次手术、八次化疗，她挺了过来。在经历了失业下岗、身患癌症的轮番打击后，命运又一打击袭

· 165 ·

来：1997年，无心将装有八万元巨款的破旧茶罐当垃圾扔了，最后东拼西凑了八万元还给失主。听到这，我不禁感叹命运的不公，命运轮番的打击实为残忍。我想高秀娣老师的人生恐怕要在还债中艰难度过，但是她却没有向命运屈服，开启了逆袭，勇敢地开始了创业之路，她不仅开酱菜铺创业成功，三年内还清债务，还资助一批孩子就学，孩子们亲切地叫她"酱菜妈妈"。

她通过居委会了解到癌症康复俱乐部，加入后就立刻受到了帮助。癌症康复俱乐部是个公益性的组织，并没有很多资金，当听说她背负八万债务后，在1998年的春节前后，给她送去了两百元。虽然两百元对于她的八万元债务而言是微乎其微的作用，却深深感动了高秀娣。被团结一致、抱团取暖的精神感动，高秀娣从1999年开始，每年春节都会捐1 000元给俱乐部，让俱乐部可以更好地举办活动，让更多病人有信心，感受到温暖，让他们勇敢对抗病魔。因为她在俱乐部感受到了爱与关怀，所以将这份爱传递了下去，这也是她资助孩子就学的初衷，自己受到社会各方的关心帮助，渡过难关后，她也决心回报社会。

刘栋樑，上海人，患有直肠癌，已有12年的癌龄。回想起自己的治疗过程，刘栋樑老师依旧记忆犹新，一次先行局部的化疗、手术、八次大化疗、口服化疗药物。八次大化疗的痛苦并非常人能够承受的，一次一次化疗之后，反应越来越大，吃了东西马上就吐，仿佛把五脏六腑的东西都要吐出来，非常难受。但是他还是坚持吃，什么都要吃，其他人看着他狼吞虎咽，其实他每一口都很费劲，吃了以后要吐，吐了以后再吃。当时他只有一个想法，就是要活下去。人要抵抗病魔，要经得起化疗，就一定要吃东西让自己有抵抗力和力量。当时所有病友看到他，都非常佩服。他之前在《解放日报》上就看到过关于癌症康复俱乐部的介绍，所以当他还在进行化疗的时候，就报名参加了俱乐部，当时闵行区俱乐部的会长和他是同一病种，已有15年的癌龄，他大受鼓舞，看到榜样的力量，更加有了信心与病魔抗争。在俱乐部里，他得到了正确的理念和康复的知识，开始坚持练习郭林气功，逐渐恢复了身体健康。

两位受访者的回忆让人百感交集，所经历的痛苦治疗、命运轮番的打击都是常人难以想象的，但是他们没有向病魔屈服，没有向命运低头，而是勇敢走上抗癌之路，克服了恐癌的心理。除了他们自身勇敢顽强的精神、家人朋友的陪伴，癌症康复俱乐部给了他们巨大的帮助。他们在俱乐部找到了归属感，俱乐部给予了他们关怀、巨大的勇气和力量，他们找到了榜样，拾回了信心，找到了走上抗癌生存之道的意志力。俱乐部也让他们找到了正确的康复理念和知识，通过郭林气功的练习，恢复健康的体能。问及对癌症康复俱乐部的看法，两位受访者都认为群体抗癌、抱团取暖的模式太好了，让病患不再孤单，感受积极的心态和向上的正能量。大家在一起，会互相理解开导，相互鼓励与激励，共同抵抗癌症，一个人的力量是弱小的，但是集体的力量是强大的，抱团取暖，共克病魔。

上海市癌症康复俱乐部是一个公益性的组织，两位受访者多次提到俱乐部是完全公益性的，就如刘栋樑老师所言，别的组织还没正式教授郭林气功，就已经胡乱收费，而俱乐部除了正常的吃住费用，其他都是完全免费的，老师也全是义务的。俱乐部的老师都是无私奉献的，不求任何报酬，这种无私的精神也在新的会员中传承下去。高秀娣老师每年都会向俱乐部捐款，刘栋樑老师每个星期雷打不动去公园教授郭林气功，他们都将俱乐部当作第二个家。正是因为在俱乐部受到巨大的帮助，感受到关怀与爱，所以他们将这种精神延续了下去。

上海市癌症康复俱乐部聚集了面临死亡威胁、遭受病痛折磨的不幸人，然而，俱乐部秉承"群体抗癌，超越生命"的坚定目标，让他们重拾了抗癌的意志力，看到了榜样的力量，得到巨大的勇气，拥有了信心。通过这两次对于俱乐部会员的访谈，我看到俱乐部是一个特殊的群体，他们当中每一个人都曾与病魔进行过生死搏斗，群体抗癌让饱尝痛苦的他们，继续勇敢前行。在癌症治疗康复的漫长过程中，不仅需要医生高超的技术，也需要病患自身的自信、自强和乐观的精神，更加离不开像癌症康复俱乐部这样的社会组织对于他们持续的关心和帮助，大家抱团取暖、集体抗癌使得癌症病患更加积极、乐观地面对疾病、面对生活，向社会传递着正能量。其实抗癌漫长之路是无比艰辛困难的，他们面对的是心理、生理和社会生活问题交织的重重矛盾，其中精神问题最为突出，恐癌心理逐渐发展为心理疾病，从而影响了及时有效的治疗。而群体抗癌可以解决这个问题，一群感同身受的人在一起，大家有共同语言，有很多不同的抗癌经验，求同存异，经验值得互相借鉴；大家在一起抱团取暖，互相鼓舞、安慰，并肩作战，充满着正能量，团结就是力量，这种积极乐观利于病患的心理治疗。在群体抗癌组织中，病患之间知心、贴心，让新病友拥有了勇气，减轻了对癌症恐慌的心理，在心理治疗的基础上，努力做到乐观向上。在抗癌大家庭中每个人都感受到自己与癌症病魔斗争一点也不孤单，有勇气和力量去接受一个又一个挑战。于是新会员成为老会员，将这种榜样的精神传递下去；于是俱乐部里诞生了一个又一个抗癌明星，俱乐部的规模也越做越大。

上海市癌症康复俱乐部是个充满着爱与正能量的组织。爱，让病患无所畏惧，是他们康复的良药，是他们坚持下去的勇气。向死而生，为爱而活。这个温暖的平台，希望里面的每一个成员都拥有精彩人生，健康平安。

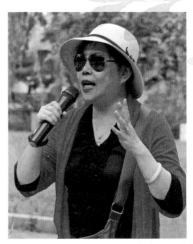

# 和你的"伙伴"
# 和平共处

访谈时间：2018 年 8 月 24 日

访谈地点：上海市长宁区镇宁路 405 弄 164 号上海市癌症康复俱乐部

受访者：王瑛

访谈者：上海师范大学历史系本科生吴伊婷

口述者简历：

王瑛，1962 年 1 月出生，曾经是上海浦南医院外科护士长，2003 年 5 月 21 日确诊右肺腺癌转左肺，转第五胸椎骨，2005 年 10 月转左右脑。目前带瘤生存已经 16 年，靶向治疗 13 年。

# 噩梦来临，沉着应对

我叫王瑛，曾是浦南医院的一名护士长，也是骨、左右脑以及两肺都转移的晚期肺癌患者。曾经医生的一纸判决书说我的生命只有三到六个月，但直至今天我已经带瘤生存 15 年了，而现在我想和大家分享我走过的这写满了不易的 15 年。

大家都知道，肺癌发病率高、死亡率高，十分凶险，尤其我当时已经转移到胸椎骨。我最初发现病情是在 2003 年，那段时间，我的背部一直疼痛。开始还可以忍，后来演变成 24 小时持续不断地疼，导致我晚上睡不着，白天无法工作。那个时候恰巧正值"非典"期间，医院工作很紧张，因为要抽调做"非典"病房，无法请假。由于疼痛感明显，我先后在 4 月和 5 月去拍过两张胸片，正位和侧位，但医院都说没什么。就着在医院的便利，他们劝我理疗试试，我也去了。但理疗的时候舒服，理疗完以后痛得更厉害。当时我就意识到不对劲，决定去做个 CT，确定一下到底什么原因导致这么疼痛。

我记得很清楚，那天是 5 月 21 日，下午我安排了给一批实习期快结束的学生考试。上午我做完 CT，就坐在那儿等结果。本来说半个小时以后就可以告诉我，但半个小时后，他们推说现在很忙，拿不出来。我说："你们下午找不到我，我在给学生考试。"他们就回答说："你放心，哪怕不在医院，我们也找得到你。"我也不愿为难他们，就走了。下午 2 点半的时候，因为考试的教室没有电话，隔壁产房的护士来叫我："王老师，你电话。"电话来自我手下的一个护士，她说："护士长，你老公问你叫他来医院干什么。"我说："我没叫他来啊。"工作了 20 多年，我从来没在上班时间叫家人来医院，敏锐的直觉告诉我事情不简单。我想，是上午的 CT 出现大问题了。后来我得知，其实，做完 CT 不久，他们就发现我第五胸椎骨有一个很大的肿瘤，怀疑是骨癌，而且一看是个转移灶，说明已经很严重了。我走了以后他们就找医院领导讨论这个事情怎么办，领导认为必须第一时间告诉家属。然后，他们就把我先生叫来了。但当时比起从我先生口中听到我的情况，我更想要自己了解。所以我就叫小护士冒充我的同学打电话给CT室，谎称中午和我一起吃饭，感觉我不舒服，想问一下。他们一听是打听这个事的，马上就要挂电话。我就拿过电话说："我是王瑛，你们谁挂，我马上就下来（CT室在我们楼下）。"帮我做CT的医生就说："你别下来，你在哪里我去找你。"我就说："你不方便说，我来说。你们不是说我骨头上有什么东西吗？就是骨癌。"我一说，那个医生反而哭了，我也一下子蒙了，坐在电话机旁，眼泪就哗哗流下来了。身边的小护士不停地安慰我："护士长，不会的，不会的。"我说："你们不要跟我说话，去拿点纱布过来，我要擦眼泪。"我就静静地坐在那儿流泪，脑子一下子空白了。大概十分钟以后，我恢复了理智，流泪不能解决问题，所以我马上打电话给认识仁济东院医生的同学，我让他到医院来，陪我老公拿着报告和片子一起到仁济东院请专家看一下，确定下一步怎么检查。很快他们回来了，告诉我专家认为100%是恶性肿瘤，接着就是要查原发灶在哪里。在这整个过程中，我的先生了解我的性格，他也没有想过隐瞒我的病情，所以我始终很清楚自己的病情。

第二天一早，我叫了我的一个同学陪我去我母亲的坟前。本来我父亲也要陪我一起去，但他当时已经79岁了，我让他留在家里。到了我母亲坟前，我大哭了一场，甚至已经和我母亲说："我今后就不来看你了，我马上就要来陪伴你了。"后来，我接到了我们医院书记的电话，让我不要吃午饭，马上回医院。

回到医院，就开始查找原发灶。首先怀疑是胃癌转移，做了胃镜；然后又怀疑是乳腺癌转移，还怀疑是甲状腺癌。之所以选择先做这几项检查也是因为我很清楚，我所做的任何检查，首选一定是没有创伤的检查。如果检查不出，确定必须做有创伤的检查，我才做。当时我们主任说要给胸椎骨上的肿瘤做个穿刺，我说："穿什么？万一给你们穿破了。"我拒绝了。然后他们就查我的肠，以为是肠的问题，查到最后全部都是好的。与此同时，我还在其他地方做过检查。在仁济西院，我做了骨扫描和核磁共振，骨扫描说我挺好，骨上根本没有什么肿瘤；核磁共振又做得不清楚。然后浦东有一个儿童医学中心，我们医院跟他们是对接关系，又做了核磁共振。然后又怀疑原发灶在乳腺，到瑞金医院做了钼靶，都没查出什么。一系列检查下来，我们CT室的主任都有点不好意思，弄得好像是他们弄错了。最后我就提出，能否请医院帮我请外面的专家会诊。我们院长先把我们医院所有科的主任请来会诊，后来又请了中山医院一个老教授。第二天，老教授就打电话给我们医务科，让我马上做胸部增强CT，做好以后马上到中山医院做气管镜检查。增强CT做出来，就发现两肺都转移了，最后在中山医院确诊原发灶在肺。为什么一开始没有怀疑肺癌呢？因为四五月我才拍了胸片。现在想想，虽然肺癌早期都没什么症状，发现的时候一般都是中晚期，但我之前每年都体检，后来2003年四五月又做过两次胸片检查，应该能查出来，却被耽误了，错过了最佳的治疗时机。到这个时候，我才第一次真正知道自己的病情：右肺腺癌伴两肺及第五胸椎骨转移。我记得当时医生说："你发现得太晚了，只能活三个月，如果心态好的话，能活六个月。"

## 生死交战，勇者胜

确诊病情后，通过几个好朋友的关系，我住进了华东医院。华东医院的院长亲自帮我联系了十位专家进行会诊。医生们就问我，你最近有没有消瘦？我说没有。然后我就向他们陈述病情，整个陈述过程中我出奇地冷静理智，那些笼罩着我的伤感在那一刻没有露出任何痕迹，医生们也觉得我特别坚强。他们告诉我："我们看过你的资料，也帮你做过体检。你发现得实在太晚了，我们实在无能为力。你想想，我们也想把你这颗卫星放上天，你说有多难？"我也明白他们的意思，但我真的很想活下去，我恳求他们："求求你们了，救救我，我只想多活两年。"之所以想多活两年，是因为当时我儿子读初一，两年以后读高中。我想着，高中以后孩子就能懂事点。说到底，我走了，丈夫或许还可以再找对象，但孩子是最苦的。所以，我选择了药物极限量的化疗和放疗同时进行。负责跟我说明的是国际上名声显赫的廖美琳教授，她跟我说："你接下去要进行的治疗会很艰难。很多患者一开始都说不害怕，但是真的开始治疗，就退缩了，受不了。"我很坚定地回答她："我不会，我既然承诺了，一定会对我的承诺负责。而且与其等死，不如放手一搏。如果我死了，跟你们医院毫无关系。"

然后，我就正式开始了治疗。整个治疗过程仅仅用"痛苦"两个字形容都太轻了，我尝试了常人难以想象的痛，也经历了很多的波折。我的化疗药物毒性很强，一旦打完这种药，隔天打针的手上所有血管，包括毛细血管，都会发黑，所以即使是夏天我也会穿着长袖。后来，我了解到有一种药叫喜疗妥药膏，可以缓解症状，大药房可以买但不进医保，37.4元一支，我记得很清楚，我是十支一买，因为用得很快。每次一化疗好，我就开始涂，不涂下次都没法扎针继续化疗。另一方面，我刚开始治疗，白细胞就跌到了1 000，红细胞也三线全部下降。国产的增白针对我毫无效果，只能用进口的，但这个药是不能多打的，一般是一周打一针，严重一点的话就一周打两针。因为我的疗程长，到后来，打针也不起作用，整个背像千万根针在扎那么难受，我彻底地感受了生不如死、度日如年的滋味。在此过程中，我经历了全身化疗9次，药物极限量，肺放疗30次，胸椎骨放疗10次。幸好，靠着这样的治疗，加上健康的精神、乐观的情绪、良好的心态以及必胜的信念，药物在我身上发生了神奇的作用。经过近十个月的治疗后，我的病情稳定了，肿瘤细胞全部缩小。我最初的"两年"梦想实现了。

2005年我儿子考高中，我向华东医院请了假，也休了一个舒心的国庆假期。休完假后，我又去例行检查，去做了一个脑部CT平扫。我的同学就在华东医院CT室。做完之后，他们主任就过来问我："王瑛，你为什么要做脑CT？"我说："肺癌不是转骨就是转脑，我这是例行检查。"他说："你不要紧张，我帮你做一个增强。"我内心知道可能脑转移了。后来，廖教授和华山医院的脑外科、神经内科专家来给我会诊，我笑着和他们说："我知道就是脑转移。"廖教授问我："你的心态怎么这么好？"我说："我当初不是跟你们说我想活两年吗？现在我已经赚了。"但是，我还是不甘心，我又给自己定了一个目标，我想再活三年，看到我儿子考上大学。我告诉廖主任，我想马上治疗，她也同意了。三天后的星期一，我就到放疗科去挂号。那时，肿瘤医院有一个教授叫曹生，和廖美玲教授一样，已经80岁了，是终身教授，还坚持坐诊，每周四上午到华东医院来做顾问。那天他正好在华东医院，当时，我就决定由他帮我做放疗，当天就做第一次。因为我要先去办大病医保，否则费用很昂贵，所以那天我都没有来得及付费。他也不催，反而安慰我："没事，你明天再来付就好。"我想，我是真的碰到了好人。

很快，我就经历了又一次生死挑战。放疗做到第五天的时候，我已经不会走路了。后来CT拍完，发现是严重的脑水肿，马上就被安排住院了。当时我想过了无数种最坏的结果，我隐隐觉得我真有可能完了。脑水肿严重到我躺在床上生活不能自理，吃饭需要人喂，握不住勺子，连话也说不出。我感觉我说出来的话，就像从遥远的地方发出来的。平时医生来查房我都会开开玩笑，但那时候医生来查房时我已经什么话都不讲了，医生也了解我难受极了。我一些学医的朋友都劝我的家里人：不要治疗了，没什么意义了，而且人很痛苦，不如就这样平静离去。当时，我真的度日如年，我从未感觉到生命中的每一分钟是如此漫长，但我还是想坚持一下，为了我的家人，我想继续活下去。我告诉自己，我刚刚定了一个三年的目标，我不想愧对我儿子。而且，我生病以后，家里人对我都很好。我大多数时间都在医院里，姐姐就来照顾我，我出院后，她就跟着住到我父亲家，一边照顾我，一边照顾父亲。

最让我感动的是我的父亲。我的母亲在我生病前三年，也就是2001年就去世了。我向她承诺会照顾好父亲，但结果却是79岁的老父亲反过来照顾我。为了方便我住在他那里，他睡了两年的沙发。年纪大了不能睡软的，就把木板铺在沙发上，早上再拿掉。我生病需要吃中药，也是我父亲给我煎的，大夏天的赤膊上阵。后来我就让医院代煎，但我自己无法去取回来，因为那时候我已经住回自己家里，他就两周一次把药送到我家。医院里的人都认识他了。所谓"可怜天下父母心"，我深有体会。

2006年，我开始服用靶向药物特罗凯。因为脑转移说明我肺部的肿瘤还在活跃，需要做肺部化疗。一化疗，整个人就全空了，一点精气神都没有。当时，正好出现了靶向药物特罗凯，我二话不说就尝试了。在当时我其实是试验品，所谓"人体小白鼠"。那个时候是要签协议的，我即使离世了，药商和医院也不用负责任。但那时候我无路可走，只能放手一搏。事实证明，我的这个实验成功了。现在中国吃特罗凯超过十年能健在的只有两位，我就是其中之一。

## 感恩一路上有你们

这一路走来，除了我自己的毅力和努力，我得到了太多的帮助，我也始终怀着一颗感恩的心生活着。很多人可能会觉得我的护士长身份对我治疗有帮助，但其实关键是我遇到了一个好的医生。廖主任是一个很慈祥的老人，我总对她说，你是我的母亲啊。熟悉了之后，我对她的感觉是亦师亦友。经历了那么多治疗以后，我也发现很多有能力、有资质的教授，他们对人都很友善。令我印象深刻的是，我脑转移后，曹生教授帮我做了全脑放疗15次。那时是10月份，天气有点凉了，我躺在放疗室里，因为房间里有机器，所以空调打得很低。我躺在设备上，他们在机器上观察，曹教授突然就走过来问我："你冷吗？"我说"有点冷"，他马上就把他的一件大衣拿过来给我披。另外，做放疗是要做标记的，他跟我说："你放心，我们标记在面罩上，不会标记在你的脸上。"这些细节我一直记着，每次想起都让我特别感动。就连华东医院的护士对我都特别好，一般护士都会称呼病人几床，她们知道我是个护士长，就叫我王老师。相对的，小护士做错事，我也不会告诉护士长，就叫她以后注意。我觉得我生病的时候碰到的都是特别善良的医护人员，不仅医术高明，而且心怀仁慈。但是，最令我遗憾的是，我的主治医生。他是个普外科副主任，也是整形科主任，人很帅又很好，治疗过程中我们成了朋友，他曾经对我说："王瑛，我真的很佩服你，我是个男的，我都受不了你这种痛苦。"后来居然一语成谶，他被查出肝癌，最后虽然换了肝，但还是没能挺过去。

生病之后，很多事情我都看得很开，只有一个执念，就是我的家庭。2007年我参加康复学校时，大家已经知道我的经历。我们有一堂课叫"我的希望"，《东视广角》来拍摄，希望采访一个肺癌患者。当时，康复学校每周五是可以回家的，在我回家的路上，记者打电话给我，说明天周六，想去我家采访。我拒绝了，因为我要保护我儿子。那个时候人们对癌症的了解远不如现在，因此都充满了恐惧，很多人误认为癌症就等于死亡，我不想影响我儿子的生活。记者说没事，我们就拍一张你们一家三口吃饭的照片。见我还是不同意，就让袁正平会长给我打电话。那个时候我和袁会长不是很熟，我向他表明了我的立场："你们叫我做什么我都愿意，但是不能牵涉到我的家庭，特别是我儿子。"

在生病的这段时间，我最关注的是儿子的心态。我母亲也是肺癌走的，我儿子目睹了我母亲从患病到去世的全过程，所以知道我患病的时候，他很害怕。我儿子成绩一直很好，尤其是数学，是学校前三名的水平。那次期末，我儿子数学只考了 80 分。我知道，他心理压力太大了，一直想着妈妈什么时候会离开了。即使这样，他还试图鼓励我。刚开始治疗那段时间，有一天晚上，儿子偷偷地看了我好几次，突然对我说："妈妈，我给你讲个故事，好吗？"我心情沉重地回答："你好好做功课，别来烦我。"话音刚落，儿子突然哭了，我问他为什么哭，他说："你一定要听我把这个故事讲完。"我当时有点惊讶，不知道他葫芦里面卖的什么药，也不认为他能讲什么好的故事给我听，所以心不在焉地随口应了。但儿子用颤抖的声音讲完这个故事的时候，我的心灵被震撼了，顿时泪流满面。这是他曾经学过的一篇课文，主要是讲述一个大二学生患了肺癌，是如何用顽强的意志和坚定的信念战胜病魔的。我才意识到，我儿子其实比我更痛苦，我必须坚强起来。后来，在我儿子刚开始读高中时，我脑转移了。高中三年，我知道他一直生活在惶恐之中。有一次《新闻坊》节目采访我，我儿子特意看了那个采访。后来，他在他的QQ空间写了一篇文章，碰巧我看见了。我依稀记得他说："我的妈妈太不容易了，我的妈妈是世界上最伟大的妈妈。朋友和同学在玩和开心的时候，你们不知道我的内心是什么样的，我很痛苦，我很可能失去我妈妈。"看到这些文字，我的眼泪止不住了。其实生病以后即使治疗再痛苦，那都是生理上的，我都能忍住，很少流泪，但儿子的话让我内心受到极大的触动。我的病对儿子产生了很大的影响，不过好在他后来很争气，考上了大学本科，现在工作也不错。

回顾我这些年所走过的路程，我要感谢的人很多。我要感谢我的丈夫，对我不离不弃，始终陪伴着我一路走到现在；感谢年迈的父亲悉心照顾；感谢儿子的理解并关心；更要感谢我的姐姐，在我住院的一年里，放弃工作始终陪伴在我的左右；感谢我的朋友们，在我最困难的时候，给予我极大的精神和物质的帮助；感谢康复学校，增强我战胜疾病的勇气，增长我抗癌的知识，增加我共同战斗的校友；最后还要感谢所有为我治疗的医生和护士们，他们不但为我精心制定治疗方案，而且还经常从心理上给予指导。我的重生离不开所有关爱我和给予我温暖的人。

## 赠人玫瑰，手留余香

16年的抗癌经历使我改变了自己，其中最大的变化是我越活越自信了。刚开始治疗时，我脸上全部是脓包疮，嘴里一圈肿得只能塞进一根吸管，吃东西疼得要命，不夸张地说，当时我的皮肤就像猴子屁股一样通通红。后来，由于服用了大剂量的激素，我胖了20斤，所有的衣服都不能穿，只能到地摊上买很大很便宜的衣服。那时候的我胖得不行，又戴着假发，根本不敢走出家门。但我最终还是靠着自己重拾自信。2004年3月份结束治疗后，一直帮助我的朋友邀请我去玩。4月份我就一个人坐飞机去了北京，5月份又去了南京。回来后休息了一个月，觉得很无聊，我就跟我在街道当副主任的同学说，我到你们那儿帮你们做点事情可以吗？因为我有一些医学资源。我对钱没有要求，只要管我一顿午饭就行。我从 2004 年 7 月做到 2005 年 7 月，想不到还做出点成绩。当时去浦东新区开会，或者上海市爱委会来开会，都是我去汇报的。但很可惜的是后来我脑转移了，这段经历就戛然而止了。

2007 年 3 月，我参加了康复学校。但其实那时候，我已经开始在社会上活跃。每年 4 月份是肿瘤宣传周，我会在外面演讲，就会有很多媒体，有时是《新闻晨报》，有时是《新民晚报》，还有电视台，都会采访我。那时候在网上搜索"上海肺癌"加"王瑛"，就会有很多资料出来。当时，中国抗癌协会的活动我也去参加，代表肺癌方面的抗癌明星，有一张大幅的照片挂在那里。癌症康复俱乐部的袁正平会长就在中国抗癌协会任职，当时他就说："这个王瑛不就是我们俱乐部的吗？人家外面都在用她的故事宣传，我们为什么不发挥她的作用啊？"借着这个契机，他邀请我来给康复学校的学员讲课。在康复学校抗癌明星报告、同病种交流活动中，我很乐意把康复的经验告诉新学员，鼓励他们与疾病抗争，充满信心走向未来。

不谦虚地讲，我讲的关于癌症的故事，很精彩。我也自创了一些让大家集中注意力听我讲课的妙招。比如，大家听之前的讲课听得有点困了，我会说："大家很累吧，站起来拍拍手。"我还教了他们一个简单的笑疗操，大家简单地热身之后，又能神采奕奕地听我讲述。我也曾听到过听过我的讲述的人这样说："你只要一开口，马上就能把大家的眼球吸引过来。"这一切都令我很欣慰。某次去罗氏制药公司演讲，来了很多领导，原计划安排我讲十分钟，但因为我前面的一个病人讲太久了，轮到我时就只能讲五分钟。虽然只有短短的五分钟，但我充分利用，全程笑着讲，还被掌声打断了四次。结束后，大家去吃午餐时，罗氏的老总对我跷起大拇指，说："王老师，太精彩了，你真的感动我了。"你看，其实很多痛苦不必刻意强调，笑着说说就是了，笑对人生就是了。

大约从 2009 年开始，我开始写博客。其实我在治疗的时候有写日记的习惯，当时我的主治大夫包括廖教授都曾提议："你的故事真的可以写一本书。"但我拒绝了，我不想再回顾痛苦的事情了，所以在此前我未曾公开过我的事迹。至于为什么后来会想到开博客，主要是因为我有一个同班同学，他以前是做生意的，后来得了白血病。为了帮助更多癌症患者，他开了一个公司，邀请我去。然后我们就开了博客。一开始的博客，我也没写自己的故事，直到2008年，罗氏制药公司有一个"心手相连"的活动，邀请我写一篇文章。我回顾了我五年抗癌的心路历程，这就成了我的第一篇抗癌经历的博客。罗氏公司认为文章很好，又找了几位患者一起写，出版了一本书叫《心手相连》。不久，他们把我写的这篇文章改编成话剧《为生命喝彩》，由专业演员在上海当代艺术中心演出。从此后，我就开始写抗癌博客。

现在，我就是一名志愿者，帮助全国各地的病人。包括写新浪博客也是，我们有一个博客圈，是来自全国各地的癌症患者，以文会友，交流一些正能量的内容。他们都说，我就是最大的正能量，看见我就看见了希望。从那时候开始，全国各地的病人都会来找我，大部分都是不认识的。他们只要找到我的电话、加我的微信，我都会加。我一直和病友们说："我们首先要摆正心态。"

四年前，美国有个基金会到上海采访，他们首先采访了袁正平会长、周佩校长，接着又要采访我。他们知道我带瘤生存，就问我怎么形容我和肿瘤的关系。我说："My baby，I love you."因为我一直认为我是与狼共舞。癌症就像狼，你不能和它敌对，你要安抚它，要和它和平共处，那么它就可能乖乖听你的话。我跟很多人说，你们去做气功也好，做其他什么治疗也好，不要一心只想踩死癌细胞，踩不死的，只会把自己踩死的。很多人将我视作抗癌明星，但我自己不这么认为，我只是生病比我的病友们早，或许比他们要严重些，仅此而已。我总和我的病友们说："我是一面旗，这面旗不倒，你们都不能倒，跟着我。"他们说好。

这一路走来，我想我无法一一回报我曾经得到的爱和关心，唯有抱着一颗感恩的心回报社会。我和病友们说，你们只要有任何问题，随时可以找我。有人会问，你这么一直说话累不累？肯定是累的，说话是伤精气神的。但交流沟通是一门艺术，我跟他们说，他们的笑容就是最好的治疗。更何况，帮助了这么多人以后，我自己也得到了快乐。

昨天，罗氏公司又在上海复旦大学视觉艺术学院举办了一个活动，我就在新浪博客圈发了两张我在台上讲话的照片和合影等。他们都说："瑛子姐姐，您越来越年轻了。"不管是不是真的年轻了，但拥有乐观积极的心态就是好事。在此，我也想和所有的病友们说："别怕，保持良好的心态，和你的'伙伴'和平共处，生活不会亏待每一个善良的人。"

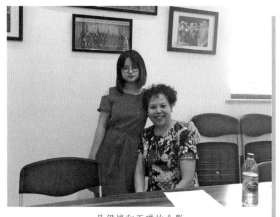

吴伊婷和王瑛的合影

# 愿生活不辜负每个
# 勇敢活着的人

吴伊婷

　　首先，参加这个项目对我来说是一个新的挑战。其实刚开始的时候没有太多的目的，整个项目最吸引我的地方不是对癌症的窥探，更多是因为好奇。好奇到底什么是口述史，那对于我而言是一个完全陌生的领域，说实话在此之前我闻所未闻，所以我就抱着这样一颗好奇心加入了。但是当真正开始的时候，我发现光有好奇心远远不够，口述史意味着交流，踏上这个社会和所谓的"社会人"去沟通，其实这本身已经因为经验的缺乏而并不容易，而对象又是更为特殊的人群——癌症病人，一切都不简单。

　　真正让我自己产生参与感的瞬间是和王老师面对面坐下来的那一刻，即使准备得算是充分，依旧很紧张，但是她的侃侃而谈很大程度上缓解了我的压力。她可以说是所有访谈对象中最为特殊的一位，从存活率极低的肺癌晚期走过这漫长的 15 年是极困难的事，但是听她讲的时候仿佛一切真的都过去了，现在的她神采奕奕，过着很好的生活，成为很多患者的榜样，也四处去演讲，给他们鼓励。其实，在准备访谈的过程中，我也存在着这样那样的顾虑：什么样的词不能提到？会不会勾起访谈对象痛苦的心情？受访者会不会在讲述的过程中情绪崩溃？这些问题我都一一问过自己要怎么克服。由于我也是第一次接触这样的访谈和对话，对象又相对特殊，为此我还焦虑了几天。但事实与我想象的完全相反，王老师的坚强和乐观使我感到不可思议，她自己也为自己感到自豪，因此说起话来总是很自信的样子。不管是提到过程当中多么痛苦的治疗，她始终面带微笑地讲述。我静静地听，一边为她遭受的痛苦难过，一边又暗自庆幸："真好啊，勇敢的人有了好的结果。"

在交流的过程中，我也得知了王老师除了自身坚强抗癌的经历，更难能可贵的是用这样的经历去鼓舞很多还在挣扎的人。随着更多的分享，她的名声也逐渐在癌症病人这个特殊的圈子传开，我想我们永远不应该忽视榜样的力量。当我问她如何看待"抗癌明星"这个称号的时候，王老师坦诚地表达了她热切地想要帮助更多人的心愿。她精心地编排自己给他人授课的内容，尽可能地做到有趣不枯燥，让更多人受益。我们总在生活中强调正能量，而她就将自己比作稳稳立在病友们前方的一面充满了正能量的旗帜，旗帜不倒，大家生存的信念也永远不倒。我为这样一个善良又热心的人感动，为一群努力与癌症作斗争的人感动着。

所有的这一切都带给我很深刻的感受，事后我还跟朋友提到今天好幸运有机会和"人类奇迹"一起面对面交流了。我将其视作生命中一次宝贵的遇见，它或许将时刻提醒着我在这世上有怎样的人经历着怎样的艰难和痛苦，他们又是怎样挺过来的，我想我会更珍惜拥有的一切。

虽然这样的访谈是整个项目中的一部分，但我却从中受益匪浅，仅仅是这第一个访谈者就给我带来了无限的深思。我给自己的肯定是我加入了一个对的项目、一个有意义的项目，这不仅仅是对我而言，对很多能看到这些对话的朋友也是如此。我也想和在这个世界任何一个角落正在辛苦和癌症作斗争，或是已经幸运渡过难关的那些人们说："你们真的很棒，也请永远不要放弃，因为生活值得。"

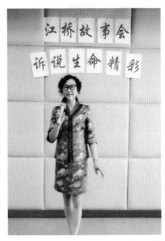

# 深陷泥潭，
# 我们也不是孤军作战

访谈时间：2019 年 4 月 14 日
访谈地点：上海市长宁区镇宁路 405 弄 164 号上海市癌症康复俱乐部
受访者：何巧梅
访谈者：上海师范大学历史系本科生陆怡莹

口述者简历：

何巧梅是一位康复 12 年的肺癌生存者，今年 63 岁，上海市癌症康复学校第 65 期学员，康复后参加了志愿者工作，现任嘉定区癌症康复协会江桥块的块长，带领着 90 多位会员群体康复，大家天天聊、周周乐、月月聚、季季游、年年庆。2018 年参加上海市癌症康复俱乐部"汇聚康复能量，出彩志愿行动"块站创投演讲大赛，取得了金奖。

# 我的患癌经历

我是 2007 年得知自己患了肺癌。当时是体检发现的,之前一点感觉都没有。突然得知自己患癌,一开始我不相信,因为我觉得好像不太可能,后来经过进一步检查确实是肺癌,我也就慢慢地接受了。

我是 2007 年 7 月份手术的。手术后一段时间,我还是蛮害怕的。我想自己肯定是要走的,心情不好。2008 年 5 月 12 日汶川地震对我有很大的触动。我在想,地震时一下子人就没了,还有很多遇难者在废墟下埋了几天还是没了,人是很脆弱的,就算我不行了,至少还可以把自己想做的事和想说的话都完成。当时我就一下子转过来了,马上就去捐款。捐了之后,我心情比原来好多了。

我家人的鼓励、不离不弃,肯定是对我康复最大的帮助。我刚开始觉得癌症挺可怕,因为在十几年前,我们听到的都是"哎呀,这个人是因为肺癌死掉的",我想我肯定也是这条路。但是,现在不那么想了。

我接受了手术、化疗,还有吃中药。我当时是肺大手术,所以确实是蛮难过的。两年里面几乎路都不能走,手臂都抬不起来。化疗也很痛苦,我经历四次化疗,吃了八年中药,然后就慢慢越来越健康。

## 在俱乐部的学习

2008 年 11 月,我加入了上海市癌症康复俱乐部,是康复学校第 65 期学员。这时我彻底转变了对癌症的恐惧。我知道这个俱乐部,是当时去看中医,在候诊的时候听病友说参加一个俱乐部,然后我问这个病友要了俱乐部电话,打电话过去报名。那个时候身体还没有恢复好,化疗结束了在吃中药恢复阶段。刚到学校的时候,我不怎么和大家交流。因为那时手、肩、呼吸什么的状态都不好,心情也不好。去了之后,因为心情改变了,状态慢慢地也就好起来了。特别是做了块长之后,我好像越来越充实了,身体也越来越好了。

我一边治疗,一边学习。加入俱乐部之后到了康复学校学习,在这里接受了三个星期的学习，做郭林气功，我们袁会长帮我们上"第三人生"的课。我原来想，我这个病肯定是不行的，到了学校后看看在我之前的那些病友们，有的是骨转移、脑转移，十几年了都很好，然后我开始有信心了。这就是榜样对我们的鼓励。那些会员们又唱歌又跳舞，每个人都很乐观的，我都不敢想象癌症病人能这样。我们是六十几个人一个班，有的时候就分病种活动。我们班有16个是肺癌患者。我们同病种的一块交流，我感觉对我们的帮助是很大的。在交流的时候，我们就觉得患上肺癌肯定和心情有关系。我们16个人都在说，在这之前都有过心情不好。我们现在什么东西都看低了，心态也就好了。心态肯定是导致生病最大的问题，一定要心态平和。生病每个人都要生的嘛，怕也怕不了，所以我们就尽量让自己开心。不开心的事情肯定还是会碰到，碰到了呢，我也不像以前，以前太追求完美，人家说什么，都会放在心上，现在不这样了。我觉得癌症病人有一个通病，就是太认真，好多都是这样。我现在就保持良好的心态。不过，吃东西也要注意。以前我喜欢吃腌制品，不好。

## 当块长的日子里

我是2012年底成为嘉定区江桥块块长的。我家住在普陀区，所以我之前参加普陀区俱乐部。但我妈家在江桥，我一直去看我妈，江桥那边的块长就让我转过去。因为我妈小区对面就是江桥块站的活动场所，我觉得比在普陀区反而方便。当时普陀区没有固定的场所，而且我去的话还要坐车，不方便。就这样，我转去江桥了。转过去之后，慢慢地就叫我做块长了。

我们的会员是通过各个途径加入俱乐部的。我是在医院里得知的，有的是病友介绍，有的是邻居介绍，先到市俱乐部来报名，然后按照地址分到每一个活动的区，再分到每一个块。江桥块现在有九十几个人，就设了三个小组。江桥块的会员人数在增长，但是现在加入我们块也有要求，没有江桥户口就不享受经费待遇，因为我们的活动经费是江桥镇拨款的，不能覆盖到非户籍人群，不过可以参加我们的活动。2012年的时候我们就三十几个人，去年发展到九十几个了，我想今年肯定有一百多了。但是因为有条件限制，人员加入的速度就比较慢一点。

我作为块长，骄傲一点地说，我是蛮认真的。我们嘉定癌症康复协会江桥块组活动确实是很多的。你看，我自己有留底的草稿，记录着我们的活动。以前我在单位本来就蛮喜欢唱歌跳舞的，参加了俱乐部之后，我考虑策划了一些活动。我们的活动确确实实有我们自己的创新。比如，我希望我们块组每一个人的能力都能发挥出来。我们块有位王老师，他喜欢唱歌。王老师身体不好，没有子女，平时孤独，我就想让他来教我们唱歌，这样他不孤独了，身体也好了，我们会员也得益了。因为他教我们唱的第一首歌就是《映山红》，所以我就起名叫映山红歌队。去年我们块组在"汇聚康复能量，出彩志愿行动"块组创投项目演讲比赛中取得了金奖。有一百多个块站参加呢！这个当然不是我一个人的功劳，是市、区俱乐部领导对我们的支持，江桥镇镇政府对我们的支持，会员的支持。袁会长和叶争和监事长一行前几天到我们块指导工作时评价我们是百分之百纯金，所以我觉得我还是蛮骄傲的。

在担任江桥块长的过程中，我发现通过会员一起学习，块组的凝聚力有了提升。刚开始，大家很散漫的，大概觉得俱乐部就是个癌症患者聚会的地方。上课、活动的时候很吵，或者是茶杯倒了，哪里都是水。当时，我就觉得很对不起借给我们会场的单位。现在我们不是这样了。今年4月9日，袁会长他们参与我们一个活动，会场是很安静的。我们活动的时候，手机都要调静音，就像人家外面的正式会议。活动的出勤率也比以前提高了，大家很乐意参加活动。有些老人怕记不住，就在家里的日历上写好块站的活动日。外面的活动跟我们有冲突，他们一定是参加我们自己的活动。现在凝聚力是真的强，这个改变是很厉害的。

当然，我们在负责块站的时候，也遇到过困难和不理解。我们没有工资的，有时候，反而要拿自己的钱补贴进来。如果有会员生病了，要自掏腰包送礼金去探望，还会送菜送汤去医院，有时候还要陪护。有的人就想世界上哪有这么好的人，就是不相信你。有时候呢，不会认为你是不拿工资的，还要求你应该怎么样怎么样。有的时候做好事不被人家理解，我就想那我以后不要做好事了，但是我这个人的性格改不了，我的信念就是干什么事情都要认真。另外，就是做块长肯定要有付出，一点点都不能有私心。我们自己首先要摆正自己的位置，一定要真的全心付出，不付出怎么把这么多活动搞出来？为了更好地为大家服务，我辞掉每月几千元的会计代账工作。我们块组没有办公室，我家里的一个桌子抽屉就是专门放块组活动东西的。因为年纪大了怕忘事，一本簿子放在桌子上，想起什么快点记上，一条一条、一个一个都不能落下，其实就是备忘录。要把这个工作做好一定要花很多时间，自己还要不断学习，学电脑、其他什么的，一定要真心付出才能得到回报。我也得到了回报。这次袁会长对我们江桥块有很大的肯定，我跟会员说："什么东西都没有最好，只有更好，所以我们还是要不断努力。"

## 群体抗癌的实践

俱乐部的群体抗癌模式，对癌症患者肯定是有很大影响的。去年我们搞了一个项目"江桥故事会——诉说生命精彩"。当时我要让我们90多个会员当中最起码达到60位上台讲自己的故事。习主席强调"讲好中国故事"，我们癌症病人一样也要讲好我们自己的故事，所以我就要求每位会员上台讲故事，这也是群体康复的体现。上回领导到我们块听故事会，6位会员从不同角度讲故事，大家都流泪了，他们的故事都很感动人的。群体抗癌的话，看病或者其他方面确实相互交流、帮助，让大家都可以少走弯路。这肯定是群体抗癌产生的最大效益。

我们块组也在思考怎么提高群体抗癌的有效性，提高大家的积极性，所以我们的活动现在越来越多。我们的口号就是"天天聊，周周乐，月月聚，季季游，年年庆"。我们江桥块有个块组群叫"群乐坊"，这个群前几年也得到信息网络方面一等奖。"天天聊"，就是我们每个会员天天在微信群里面聊聊天。

"周周乐"，就是每个星期三兴趣活动，有兴趣的会员都可以参加，有唱歌啊，跳舞啊，形体啊，还有读书会。有个创新就是我们的读书会，每个星期三下午，街道给一个很大的活动室。还有一个舞蹈房，这样的话我们周周可以乐。"月月聚"，每个月块站全体会员没有特殊情况都要参加的，聚会的内容很多，有同病种交流、庆"五岁生日"、联欢会、讲故事，等等。"季季游"，每个季度都有旅游。"年年庆"，每一年我们都要搞一次联欢会。每年的活动，我自己都要额外花钱，把一年的活动内容加上活动照片做成一本书，给区俱乐部和街道各一本，自己留一个底。我们的活动首先是发个通知，然后开始活动的策划。每次活动会员都要签到。我们活动搞得蛮多的，会员们开始也觉得烦，但是现在都很乐意参与。

## 关于疾病、康复和未来的感悟

其实我有很多病的。我一周岁就有肺结核。那个时候是六十几年前，肺结核就相当于现在的癌症了，我看好了。到 36 岁，单位正好培养我的时候，我又查出来是再生障碍性贫血，这个病也是很厉害的，它转过去就是血癌，我也看好了。后来到我退休的时候，又来了这个病。所以我现在每年体检，最近刚刚检查过，查出来肺开过刀的那个地方还不是很好，两肺都不怎样好，有纤维化，而且肺在缩小。坐在这里说话是没关系的，如果走路的话我就喘。但到了俱乐部，带着他们活动反而好点。不过我一般大跳不跳，基本上做手语或者是旗袍秀，这些东西还是可以的。大跳我还是要喘，走路快也要喘。生病到现在这么多年，我的心得是，体检是必须要做的事，吃东西也要注意，还有平时每个人心态一定要好。我们活得要开开心心，不开心也是一天，开心也是一天，还不如开心。我常说，整天忙忙碌碌的，好像癌症也找不到我了，它没时间来找我，我也不得癌症了。不过谁都不会想到我这个三种大病的人恢复到现在这个样子，因为都是很厉害的病，医生也感觉是奇迹。

除了很好的心态，家人的支持也是很重要的。现在，我家人很支持我的工作。当初家里人想不通，他们总会感觉，在家里他们把我当病人照顾，什么都不让我做，怎么到外面去还要为人家服务？我们的病友如果住院，家里没人陪护，我会去陪护，帮他们烧菜烧汤送去。但是现在家人觉得我在外面很开心，就不说我了。我们组织去旅游，都是我老公帮我忙的。他以前是搞旅旅的，所以他在这一块帮了我们很多，有他在帮我们，这块我也轻松很多。参与我们活动之后，他觉得会员对我很尊重，我很开心，会员也很开心，所以他也乐意帮我们策划旅游。

以前我们刚生病的时候，感觉就是有人歧视我们这些人，现在我觉得好像很多人对癌症认知不一样了，变得包容了。但我们有很多会员还是走不出来。我一个朋友，她老公也患癌症，他就觉得自己生病了不想出去，怕出去人家说他是生癌症的，他不能接受。我就跟他说，我从来没有这个想法，人家问我我也会自然地说我就是癌症病人。我现在状态这么好，谁会认为我是癌症病人？所以不能有这个心态。社会上现在对我们的歧视应该是越来越少了，但我更希望社会大众能够走近癌症患者，理解癌症患者，最后能够帮助癌症患者。另外，因为我们的活动经费来源是镇政府，所以我们还是希望镇政府再多拨一点款，让我们享受更多一点的福利，让我们有更多的活动经费，把活动搞得更加丰富，这是对我们会员最大的帮助。而我们会员们要有信心，我也有信心，相信群体抗癌的力量，即使深陷泥潭，我们也不是孤军作战！一起加油！相信明天会更好！

最后，我觉得这个对俱乐部会员的口述访谈很好。通过我们每个人的讲述，对我们这个俱乐部也有更进一步的了解，其实也是宣传我们这个俱乐部。我们俱乐部有个口号："不要问社会给予我们什么，而要问我们还能为社会做些什么。"所以我就经常叫身体恢复比较好的会员跟我一起，要求街道让我们做一些力所能及、对社会有用的事情，我们要回报社会。

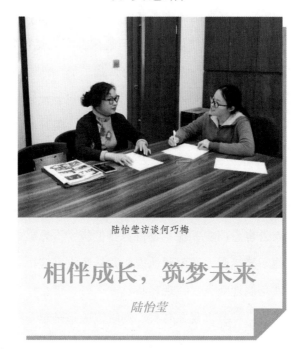

陆怡莹访谈何巧梅

# 相伴成长，筑梦未来

*陆怡莹*

在上海市癌症康复俱乐部办公室，我见到了何巧梅块长。她身着草绿色针织衫，配黑色竹纹外搭，戴着眼镜，烫过的头发在脑后盘起，自然而然显出岁月沉淀下的优雅和美丽。

1周岁时，得肺结核；36岁，患再生障碍性贫血；退休时，生肺癌，至今肺部状态仍然不好。何巧梅历经三次极其危险的病痛折磨，却依然不屈不挠、顽强抗争。她给人最深的印象，无疑是那坦率真挚的笑容与爽朗动听的笑声。心态平和、淡然处事，是何巧梅总结出的防癌宝典和抗癌良方。

看到天灾人祸之下生与死的争分夺秒，可能更会懂得生命的脆弱和可贵。

何巧梅是不幸的，但她也是幸运的。汶川地震，触动了她——她走出了对生命的悲观。而上海市癌症康复俱乐部，引领着她——她彻底转变了对癌症的恐惧。

从上海市癌症康复俱乐部的一名普通会员，到俱乐部江桥块的块长，何巧梅一路与俱乐部共同成长。最初只因地域之便和前辈之托，她当上了块长，但是，她真正肩负起了一份责任，把"块长"这一称呼所蕴含的分量与意义落到实处。

随着何巧梅的娓娓叙述，我感受到了人生的五味，最终留在心底的，是一份回甘。

说起带领俱乐部发展过程中遇到的困难，何巧梅不由蹙眉，染上几丝愁绪，陷入回忆。如果有会员生病了，她自掏腰包送礼金去医院探望，送菜送汤，有时候还要陪护。但是有会员不理解何块长为什么会对自己那么好，怀疑甚至举报了她。这对何巧梅来说，无疑是一个沉痛的打击。"有的时候做好事不被人家理解，我就想那我以后不要做好事了，但是我这个人的性格改不了。"何巧梅半是无奈半是释然。尽管存在波折，但是她的无私奉献和细致关怀终究有目共睹，种下了因，果也会悄然而至。当时江桥块的全体会员，一同写了一封信，一定要何巧梅这个好块长留下来。曾经想过离开的她，坚定了继续为大家服务的决心。

作为一位"家长"，何巧梅对俱乐部这个大家庭尽心尽责，对每一位家庭成员关心爱护。"做块长肯定要有付出，一点点都不能有私心。"她提出"天天聊，周周乐，月月聚，季季游，年年庆"，带领江桥块组走出了群体抗癌的创新之路。

没有什么惹人想象的丰厚工资，也没有什么引人猜测的特殊待遇。在这个由癌症患者组成的非政府自救互助组织中，每一级管理人员的所作所为完全出于本心，这是他们感同身受之后的积极分享和乐于奉献。俱乐部的魅力大概就在于此吧。小爱无痕，大爱无疆，家人、伙伴、病友……坚定的目光汇集成生命的生生不息。

身患癌症，也可以成就精彩的生命。上海市癌症康复俱乐部的群体抗癌模式，帮助癌症患者走出封闭、走向集体。俱乐部的凝聚力提升了，会员们的积极性提高了。群体抗癌，实现了癌症患者之间的携手互助——在治疗过程中少走弯路，在康复训练里共同进步。

我想，只有真正走近癌症患者，才能理解他们内心，懂得他们的期望吧。

全心付出，相伴成长，康复同行，筑梦未来。

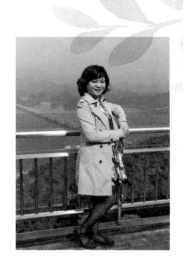

口述者：朱燕燕

# 一切变化
# 是俱乐部带给我的

访谈时间：2018 年 8 月 31 日
访谈地点：上海市长宁区镇宁路 405 弄 164 号上海市癌症康复俱乐部
受访者：朱燕燕
访谈者：上海师范大学历史系本科生戴慧娟

口述者简历：

朱燕燕是一名小学教师，她热爱她的职业，更爱那些可爱的学生们，但是2007 年患了淋巴瘤后，她不得不离开了讲台，伴随她的是恐惧、抑郁、痛苦。自从参加了上海市癌症康复俱乐部后，无私奉献的志愿者们给了她鼓励、榜样和信心，大家抱团取暖，开展丰富多彩的活动，让她找回了自我，找回了自信。现在她也成了一名志愿者，去帮助更多的患者走出阴霾、重拾信心、充满希望！

# 患 病 经 历

我叫朱燕燕，出生于 1968 年，是上海杨浦人，本科教育水平，现在是一名小学数学老师。我有一个幸福圆满的家庭，丈夫体贴细心，儿子乖巧懂事，我们的生活安逸快乐。然而，这一切都截止于 2007 年。2007 年噩梦降临在我身上，我被查出患有淋巴瘤。当时我因为腹部沟长出一个东西，就去医院就诊。在第一家医院治疗了一个星期，但是热度依然没有退，于是又找了专家就诊，专家一摸就让我尽快去肿瘤医院检查，之后到肿瘤医院通过穿刺检查被正式确诊为淋巴瘤。当时我仅有 39 岁，孩子 14 岁。

拿到这个报告的时候，我蒙了。我的家庭并没有这种病史，而且当时癌症还是很恐怖的一件事，并不像现在比较普遍，所以对我而言，简直就是晴空霹雳，我觉得天都要塌了。我自己内心很紧张，家里人虽然表面没有流露出任何情绪，但是我知道其实他们的心里比我更紧张。因为患的是淋巴瘤，只有化疗是比较好且较有效的，于是在家人的陪同下我马上就进行了化疗。虽然我的化疗反应不是很大，但是治疗过程是极其痛苦的。那个时候我整个人的外形都发生了变化，最明显的就是一头长发全都掉光了，而且我的状态非常差，整个人一点力气都没有，已经虚弱到自己洗澡都不行的程度。化疗每 21 天一个疗程，我做了 6 个疗程，又做了 20 次的放疗，每次去的时候都是坐着过去的，回来都是躺着回来，这样的情况一共持续了半年，这种痛苦真的不是常人可以想象的。但当时我有一股信念，那就是我一定要活下去，因为我孩子还小，我自己年龄还小。就是这种力量支撑着我一定要坚持，所以治疗的时候我也是很配合的。尽管治疗是一种煎熬，但是当时全家人都来帮助、照顾我，家里人不断给我鼓励。比如说我一共要做 6 次化疗，在做了 3 次之后，他们就会对我说"好了好了，一半完成了，还有一半，加油加油"，再完成一次，"哎哟，只剩下两次了，再挺一挺……"，类似这样。

在我生病的这段时间，我儿子非常担心。那个时候他 14 岁，还在上初中，他看见我，表面没怎么样，我认为他还是个小男孩，不懂什么，我也没见过他有什么难过的样子，也没有很紧张的样子。但是有一次，我儿子住在我阿姨家，我阿姨告诉我，好几次他躲在被窝里痛哭，他是很担心我的病的，然后我就知道了，我儿子是故意在我面前不表露出来，其实他是懂事的。当时，我想着，我孩子还小，我一定要看着他长大，这股力量一直支撑着我。

## 重 拾 新 生

自从生病之后，我整个人性情大变。还记得，当时生病之后一年半没有从这种阴影里走出来。我自己认为，这种病好像就是见不得人的，所以除了去治疗，我是不会出门的。我把以前的朋友全部屏蔽掉了，不会主动联系任何一个人，觉得生了癌症就是不可告人的。我看病的时候会从小区里走出来，但我总觉得有人在背后指指点点："这个人是生癌的。"这种自卑的心理一直持续到我先生通过某个渠道知道了上海市癌症康复俱乐部，然后我就来参加了。参加俱乐部是我人生一个转折，发生了翻天覆地的变化。

最初参加癌症康复俱乐部是我先生帮我报名的，我记得当时有一个活动组织我们看俱乐部前一期毕业班的表演，一开始我内心并不抱什么希望，但是看了一个半小时，我就被深深触动了。首先是老师的奉献精神，还有就是他们的精神状态，他们也是病人，但是他们的状态那么好，还在帮助其他病人，这给了我信心，给了我希望。印象深刻的是以前康复学校的校长，他来上手语课，教《感恩的心》。其实我自己做班主任的时候，也教过小朋友这首歌，但是我当时没什么感觉，认为不过只是个教小朋友做的手语罢了，但到了这里以后，老师做一次，我就哭一次。从生病时自卑消极的心理到如今开朗乐观的状态，我很清楚自己的变化，而这一切变化是俱乐部带给我的，所以我发自内心地感恩。

2009 年，我开始进俱乐部做学员，我们当时办学习班，给我感触最深的就是俱乐部里面的老师，他们 24 小时陪伴我们，陪伴了我们整整三个星期。也正是这三个星期改变了我的性格。生病在家里的时候，我总是会发脾气，也总是大吵大叫，一旦有点不顺心，我就要骂，甚至于我老公给我煎中药，我都会把中药朝他身上扔，脾气已经坏到这种地步。因为我觉得我是病人，什么都应该要依着我，这样我会开心，家里才会开心，否则我不开心的话，家里也会不太平。但自从进了俱乐部以后，我就变了。我认为俱乐部的老师真的是很不容易，他们自己都是病人，但是他们的精神状态却很好，就给了我一种榜样。三个星期以后，我就暗自下决定，我康复了以后也一定要做一名志愿者。

在三个星期里，我们有心理辅导课，有各种游戏、励志演讲，还有那些抗癌明星给我们上课等，给我们树立了信心，让我们充满希望，除此之外，还会每天练习郭林气功。三个星期的活动丰富多彩，让我在精神状态上有了很大的改变。生病时的情绪对我们的健康影响是非常大的，来到俱乐部心情很好，所以对我们的健康也起到了巨大作用。

参加俱乐部之后的每一个活动我都积极参与，比如俱乐部的20周年庆典、25周年庆典、到梅赛德斯-奔驰文化中心的活动、各种公益性活动，还有和外籍的太太一起举办的慈善慢跑等，除此我还参加每年举办一次的旗袍秀，来展现我们当代旗袍之美。现在在俱乐部里，我主要负责组织活动，例如我们每个季度的病种交流活动。

上海市癌症康复俱乐部真的非常好，我认为这种群体抗癌、大家抱团取暖的模式很有意义，积极乐观向上的氛围对癌症的康复有着很大的帮助，而现在癌症病人最缺少的，也正是如何引导他们怎么去克服恐惧的心理。对新病人来说，肯定有恐惧的心理，我们需要做的就是帮助他们，以我们自己的亲身体会、自己的经验去告诉他们，帮助他们克服这种"恐癌症"的心理。我们现在也有一支团队，在医院里面做志愿者，专门去开导那些病人，给他们带去安慰，树立信心。

我生病的事情不会告诉我的学生，因为他们都还是小学生，所以他们只知道我身体不好，不是经常去上课。但我单位的同事了解我是真的不容易。他们知道我当时发病已经是很严重了，我已经是癌三期，算晚期了。在他们印象中，我肯定是那种病恹恹的样子，因为癌症病人，肯定躺在床上都是病恹恹的。但我康复了之后去单位，他们都很惊讶，也很羡慕我，因为我精神状态特别好。除此之外，现在同样是走在小区里，我不会像之前一样觉得有人在背后指指点点了，我从他们面前走过，我就自信地把头抬得高高的，因为我真的活得好好的，精神面貌都很好。这些都归功于俱乐部，都是集体抗癌的功劳，否则我也不知道什么时候可以走出来。我觉得当时我的那种情况再不走出来的话，极有可能会得抑郁症了。现在俱乐部的人数在不断增加，俱乐部活动形式也很有规划，我们专门有一个康复学校的校友会，我在校友会里面组织开展一些活动、兴趣小组等，新成立的文体联合会也有各种活动。丰富多样的活动对病人的康复也越来越有效。

## 生活的新变化

加入俱乐部后，我收获颇多，其中最大的帮助是榜样的力量。当时那些志愿者老师给我做了榜样，现在我康复得很好，我也要给那些新病人做出一种榜样，要将这种榜样的精神一直传承下去。我是当时的受益者，我要让更多的人也要像我一样，所以我现在是我们血液病种的负责人，帮助更多癌友。此外，患病之后，除了定期去医院化疗、放疗，我的生活习惯改变很多。之前那种不好的习惯，比如很晚睡觉，现在开始注意了，饮食方面也同样重视。

我认为我生病的原因是多方面的。首先是压力很大。因为我教两个班级的数学课，还要做一个班级的班主任，下班后在家里还要做家务，里里外外都需要我，是比较劳累的。其次是生活习惯的问题。我很喜欢熬夜，因为工作的关系，熬夜对我而言是家常便饭。最后可能是环境的原因。我们家里买了新房子搬了家，虽然我们很注意装修方面，但我觉得多多少少也有一部分这个原因。随着你的抵抗力下降了以后，各种因素都会击垮你的，所以我认为预防癌症，首先肯定生活习惯要好。生活习惯不好，抵抗力肯定下降；抵抗力下降，很多毛病就会出来。还有也不要给自己很大的压力。

11 年过去了，是及时配合的治疗使我有了康复的第一时机，是全家的努力和坚持，让我没有放弃，是癌症康复俱乐部的陪伴和帮助，给了我最好的精神良药，让我成功战胜了病魔！

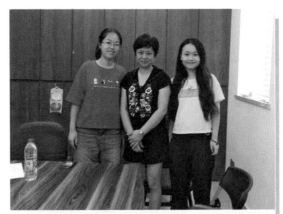

陆慧倩（左）、朱燕燕（中）、戴慧娟（右）的合影

# 抱团取暖，爱来癌去

戴慧娟

在长宁区镇宁路有这样一个地方，一排排的弄堂房子，从外表看很朴素，红砖墙、青瓦顶，除了每户的门外有一些混凝土雕花装饰之外，就再也没有任何一丁点儿的多余了。这样简单，那里却有个特殊的组织——上海市癌症康复俱乐部。因参加这个口述项目，我有幸来到这里对抗癌明星进行访谈，从而了解到了这样一个坚持着宣扬勇敢顽强、传递正能量的群体，他们坚守着群体抗癌的信念，为更多的癌症病患树立顽强抗癌的榜样。

叶争和老师，上海人，患有肝癌，已有 28 年的癌龄。1990 年病魔降临在她身上，她被确诊为肝癌三期，医生宣布她仅有两年存活的时间。众所周知，肝癌属于危险性癌症，复发、转移率高，并发症多，所以存活率很低，就如叶老师自嘲为"稀有癌种"。叶老师属于最早的一批癌症康复俱乐部成员，因机缘巧合在电视上得知了上海市癌症康复俱乐部，之后毫不犹豫地报名参加。每天风雨无阻地练习郭林气功，为她的康复打下了坚实的基础。叶老师回顾当时的情形，不禁饱含泪水。确诊初期，叶老师总是胡思乱想，想病情，想自己怎么这么倒霉，年纪轻轻就生这样的大病，想起自己的家庭，每天以泪洗面，哭得使眼角膜上皮严重脱落。直到加入了癌症康复俱乐部，找到了榜样，给她极大的鼓舞，让她渐渐地在心中形成了"不怕死，争取活""相信自己一定能活"的信念，之后陆续参加市、区俱乐部的许多活动，举行"五岁生日"庆贺会。叶老师回顾当时参加市俱乐部大合唱比赛，虹口区的合唱《大刀向癌魔的头上砍去》获得了一等奖，在现场还向我们唱起了："大刀向癌魔的头上砍去，全国CA 的同胞们，胜利的一天来到了，胜利的一天来到了，前面有高超的医术，后面有热忱的关怀……"现在唱起，依旧是斗志满满。

朱燕燕老师，上海人，患淋巴癌，已有 11 年的癌龄。2007 年确诊后，朱老师整个人性情大变，从温和一下子变得狂躁。她回想起诊疗期间，一有小问题，她就会大发雷霆，将自己的怨气全部向家人撒，自己将所有朋友的联系方式删除，与世隔绝，不再与人接触，因为她总觉得有人在她背后指指点点，她觉得自己的病情是见不得人的，就这样抑郁孤独了两年。后来当她了解到上海市癌症康复俱乐部，第一次参加了晚会，她激动地含着热泪看完了晚会，看到癌症患者唱歌跳舞，坚强的表现和快乐的表演感染了她，决心一定参加"组织"。之后，她整个人的心态改变了，从之前的狂躁忧郁中走了出来，积极参加志愿者活动，乐观向上、爱笑的那个她又回来了。

两位老师的回忆都让人不禁感叹，她们的治疗过程都是极其痛苦的，化疗、放疗、手术、头发掉完等，都是非常人可以想象的，但她们克服了"恐癌症"的心理，顽强勇敢地与病魔斗争。除了家人的陪伴和鼓励，是癌症康复俱乐部给了她们巨大的勇气和力量，她们找到了榜样，拾回了信心，更是找到了抗癌生存的意志力。问及她们如何看待群体抗癌模式，她们的回答如出一辙："特别好""非常棒"。群体抗癌的力量非常大，大家抱团取暖，相互监督鼓励，看到了正能量，对心理非常好，让病人学会笑，勇敢面对病魔。许许多多的群体抗癌活动，让病患在癌症面前能拥有一颗强大的心，不再惧怕癌症，也享受着共同抗击癌魔的快乐，更找到了体现人生价值的又一舞台，癌症康复俱乐部给了大家最好的精神良药。更令人动容的，我看到了俱乐部成员无私奉献的精神。当叶老师退休后，企业用重金聘请她，她毅然选择来俱乐部当志愿者；朱老师已把俱乐部当作自己另一个家，除了家里和单位，自己全部的精力都献给了俱乐部。就如她们所言，在俱乐部重拾了生存的信念，找到了榜样的力量，得到了正能量，自己受益匪浅，所以自己也要将这种精神传承下去，鼓舞新会员，激励病友，给予他们帮助。从个性到共性，我想，俱乐部的其他成员也是这样的想法，所以上海市癌症康复俱乐部的规模越来越大，成员越来越多，这种志愿精神在不断传承下去。

在我看来，这种群体抗癌模式是有着极大的好处的。首先，最大优越性就在于病友们抱团取暖，大家敞开心扉，互相倾诉，使患者消除了孤独、恐惧和抑郁的情绪。一个人走夜路的时候会害怕，但一群人陪着一起走的时候就不会害怕，所以群体抗癌给予病人力量。其次，俱乐部会开展丰富多彩的康复活动，除了郭林气功之外，心理课、音乐课、舞蹈课等都能使病人不知不觉中精神面貌大大改观，饮食、睡眠状况得到改善，体质体能得到锻炼和加强，为进一步抵御疾病奠定了良好的基础。最后，群体抗癌组织把分散的、处于弱势地位的癌症患者组织起来，实行自救互助，给予力量与癌魔作顽强较量。所以，癌症康复俱乐部让深陷癌症阴影的病人们能够积极勇敢面对生活、热爱生活，通过互动交流，鼓励大家一起携起手来战胜病魔，意义非凡！

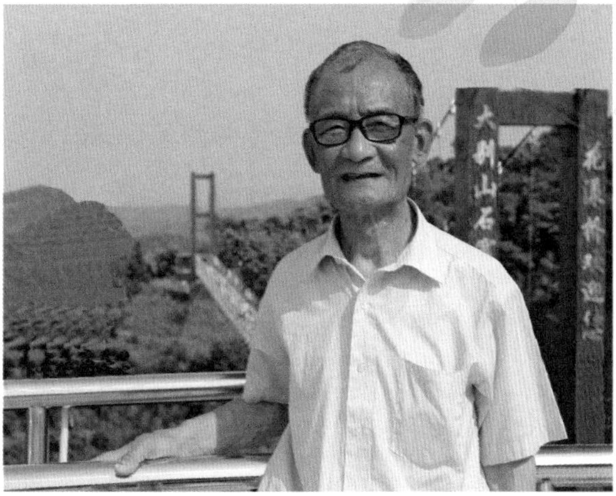

*口述者：许连根*

## 用辩证唯物论来抗癌

访谈时间：2018 年 8 月 20 日
访谈地点：上海市长宁区镇宁路 405 弄 164 号上海市癌症康复俱乐部
受访者：许连根
访谈者：上海师范大学历史系本科生甘宜韡

口述者简历：

许连根，1946 年 12 月出生，浙江上虞人，中共党员，高级工程师。年轻时就读于上海航空工业学校，毕业后在中国人民解放军海军舟山基地后勤部工程处服兵役。1977 年 7 月病退复员到上海，由一名门卫转为技术员，一路做到高级工程师。患病 45 年里，他的残胃出现复发倾向的癌前病变，但是他用自己总结的应对方法，以乐观的心态、不懈的锻炼等缓解自己的症状，让肿瘤逐渐消失，并成为一名志愿者，为病友们分享自己的抗癌体会。

# 人 生 轨 迹

我出生在 1946 年，家里一共五个孩子，我排行老三，还有两个弟弟、一个哥哥、一个姐姐。1968 年我从上海航校毕业后应征参加了中国人民解放军，在海军舟山基地服役。1973 年检查出胃贲门癌，进行了大手术。后来几年，由于我身体很虚弱，部队考虑后决定让我边修养边学习。1977 年，当时部队整顿，我就退伍复员到上海，被分配到上海海运局下属的一个单位——中国船舶燃料供应公司上海分公司航修站，主要修理供油、供水船舶等。当时公司里负责人事方面的干部说，正好下属有个单位新设了一个门卫，如果愿意去的话，就接受你；不愿意去的话，那么我们就没办法接受你加入我们公司。我这样身患癌症的人，对他们可能是个负担。当时我已从部队退下来，没有工作就没有经济收入，而且家庭情况也不是很好，于是我就同意去。这个单位在陆家嘴，码头旁边有个泊位是我们公司修船的地方，我就在门口当门卫。我记得很清楚，我 7 月份上班时，因为很长时间没有见过太阳，就打了一把伞，结果人家就笑话我年纪这么轻打了一把伞上班，显得这么娇贵。但我身体确实吃不消。

上班对我而言是一个重新开始生活的过程。我当时一方面做做门卫、收收报纸信件；另一方面，因为我以前在航校学习航空发动机机械加工专业，具备一定的机械加工的专业知识和技术，所以我空余时就会到车间里去看看，帮人画画图纸。因为他们加工零件是按实样加工，不太清楚加工零件的一些技术参数与技术要求，而这样的做法是不规范的。当时站长看到我有这样的能力，三个月以后就把我调到技术组了。之后我从技术员一路做到助理工程师、工程师直至高级工程师。在党组织和公司领导的教育培养下，我还当上了航修站的党支部书记，同时还兼任工会主席和管生产技术的行政副站长。

1989—1992 年，我参加了全国抗癌明星的评比，也就在这时参加了上海市癌症康复俱乐部，担任《康复通讯》的编辑，负责俱乐部电脑管理（类似现在的 IT 管理）等方面工作以及参与俱乐部大型会议、大型活动的组织工作，还当上了俱乐部的理事。后来，因为我在单位加入了领导班子，工作也比较忙，俱乐部的活动就很少参加了。到了 2002 年，我们单位实行员工到了 55 岁就"一刀切"，留职停薪，于是我们就下岗了。可那时候一个月只有 600 块钱，儿子要上大学，我爱人也退休了，怎么办？后来经人介绍，我就到中国航海学会主办的杂志《航海技术》的编辑部工作。这本杂志是核心期刊，因为我懂理论，也有实践，文字功底也可以，所以就在编辑部里做了 12 年。到了 2014 年的时候，这个杂志社搬到南汇临港的上海海事大学去了，离我家比较远，加上我已经 68 岁了，年纪也大了，我就退下来了。2014 年以后我又回到俱乐部担任《康复通讯》的编辑，与李辉老师一起对它进行了改版，将黑白改成彩色的，并且增加了合订本。现在我们在弄"互联网＋"，所有编辑与排版等工作都在电脑里完成，包括修改、校对也都通过电脑完成。当然，虽然现在网络比较发达，但是纸质版也是必需的。好多癌症病人年纪比较大，不像小青年那样会操作手机电脑，身体条件也不好，不容许一天到晚盯着手机看，因此还是需要给他们纸质版看。平时我还会到俱乐部与会员谈谈抗癌体会，我属于胃癌这个病种，就给胃癌的病友上课，分享我的体会，相互之间聊聊天。

在参加俱乐部期间，我也获得了很多荣誉。我在 1992 年 4 月被评为"上海市百名抗癌明星"之一，1992 年 6 月被评为"京津沪三市抗癌明星"，1993 年 9 月由中国中医药学会和中国抗癌协会癌症康复会授予"抗癌明星"称号，2014 年被上海市癌症康复俱乐部评为"2014 年度优秀志愿者"，2015—2018 年也获得过志愿者方面的奖励。我希望自己的抗癌经历能够给癌症病友们起到榜样的作用，给予他们战胜病魔的精神力量。

如果要总结自己患癌以来 45 年的历程，我想可以分两条线来谈。一条线从自己成长的感悟以及自己对社会的回报来说：得了癌症，我们同样可以活得很精彩。我从癌症病人一步步到高级工程师，再到后来《航海技术》的编辑，到《康复通讯》的编辑，我感到我对社会还是有贡献的。换句话说，癌症病人不能够自暴自弃，同样也可以有自己的理想、抱负与作为。活着是最低要求，但这不意味着要放弃自己的理想和抱负。关于第二条线，我觉得可以这样来理解：这45年你怎么过来的？你怎么能够战胜它？不是医生说什么我就做什么，医生不这么说我就不这么做。我觉得得了癌症以后，在前一个阶段，从住院前到进行手术，再到化疗、放疗，当然得听医生的。但出院以后就要自己管理自己，你要学会跟癌症进行斗争。那要怎样了解它、战胜它？"知己知彼，百战不殆。"我就开始学习医疗知识，学习各种各样的有关抗癌方面的知识。我写过一篇文章《谈谈治癌、抗癌中的辩证法》，就是用辩证唯物论来抗癌，将战略与战术结合起来，就成功了。否则的话，就是云里雾里的。每个生癌症的人都想要战胜它，但是你这条路究竟怎么走，怎么样一步步地走向康复、走向新生，思想方法不同，结果也会不一样。

## 患 癌 经 历

我发病是在1973年1月8日，胃部大出血。那天早晨起来，我还没觉得有什么，没多久突然感到肚子不舒服，就在厕所里吐了一大摊血，差一点就晕过去。连里面的首长、指导员马上叫车送我到医院。当时没有胃镜，没有CT，也没有核磁共振，前后查了差不多半年也没查出原因，医生说只能剖腹探查。我当时已经做好思想准备了。所有疑难杂症，总归有人要做出牺牲的，我愿意做个病例，让军医看看。

1973年6月8日，我在上海海军411医院动了手术。411医院当时确诊是胃贲门癌，就是食管的下端与胃的上口交界地方的癌症。当时医疗技术水平没有现在这么高级，所以手术范围比较大，胃切掉五分之四。因为手术以后复发率也是很高的，所以做了大范围的根除术。靠近左胸前的地方做了开胸手术，去除了一根肋骨，旁边的脾脏也割下了。

真正查出癌症的时候，我也有一些害怕的。但是害怕有什么用呢？我没有哭。第一，我是航校毕业，航校是一所半军事化管理的学校；第二，我是中国人民解放军战士，轻伤不下火线、重伤不哭，历来就有这种传统。现在你去看看癌症病人，十有八九的人是哭的，是想不通的。有人说，你怎么不哭？可是，你哭又能怎么样呢？哭了十天八天，毛病又哭不好。我现在在上海瑞金医院当志愿者，我也跟病友讲：你哭了有用，你去哭；没用，你就不要哭，哭了也白哭。

其后，我的病情总体比较稳定。不过，也有一些小插曲。1997年时，我已经在单位当上了工程师。有段时间，我感到身体不太舒服，就到上海海运局专门的职工医院去检查。胸部X光片检查出来，说我肺上面有个鸡蛋大小、圆圆的阴影，怀疑是癌症转移复发。我们技术科的领导知道后，就让我放下工作，去其他医院进一步检查。我自己也有点紧张，就去了曙光医院、胸科医院做了仔细的检查，结果只是一个误诊。还有一次是在2012—2014年的时候，我感觉又有些不舒服。因为那段时间在《航海技术》编辑部工作，一边吃中药，一边还在坚持工作。当时我做了胃镜，两次胃镜下来，发现手术吻合口出现水肿糜烂、萎缩性胃炎，而且还有一个一厘米大小的上皮细胞瘤，这些都属于癌前病变的症状。当时就给我敲响了警钟。从2014年到2018年，我继续中药治疗，也会吃一些其他的保健品。现在瘤缩小了，基本上没有了。现在，我的身体还有一些其他问题，不过慢慢来吧，这个不能急，隔段时间做个检查就好。

## 对癌症的认识与反思

现在抗癌治癌的医疗条件比我当时好多了，不过，我当时对癌症的认识，对抗癌治癌的认识，到现在为止我依然认为是对的。具体来说，就是要按照辩证唯物论来看待癌症。生癌是自然发生的事情，是客观存在的事情。既然是客观事实，你不能够回避，也不能够心里想不通。那么应该怎么办呢？就应该"在战略上要藐视它，在战术上要重视它"。战略上，就是宏观地看，癌症是可以战胜的，不会全部都没救的，要有信心。事物总不是绝对的，有死亡的，也有活着的。当时我知道自己得的癌症有百分之九十几的死亡率，但不是还有百分之几活着吗，那我为什么不去争取这百分之几呢？哪怕是百分之一也好，对不对？但这百分之一不是天上掉下来的，要你自己去努力、去争取的，换句话说，就是要在战术上重视它，一步步地采取措施。你要战胜癌症，首先你就得学习，你要懂得癌症怎么发生的、怎么发展的，它有什么弱点，应该怎么样来斗争。

从战术上讲，我自己总结了一套康复管理的方法：

1. 中西医结合。中医有中医的长处，西医也有西医的长处。西医认为中医没用，治不好癌症，这是错误的；但中医觉得西医看不好，癌症到最后都是死，都要我来调理，也不对的。所以对病人来讲，思想上不要被医生左右，要根据实际情况自己把握。比如血液检查、CT 检查还有超声检查，清楚直观，对吧？但是检查以后的结果，你不能够全部听西医的。按照中医的观点来看，人是一个整体，里里外外、方方面面的因素都会影响到病情。比如你不能因为胃酸多，就吃抑制胃酸的药，胃痛就吃抑制胃痛的药，吃了以后，表面上压住了，但是根本问题还没有解决。现在我有时候反胃，按西医来看，就是胃酸分泌太多，好比水龙头太大，必须把它关掉。但是人体就是一个系统，你把水龙头关掉以后，没有了胃酸，食物消化怎么办？这个就是形而上学了，单方面地孤立地看这个问题。西医看病，中医看人，所以你要整体来看，整体地看才能够看好病，这是一个关于医学理念的问题。

2. 改变不良的生活习惯与饮食习惯。比如说喜欢熬夜、喜欢发脾气、喜欢跟人家生气、没有节制地玩就是生活习惯不好。现在有好多人，特别是一些年纪轻的人，熬夜 KTV 什么的没底了。我在医院里面也碰到过几个得癌的大学生。为什么得癌？熬夜、吃夜宵，几个同学晚上下课就到外面吃一点。这个就是生活习惯不好。生闷气、发脾气，也都不好。我说过一句话："生病、生癌症，也是给你一个脱胎换骨、重新做人的一个机会。"你应该好好反思一下，有哪些因素、哪些不良的习惯促使你得了癌症？为什么人家没有得癌而你得了？比如说我，为什么我得癌症？那时在部队里，大家吃的是同一锅饭，喝的同一锅水，睡的同样的卧室，生活环境也是一样的。1973年的时候，海岛上面又没什么污染，为什么人家不得而我得呢？我反思过这个问题，我想更多是因为我的主观因素，也就是性格的问题，下面再具体来谈。

而饮食习惯的改变，就是喝酒、抽烟，或者是辣的、生的、冷的、烫的，这些真的不行。坏习惯时间长了以后肯定出毛病的。我当时倒是没什么大问题，因为当兵吃的都是食堂里面烧出来的，不可能是没烧过的东西，而且也不会去买什么其他东西。我既不喝酒，也不抽烟。但是从现在来看，癌症病人有好多不良的生活习惯，暴饮暴食，还有就是喜欢烧烤，一些油炸的食品乱吃，那就不行。饮食一定要营养均衡，食品要多样化。

3. 要学会情绪控制。我到部队五年，都是在军事化的生活环境里面工作生活的。我这人做事认真，对各种工作都上心，也容易精神紧张。加上正义感特别强，看到不好的现象，就想去管，情绪容易激烈。我记得很清楚，那时候有个大学生来我们连当兵，我们连长、指导员都很重视，安排在我们班。他是大学生，我是中专生，但那时候大家比较谈得来，关系很好。当时这位大学生兵家里面给他介绍了一个对象，结果吹了，他就不高兴，就想不通。一般人想不通就是闷闷不乐，他不是的，他是兴奋型的，不要睡觉，到处乱跑。在部队里乱跑是件麻烦的事，因为部队里面有武器弹药，枪和手榴弹都是真家伙，可不是玩具。连长、指导员就让我好好看着他，他走到哪里就跟到那里。我当时是班长，本来就有班里的工作，晚上还要替他站岗、值班放哨，精神高度紧张。我记得，当时我与他在同一个寝室。寝室门在这里，我的床放在靠门这里，他的床在里面，他外出必须经过我这里。所以，他一动我马上就醒了，因为我要陪他出去。他精神亢奋，不要睡觉，但我不行啊。三个月下来，我就垮了，脑子里整天就像"啾啾啾啾"紧急集合一样，这根弦绷得太紧。所以我的问题就出在这里，生病的原因就在于压力太大，精神压力、工作压力，等等。二十几岁的人，经受不了，就爆发了，一下子胃大出血了。

4. 要多运动。我手术后没几天就开始小幅度地甩手活动。我那时候是开胸手术，是大手术。当我能够甩到 20 下的时候，我心里非常开心。三个月后出院，我就开始学太极拳。太极拳在促进身体恢复方面很有效果。当然，具体效果很难用具体数据来说明，它要靠长年累月的积累，但是你坚持下去就会有好的效果了。

## 与俱乐部的缘分

我与俱乐部的缘分是从 1989 年开始的，那个时候我生病已经十多年了，在上海海运局当技术员。当时《解放日报》一篇报道说袁正平在上海组织成立了一家癌症康复俱乐部，于是我就把自己的简历投过去，参加该组织发起的全国第一届抗癌明星的评比。这个时候我就跟俱乐部开始接触了。开始接触以后，我一边要在单位工作，一边过来参加俱乐部的活动。正式加入俱乐部是在 1991 年还是 1992 年。当时，俱乐部的好多活动我都参加过，像运动会之类。不过，真正开始完整参与俱乐部工作是在 2014 年后。我这人比较喜欢接触新生事物，学习能力也比较强。20 世纪 90 年代后，社会上开始兴起学习电脑热，我就是那时候开始学习电脑技术。2014 年重回俱乐部以后，有些大型活动，比如和上海的外国太太们一起开展的乳腺癌患者长跑活动，我就给他们拍照，然后用电脑做一些动画，大家都觉得很好。因此，很多大型活动都有我的身影。

不过，在俱乐部里，我主要负责的还是一些文件的电脑编辑等工作。早期，袁会长出的好些书，很多都是我帮他整理编辑的。比如将分散在杂志、报纸、书稿中的文字整理成电子文稿，再编辑成书。后来，我配合李辉老师负责《康复通讯》的编辑。李辉老师很善于写稿子，也一直在俱乐部里参与工作，比较熟悉俱乐部的各项活动，但李老师还有其他工作，比较忙，我就协助她做些编辑工作，还有就是一些整理、修改、排版的事我也会做。特别是随着杂志内容越来越多，很多投稿都是纸质的，我就要负责把手写文字转化成电子文档，这些事情都是我来负责的。

除此之外，我也会去康复学校给新会员谈谈体会。最初的时候，康复学校没有很正规的上课形式，就是谈谈体会啊什么的。现在，康复学校有时按病种上课。还有一种形式，就是新入会的会员，康复学校会组织他们搞夏令营、培训，等等。夏令营有专门一节课，叫"抗癌明星课"，俱乐部有时要我去参加，那我就上去谈谈体会。对于我们这些所谓的抗癌明星来说，因为经历多，都有切身的体会，所以随便说说就是文章。但是你要讲得好，讲得能对大家有帮助，那是要花点心思的。有些讲课的老师，一上来就讲当时自己怎么苦闷，怎么哭啊，怎么闹啊，当然，这是你真实的感受，但我总觉得给人的感觉很悲惨、很消极。我不讲这些，我就讲生病后应该怎么办，这才是应该讲给他们听的。你不要去勾起他们痛苦的回忆，没意思的。你要给他们信心，你要给他们力量，你要给他们方向，这是你讲课的关键。

康复学校搞的夏令营、培训活动中还有讲团队教育，学会认识自己、认识别人，学会开心，培养乐观情绪……这些方面的教育，康复学校都有。还有其他的一些活动，比如郭林气功班。我觉得太极拳也很适合教学，毕竟它有上千年的历史，功夫比较深。但不管你练太极拳也好，练郭林气功也好，都是运动。只要你运动了，对抗癌治癌就有好处。

## 对群体抗癌的看法

我认为群体抗癌确实是一种不错的抗癌形式。因为癌症病人是一个特殊群体，他们的心理活动、思想、诉求跟其他人不一样，他们是被人称作"在死亡线上挣扎着的一群人"。而且，这些人在社会活动当中，容易被人家误解，甚至被歧视，又或是自己有一种"我的病怕人家知道"这么一种悲观自闭的心理状态。但如果这样的一群人能够聚在一起，大家同病相怜，倒苦水也好，聊天也好，很容易进行心理上的沟通，在心理上相互帮助。这就是"抱团取暖"。

除此之外，我们这种群体抗癌模式实际上也是一种新的医学模式。我们过去的医疗模式是，你生病，医生给你看病，医生叫你吃药你就吃药，医生叫你打针你就打针，叫你开刀你就开刀。大部分病人由于缺乏医学知识，对于自己的病情并不了解，他们习惯于依赖医生，什么问题都要问医生，有些问题在医生看来很"小儿科"，他就会不耐烦。就像一个是无知的幼儿园孩子，一个是大学生甚至博士生，两个人怎么对得起话来？无法对话，结果怎么样？结果就是病人很着急，一副"求求你了，你能不能帮帮忙"的态度，但医生觉得他有更重要的工作，不是来回答你这些简单问题的，自然就是一副冷冰冰的面孔。而我们俱乐部这个群体抗癌模式就填补了传统医学模式的缺陷。为什么呢？它相当于帮助医患之间架起了一个缓冲的桥梁，减少医患之间的摩擦。比如说，我们到瑞金医院病房做志愿者，他们医生护士也很欢迎，他们很喜欢，是真心欢迎我们的。每次到病房做志愿者服务，我们先到护士办公室，接受护士长委派的任务。护士长说有几个病人有想不通、情绪不好等情况，然后我们去找病友聊聊。刚开始去聊的时候，病人也不理解，不睬我们的。"现在啊……没空，有什么好谈的呢？""你们这个就是讲风凉话啊，病又不生在你身上，现在我打针吃药，又不是你咯。""你讲什么'想得开一点，不要当回事了'，你们这都是没生病的心态。"但是当我们跟他们讲我们也是癌症患者，也都是这么过来的，他们就说："真的啊？真的啊？"我跟病友讲我已经生病41年、42年了，病友的眼睛都放光了。我希望的就是有这样的结果。病人有许多实际问题要了解，但有好多医生没时间跟他说，可病人又非常想了解，那么就通过我们跟他进行沟通。后来有好多病友非常感谢我们，有些还相互留下联系电话，或加了微信联系。事实上我们就是做了医生护士想做而又没能做的事。

因此，群体抗癌模式不仅解决医患关系问题，也是我们现代医学模式的转换与深化。我感到有这样一个群体，无论从病人的角度来理解，还是从组织需要来理解，抑或是从医学模式的转换角度来理解，都很重要。但是很可惜，我们现在有些医生，特别是高级管理者，没有很好地认识到这一点，还是认为"我是医生，你得听我的"，没有一种亲切感。你现在跑到医院去看，有几个医生给病人看病是笑的？几乎都是板着面孔的。有几个跟病人说说笑笑的？没有。这个气氛不好的。我到国外也去过，看到病人跑进医院，不管你是普通医生还是教授，甚至护士，都是看到你就笑。病人看到这样的医护人员，就有一种亲切感和亲近感。

不过，现在越来越多的医务工作者认识到了这种缺陷。比如中山医院、肺科医院，还有第十人民医院，等等，好多医院认识到这个教育很有必要。但是医生也有苦经。医生这么忙，每天都有许多病人挂号排队，没时间，这也是客观事实。但这个事情总要做啊，谁做？就是我们这些志愿者。所以癌症康复俱乐部这么一个群体组织，就是像我们袁正平会长所讲的，是医学模式的一种转化和深化。

我衷心希望具有中国社会主义特色的和谐的医患关系，具有中国社会主义特色的、有效的医疗模式能早日实现。

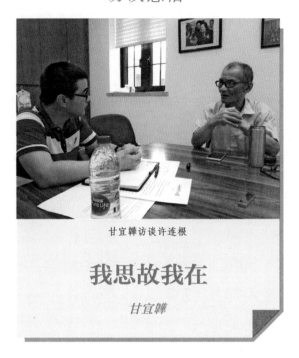

甘宜韡访谈许连根

# 我思故我在

甘宜韡

"时间老人挽着我的手一起走着，一步也没有停下。"许连根老师在其文章中总习惯这样叙述自己。我初次见到《康复通讯》的编辑许老师，年逾七十的他，眼神中依然透露出一股俊朗，语气仍然中气十足。1973 年，许老师不幸被诊断出胃贲门癌，至今已过去 45 个春秋，但他依然坚强勇敢地与癌症作斗争，活出了自我，活出了新的人生。

在与许老师的访谈中，我见识到了一位顽强的斗士、一位热衷奉献的志愿者，更重要的是，我遇见一位睿智的思考者与学习者。面对癌症给他带来的痛苦与忧虑，他并没有像别人沉浸在消沉烦闷之中，而是视癌症为"一次脱胎换骨、重新做人的机会"，不断通过学习与思考，在与癌症斗争的时日中抵抗住岁月的侵蚀。

俗话说，最困难的事情就是认识自己。面对突如其来的癌症，在经历了最初的手足无措、提心吊胆之后，许老师下定决心追求当时被认为只有1%的希望。第一步便是对于自己生癌的反思。他在部队担任班长期间，班里的一位大学生战士发生了一些变故，需要他时刻盯紧这位战士。许老师连续三个月在值班站岗的同时还要精神紧绷地看好那位小战士，高度紧张的状态加上原本较真的性格，使他难以管理自身的情绪，身心也接受着持续的折磨，一切终于在1973年1月爆发。在那样一个对癌症认识匮乏、对癌症深感恐惧与绝望的时代，许老师能清晰地认识自身，积极归因，这何尝不是最冷静、最睿智的思考者么？

在不断反思自身的同时，许老师也不断从实践中学习总结，概括出四条抗癌的建议，分别是治疗管理、饮食管理、情绪管理以及运动管理。在访谈中，许老师着重强调了治疗与运动管理。许老师跟着电视自学中医的针灸按摩，同时在康复过程中学打太极拳，几十年如一日的坚持让我们看到了现在身子骨依然健朗的许老师，他传递出的不仅是惊人的勇气与毅力，同时还有一种学习与思考的精神。他曾经谈到与癌症康复俱乐部会员分享心得时，总是简化自身患癌的经过，着重讲述如何与癌症作斗争，而这些都是许老师40多年抗癌经历所思所学的智慧结晶，他的建议与背后蕴藏的学习思考精神无疑会以特殊的方式传承下去，为许多深处纠结痛苦之中的癌症病人亮起一盏明灯！

关于抗癌阶段的认识，许老师独创地提出运用辩证唯物论与毛泽东思想来看待。在他撰写的文章《谈谈治癌、抗癌中的辩证法》中，他将抗癌分成三个阶段，分别为战略防御阶段、战略相持阶段、战略反攻阶段，分别以解决主要矛盾、实现矛盾的转化、完成从量变到质变三个角度与之相对应，从开始的手术化疗到之后与癌细胞的抗衡，再到最后经过抵抗力的积累使癌细胞几乎失去破坏性。许老师用毛泽东思想与辩证唯物论赋予抗癌全新的意义与指导思想，他谈论二者时神采飞扬，从容自信的面容在我脑海里始终挥散不去。又比如他谈到的治疗管理，他再次运用辩证唯物论分析中西医结合的好处，点明中医将人看作一个有机联系的整体，从根源处治疗，但花费的时间很长，不能应对紧急的情况，而西医基本上仅在"看病"而将人的身体割裂开来对待，无法从根本上解决问题，但对于处理紧急病情占有先机，因此中西医结合才是癌症治疗的最佳方案，切不可将二者割裂开。许老师将辩证唯物论与毛泽东思想落到实处，用以指导治癌抗癌，这种将理论运用于实践的能力何尝不是老一辈共产党人的优秀品质？何尝不值得我们后辈敬仰学习呢？

最让我钦佩的是访谈的最后一个问题，当问到他对上海市癌症康复俱乐部这种群体抗癌模式的看法时，他的回答令人眼前一亮。他不仅认为群体抗癌有利于癌症病人相互理解、抱团取暖以及寻求身份认同，他还视此为"现代医学模式的一个转换"。进一步来说，群体抗癌是医生与病人间关系的缓冲，拉近了医患间的距离，不仅帮助医生对病人进行疏导鼓励，有利于更好、更有效地治疗，同时也为病人普及基本的医疗常识以及分享抗癌的心得体会，减少了医患之间的摩擦矛盾。这种具有前瞻性的观点着实让人感到惊喜。试想一下，如果癌症病人能意识到这一点，医院能认识到这一点，普通大众能认识到这一点，那么癌症康复俱乐部乃至于整个抗癌事业定会迎来突破性的发展！从这方面来说，许连根老师无疑是一位先行者！

在口述访谈中，我发现每一次都能从受访人的不同经历中获得感悟与成长，这或许就是访谈的最大乐趣吧。笛卡尔曾说过"我思故我在"，只有不断地思考与学习方能找到自身存在的价值。许老师一生都践行着思考者与学习者的身份，在与癌症抗争的过程中寻得了新生，正如他自己所言："（癌症）虽然给我带来了巨大的创伤、痛苦、忧虑和烦恼，但同时也是一座人生的学校，我在这座学校中学到了许许多多做人的道理，懂得了人生的价值，也获得了人生的幸福和快乐！"衷心祝愿许老师继续闯出人生的新天地，奏响新的乐章！

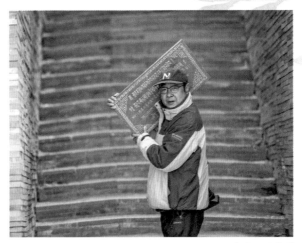

# 做我们该做的，
# 其他交给命运

访谈时间：2019 年 3 月 23 日
访谈地点：上海市长宁区镇宁路 405 弄 164 号上海市癌症康复俱乐部
受访者：王文平
访谈者：上海师范大学历史系本科生陆慧倩

口述者简历：

王文平，2010 年 8 月检查发现肝癌并于当月在中山医院做了切除手术。手术后的三个月就来到了上海市癌症康复俱乐部参加为期三周的抗癌系统学习。2016 年 1 月肝癌再次来袭，他接受了肝移植手术。手术后一年他再次投身到了癌症康复俱乐部的公益活动中去，用自己的事例告诉所有的癌症患者，癌症并不可怕，走自己的路，一切交给未知的命运。

# 癌症就像烂苹果

我有家族癌症史，我母亲就是因为肝癌去世。2003年的时候，我哥哥也被发现患肝癌，做了切除手术之后，半年又复发了，就做了肝移植。我以前不重视，喝酒没有节制，但是从那个时候开始，我就有意识开始戒酒了，还坚持基本上每三个月检查一次身体。所以尽管七年之后的2010年8月份我还是被发现患了癌症，但还算是发现得比较早的。

癌症分成早期、中期和晚期，我就属于比较早期的。早期的治疗，尤其肝癌早期的治疗，做一般的切除，就好像一个烂苹果，早期的时候就烂了中间一点点地方，我只要把这一小块挖掉就行。如果你没发现，不去挖，它就一直往里面扩散，烂到里面芯子的时候，就是晚期了，再挖也没有用了，整个苹果就坏了。

但是不管怎么说，那时我才46岁。那天拿到通知的时候，我还在医院里劝一个自暴自弃的人。我还在劝他说，你也不是很严重的，如果很严重，现在医学也很好的，没什么事。回到家之后，一个肝硬化群的兄弟姐妹们问我今天检查的情况，我那时候还没看报告，每三个月一次的体检麻木了，我自己都没看。我把报告给他们一读，他们说你这个报告好像有问题，叫我赶快去做核磁共振检查。

他们一说这话，我马上头皮发麻，麻了三天。之前我还在劝人家，没事的，现在医学很先进。但是轮到自己头上的时候，他们跟我一说，你这个报告好像不好，我就真的头皮发麻，是一种说不出的感觉。

第二天我马上就去中山医院做了核磁共振。做完后报告发下来，上面写着"肝MT"，我都不知道这是什么意思，都是医学上的术语。我马上把报告发到群里，群里的人也是似懂非懂的，说没事。实际上MT也是肝癌。因为我哥哥也在中山医院看病，他就马上找了一个主任医生给他看我的报告，那个主任很轻描淡写地说："病房有床位，进来做手术。"我当时都没回家，直接进病房，然后家里人再拿东西。就这样做了切除手术。

因为发现得早，切除完，情况都比较好，所以我也不用进行化疗、放疗，吃一些抗病毒的药就行了。这样我坚持了五年，到 2016 年年初的时候，就是我"五岁"的时候，我们袁会长甚至还给我办了一个"五岁"的生日会。当时我们俱乐部很大，一共有 7 000 平方米，有四个楼面，不像现在这里三层小楼，没地方做活动。我们有一个 700 平方米的小剧场，可以容纳 300 个人，就在那里办了一个联欢的"五岁生日会"。可是很快，2016 年 1 月份，我的病复发了。

我已经很注意身体了。要说原因的话，我觉得实际上因为我的肝当时切除了那一块之后，整个肝的质地还是不行，就是它的"土壤"还是不行。就好像一个苹果已经放了很长时间，虽然只烂了中间一块地方，就算切除了，其他地方也已经不太好了，所以我的病随时随地可能还要复发。我决定这次做肝移植，就在中山医院登记，3 月 21 日我换上了一个 26 岁小伙子或者小姑娘的肝，到现在正好三年了。

## 我们俱乐部

我为什么会来到癌症康复俱乐部？实际上真是巧了。

"肝胆相照"QQ 群里面有一个牡丹江的病友，她是肝癌，在东方肝胆医院开刀的，2009 年开的刀。过了一年的五六月份她来问我："你知道上海市有一家癌症康复俱乐部吗？"我说不知道。她说："这里面有学郭林气功的，我想去学，你能帮我去报名吗？"我就上网查了一查，上海市癌症康复俱乐部在杨高中路，从我家走过去大概就十分钟，很近，我都不知道有这么一个俱乐部。我说行啊，我帮你去报名。那时候我还没生病，我是 8 月份发现患病，五六月份去帮她报名。报完了之后不是立刻有培训的，排到了 11 月份。结果我就跟她一起去学郭林气功。

学校先是举办三个星期的培训。这个培训，不光是郭林气功，还有一些抗癌明星给你一些心理的疏导，一些娱乐活动，一些病种交流，什么都有。我们肝癌的跟肝癌的在一起交流，胰腺癌的跟胰腺癌的，肠癌的跟肠癌的，肺癌的跟肺癌的，好多种。

我刚进俱乐部的时候，正好是第74期班级。三个星期里大家吃住、听报告、练郭林气功都是在一起的。班级是要选班委和班长的。那天开会有几个人举手自告奋勇地选班委。大家都互相比较熟悉了，他们都叫我当班委。我刚开始还在推辞，后来他们说我年纪轻，让我当班委，我就当了。之后我们要从这些班委中间选一个班长出来，这倒没有人举手了，我说你们都不做那我来吧。我就当了第74期的班长，跟俱乐部的接触比较多。后来俱乐部的人认为我蛮活跃的，就让我先做了一年校友会副会长，然后马上就做校友会会长。

当校友会会长的时候，难忘的活动就比较多了。我们组织了好多大型的活动，其中比较多的是旅游活动。这些旅游活动对我们来说叫"移境疗法"，就是换一个环境。现在我们好多肿瘤病人，他们喜欢去海南，或者跑到浙江的山里面，换一个环境。因为肿瘤有一种说法是环境造成的。肿瘤生长出来之后，它有可能就是适合我们这种人，喜欢我们这样的生活方式。如果我们改变一下生活习惯，包括饮食、作息时间、爱好，改变一下环境，它就会不适应，就有可能不给肿瘤生长的机会。

所以我们那时候校友会有一年两次的旅游活动，大型的甚至会办五天七天。我们还有十几个兴趣小组，书画、歌唱、摄影、乐器、戏曲、自行车，样样都有，每个月都会组织每个小组办一次活动，到年底我们还会办联欢会，让这些兴趣小组自己做一些节目出来。当然这是我们校友会办的一些活动，我们俱乐部还有一次最大型的春晚。2012年在梅赛德斯-奔驰文化中心举办了一次12 000人的春晚，那次春晚是网络直播，还得了全国网络春晚的名次。还有一次是在云峰剧场，也是网络现场直播。

我们办这些校友会的活动，目的也就是让会员们忙起来，但不是累起来，忙到最后就没有时间去想自己的病了。好多生病的人为什么不肯出来，待在家里？你看，生我们这种病的人，男性走出来的少，女性走出来的多。我们做过统计，尤其我们俱乐部，我们这么多会员，来活动的人虽然多，但大多数都是女同志。她们走得出来，男同志走不出来。

但是我们有了这么一个走出来的方式，大家都忙起来，就没空去想癌症。我们自己做过一个统计，我们这些加入俱乐部的会员的五年癌症生存率，基本上可以达到百分之七八十。社会上也有人做过统计，在我们国家生癌症的，五年生存率不会超过40%。差距有这么大。当然我们这个数据不一定权威，但据我所知道的，我们这个班级，第74期，一共八十几个人，到现在九年了，真的百分之七十几的人都还活着。这就说明有这么一个群体抗癌的组织在这里，对这些病人真的是大有好处的。

这好处不仅是对俱乐部里的这么多人，对我自己也是的。我曾想过自己有可能会得这个病，但是没想到会来得这么快，简直不愿相信。先是怀疑，不相信，不愿意去接受这个现实，我还年轻，我还没玩够，我还有好多事要做，怎么这个病就来了？现在回过头想想，还是很害怕的。东方肝胆医院的院长吴孟超说癌症是一种慢性病，但实际上真的癌症落到我们自己头上的时候，这种恐惧是避免不了的。我们是经过了这些年俱乐部的群体抗癌，跟大家接触，才能慢慢地冷静地去面对癌症。

每个患病并且来到癌症康复俱乐部的人都会和我一样有这么一个过程，从开始的不愿意接受、不愿意相信，到后来的害怕、恐惧，再到后来冷静地去面对，再到最后的回过头来，自己投身到公益事业中间去激励别人，鼓励这些新的病人。这样的过程，我觉得是离不开俱乐部群体抗癌模式的。

## "你真的有台缘！"

我以前自学过吉他和二胡，在大学里没事干就弹弹古典吉他，是那种拨和弦的，很好听。我刚毕业的时候，买一把古典吉他要一百多块钱，一个月工资只有三十几块，完全不够，我都舍得去买。

我后来吹萨克斯是因为听了汪文斌老师吹的长笛，怎么吹得这样好听，跟花腔女高音一样！于是我就跟着他学吹长笛。学了一年多，碰到个怪事情，每次拿到长笛就打哈欠，到最后发展成想到长笛就打哈欠。于是就又买了萨克斯，开始练习萨克斯。平时我和汪老师合作演出，他是专业的，我学不像，我是纯粹出于一种爱好。

我本来是在机场做物流工作的，做空运进出口，跟海关、跟航空公司、跟一些地方打交道。实际上我在生病之前就已经辞职不干，4月份辞职，8月份生病。然后2011年1月份我就退休了，退休下来也没事干，就出去拍拍照片，因为喜欢摄影。但是后来我觉得拍照片太累，不光单反相机重，关键有时候拍照要找到好的景色，就得在那里等着。我到安徽宏村去，早上4点钟就在那里等村庄冒烟，想拍炊烟的景色，真又累又冷，我想想算了。萨克斯玩起来多好，在家里伴奏一放，就可以自娱自乐。所以后来我就跟着汪老师一起学习音乐，学习这些乐器。我朋友圈也经常发我自己吹的东西，学校、俱乐部的人都听，说我才学了一年多、两年，吹得真好！后来有次到武夷山，我们袁会长就说了，你这次去武夷山把萨克斯带着，你跟汪老师两个人合作，吹一首《真的好想你》。那天我就跟汪老师两个人上台吹了《真的好想你》，汪老师自己改编。全场轰动，确实是引起了场上场下的互动。那天演完了之后，第二天我去饭店里吃饭，遇到了一个以前在央视里工作的老师。那个老师一看到我就说，昨天吹萨克斯的是你吧？我说是的。他说你这个人哦，真的有台缘。我没明白过来，这可能是他们一句术语。台缘就是说你这个人往台上一站就有人缘那种感觉，大家都很感动。就在今年元旦，我们在第十人民医院还进行了一场合奏。

## "一切交给命运"

下面是我的一些抗癌经验。

首先我觉得不用忌口。好多中医都说要忌口，鸡不能吃，鹅不能吃，海鲜不能吃，这个要发的喽，那个要怎么样的喽，我觉得啥都可以吃，只要适量，不要过量。我相信一个正常人如果吃多了那些东西也会生病，更何况一个病人。所以什么都可以吃，不要太在乎，要有适当的营养、适当的运动、正常的检查，开心地去活着，就够了。不用去担心这个担心那个。

我记得我刚进俱乐部的时候，去参加区俱乐部的活动，中午一起吃饭，旁边坐了一个六七十岁的病友，他问我这是什么菜，我说这个是海鲜。他说不能吃。那个呢，羊肉？他说不能吃。这个呢，辣的呢？他说也不能吃。我说，你什么情况？他说不大好。我说，你几年了？六年了。六年不是蛮好吗？不行，六年没停过，一直在复发、治疗。我说你这也不吃那也不吃，不还是照样在复发？吃，少吃点，没事，不用怕。你这个不吃那个不吃，实际上营养就不平衡了。再说，我们这几年生病下来都知道，肿瘤这个东西它是基因突变产生，并不是吃一点蚕豆海鲜就能发的，和皮肤病不一样。

对于不断增加的新病人，我觉得他们要积极地生活。因为生命不仅有它的长度，我们更要注重它的宽度。你说我活个90岁、100岁，整天生活质量一点都没有的，有啥意义？我活个60岁、70岁，但是我这一生中，我觉得有好多值得的、有意义的东西，那就够了。所以不要光在乎生命的长度，我们更要注重它的宽度。

我们不是跟时间赛跑，我们要拖住时间。现在的医学越来越发达，好多新药正在被研制出来。说不定再过两年，我们这个病就不是什么不治之症了，就和感冒一样，只要吃点药就好了呢？那我们当然要拖住时间，不跟它赛跑，慢慢来，调整自己的心态，相信自己，相信科学，相信现在的医学水平。所以我们不用怕，真的不用怕，加入这个组织，群体抗癌，那就一切都有可能。

患了癌症，就要积极地面对。我说过患病之后有一个过程，从将信将疑，害怕，到冷静面对，这么一个过程很正常。你对每个刚开始得病的人说不要怕，这是很难的，不可能的。生了这个病的人都知道，就算说癌症不等于死亡，也已经接近死亡，你要让他一点不怕，这不现实。所以怎样去面对？积极治疗，做到我该做的，这才是更重要的，其他的就交给命运。我走我的路，我做我该做的事情。

我当时生病也是这样。当时生了这个病，知道复发了之后，真的忍不住了，哭了。我第一次都没怎么怕，但是第二次我忍不住了。因为复发前我去了俱乐部，看到的病人比较多，我知道复发对一个病人的打击比第一次更大。为什么？因为复发了，就说明病情还在发展，没有及时控制住。但我哭了之后，我老婆和我朋友跟我说："哭有用吗？如果你的病通过哭能哭得好，我们陪你一起哭。你哭三天能够好，我们陪你；你说一个星期能哭好，我们也陪你。"但是哭没用。那怎么办？只能积极地面对，做我们该做的，其他一切交给命运。

我记得，"一切交给命运"这句，来自2017年我们在上海演的话剧，叫《哎哟，不怕》。我们在白玉兰剧场连演了19场，请了一个专业演员，还请了四五个业余的话剧演员。我也受邀去演话剧。我是作为一个纯粹没演过话剧的人上台去演。他们说我演话剧很有天赋，说我在上面演话剧的那种表情，甚至于那种放松的状态，比有些专业演员都在行。我说这个倒不是说我有这个能力去演话剧，我只是觉得这是在演我自己。因为我能有这种亲身的体会融入其中，所以我才能放轻松去演。而且这台话剧的导演也是我们癌症康复俱乐部一个五年的肺癌生存者，更能让我有亲身经历的感觉。话剧里有句经典的台词，"一切交给未知的命运，我走我的路"。

最后，很多人都说希望俱乐部越办越好，我倒是希望俱乐部能够越办越差。因为越办越差说明得癌的人少了，没人来了，那不是更好吗？我们原来在杨高中路有几千平方米，有很多功能厅，办活动很方便。现在我们要办一些活动根本就没有地方，要东去借西去借，借了还要钱。这里实际上没有收入，我们没有产业可以做出来拿去卖钱的，都是靠一些公益资助，没人资助就不行。所以我是希望我们俱乐部能够越来越差，没人来，大家都不生这个病就好了。

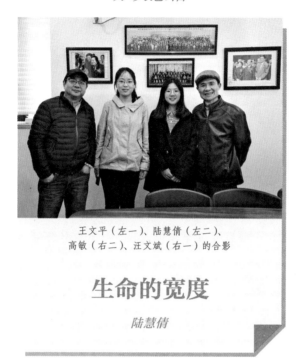

王文平（左一）、陆慧倩（左二）、
高敏（右二）、汪文斌（右一）的合影

# 生命的宽度

*陆慧倩*

　　这是我第二次来到上海市癌症康复俱乐部。与前一次访谈有所不同的是，这一次两位受访对象都是男性：一位是王文平老师，年龄 55 岁，较年轻，另一位汪文斌老师却是 70 多岁，差别很大；但王老师的抗癌道路已有 9 年，汪老师只有 5 年。虽然病种不同，一个是肝癌，一个是肺癌，患癌年龄也不同，在俱乐部待的时日也不同，但两位老师常常合作，一个吹萨克斯，一个吹长笛，为社会人士和广大病友们送去精神的鼓舞。

　　王文平老师是上海浦东人，他在 46 岁时发现自己得了肝癌。由于有家族遗传，他一直注意身体，包括戒酒、不通宵、吃中药，等等，从 2003 年就开始吃中药，一直到 2009 年。然而王老师仍旧不幸地患上了癌症。幸运的是由于三个月一次的定期体检，王老师的肝癌在早期就被及时发现，及时手术切除。他在朋友的推荐下，来到了上海市癌症康复俱乐部，通过三周的郭林气功的培训调养生息，强健体魄，还学习了很多有关癌症的知识，得到了抗癌明星的心理疏导，还参加了很多文娱活动。这种群体抗癌的模式让王文平慢慢地冷静下来，从一开始的不愿意接受、不愿意相信，到后来的害怕、恐惧，再到后来冷静地去面对，再到最后的回过头来自己投身到公益事业中间去激励新的病人，这样一个过程离不开俱乐部的这种群体抗癌模式。

这是我又一次听到癌症康复俱乐部的成员认同群体抗癌的模式。之前访谈的两位老师无一例外地都对它表达了称赞和认同。按照王文平老师的话来说，俱乐部就是要让你忙起来，不是疲惫的忙，是快乐的忙，忙得忘记自己得了癌症，忙得忘记自己还能活多少天。

我印象最深的是王老师关于癌症的两段比喻：

癌早期的治疗，是一般的切除，就好像一个烂苹果，早期的时候只坏了中间一小块地方，那就只要把这一小块地方挖掉就行。如果不挖，它就一直往里面扩散了，烂到果芯的时候就等于中晚期了，这时候挖也没用了，整个苹果就坏了。

苹果坏的时间已经很长了，虽然只烂了这么一块地方，切除了，但是其他地方也已经不大好了，所以随时随地可能还要爆发出来。

可能是这个原因吧，六年之后王老师的肝癌复发了。复发对一个病人的打击要比第一次更大，王老师得知以后忍不住哭了。但他知道，哭不能解决问题，只能积极地面对，做自己该做的，其他一切都交给命运。

王老师说，生命不仅有它的长度，我们更要注重它的宽度。如果一个人活了 90 岁、100 岁，却没有生活质量，是没有意义的。如果只活了 60 岁、70 岁，但是生命中有好多有意义的东西，那就够了，要活得精彩。

最后我们还看了两位老师合奏的视频。他们在十院面对着病床上的癌症患友，一个吹长笛，一个吹萨克斯，欢乐悠扬的音乐在医院里传开，给病友们的脸上带来了喜悦的笑容。受采访的癌友们纷纷表示，看到自己的前辈们还在积极面对生活，感到癌症没有那么可怕了。

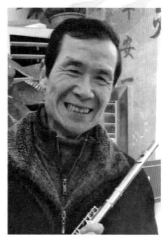

口述者：汪文斌

# 我又开始
# 吹奏长笛了

访谈时间：2019 年 3 月 23 日
访谈地点：上海市长宁区镇宁路 405 弄 164 号上海市癌症康复俱乐部
受访者：汪文斌
访谈者：上海师范大学历史系本科生高敏

口述者简历：

汪文斌，1968 年毕业于上海音乐学院附中，分配在上海京剧院样板戏《龙江颂》剧组担任长笛演奏员工作，2008 年退休。2013 年单位体检，查出患肺癌，做了右肺切除手术。2015 年随上海市癌症康复俱乐部艺术团赴意大利米兰参加世界博览会演出。2016 年随艺术团赴澳大利亚演出。曾任中国管乐协会上海分会会员，上海音乐家协会会员，中国特长生教育发展联盟、全国特长生组织委员会专业测评组评委。现任上海市癌症康复俱乐部文体联合会副秘书长、上海宜音乐团团长兼指挥。

# 偶然发现癌症

我出生于 1948 年，家中兄弟姐妹六人，三男三女。我的籍贯虽然是浙江宁波，但我出生在上海，所以还是一个土生土长的上海人。我就读于上海音乐学院附小和附中，在校期间学习的是长笛。我毕业时正逢"文化大革命"，上海音乐学院暂停招生了，因此原本一条龙的教育模式停掉了，我也就没有到本科。从音乐附中毕业以后，我就被分配到上海京剧院了。当时在搞八个样板戏，需要西洋乐器，我就理所当然地进入了样板戏剧组从事样板戏编排了。上海京剧院当时有三个剧组：一团是《智取威虎山》，杨子荣上山打虎；第二个团是《海港》，马洪亮和上海港；第三个团是《龙江颂》，反映农村题材的，也就是我当时在的那个剧组。之后我就一直在京剧院，也是在那退休的。

我发现自己患癌是很偶然的。京剧院每年都会有职工体检，那时候的体检没有检查癌细胞的项目，所以没有查出来。后来，京剧院换了一个领导，在那年的体检中增加了一个癌细胞的项目。所以在 2013 年的单位体检中我被查出我的癌胚抗原指标有点偏高，体检中心就告知了我的领导，领导就来通知我。我当时也没当回事，指标高一点无所谓的。但是后来因为体检中心一直在催促我去复查，而且那时候我家里人也着急了，我就到医院去复查，复查确诊就是肺癌，这样我才偶然发现自己患上了肺癌。

我知道患癌以后，心里是很惊恐的，因为那时候我还在从事教学工作，学生也很多，正是我事业一帆风顺之时。而且在这之前，我什么生病的征兆都没有，就是这么在体检中查出来的。听到自己得了癌症以后，人的心理防线就完全崩溃了。我也不知道自己的癌症处于什么阶段，只知道是癌指标偏高，所以就又花了 8 000 元去做了一个自费的 PETCT，对自己的病情有了进一步的了解。在确定是肺癌以后，我就进入医院准备做手术，在这个阶段我想得蛮多的。我就在想我还能活多久，因为这是绝症，癌症就等于死亡，我以后该怎么办。我心里很郁闷，为什么癌症偏偏降临在我头上，那时候的我整个人处于一个非常绝望的状态。

## 曲折抗癌路

在确诊肺癌之后，我立即住院进行治疗。我的治疗过程也是一波三折。我的一个朋友，他也是癌症康复俱乐部的，跟我一样患的也是肺癌，他生病时我还去看过他。他得知我生病以后就向我介绍了一个胸科医院的主任医师，我就去了，一切准备妥当后，就准备手术了。但是手术当天我的主治医生却来通知我出院。当时我的家属已经把术后需要的东西都准备好了，麻醉师也到了。听到医生的话，我大脑一片空白，不知所措，我的家属都惊呆了，傻了半天。后来家属就和医生吵了起来，想让医生给我们一个理由。事后我才知道，因为我的肿瘤生长的位置比较偏，主治医生没有把握，他不愿意冒风险做手术。我的一个在部队的朋友知道我那天要进行手术，当天晚上打来电话询问我的情况，我的家人告知他我并没有做手术。他知道这个情况后，让我去找一个同济医院的医生。那时候的我是不愿意去的，我的心态非常差，因为专业胸科医院而且是通过关系介绍的主任医师都放弃我了，当时我就想，我还有什么救呢？再给我介绍医院和医生，我都是不愿意相信的。但是我家里人抱着死马当活马医的心态，希望我去试试，于是我在很无奈的情况下就去了。

到了同济医院，我在医院大堂里挂的医生宣传表上都没能看到这个医生的名字，毕竟每个医生都会有介绍，相关的科室和从业经历，于是我的心态更坏了。但我家里人劝我，既然已经到了，就去找一下医生。后来好不容易在就诊室找到一位姓高的医生，简单寒暄后，他开始看我的病历，询问了我一些基本情况后，开始和助手分析我的病情，最后他告诉我，他可以给我做手术，而且很有把握的样子。他这么贸然的决定让我心里一冷，上海胸科医院的医生都不敢做的手术，他倒是很干脆。后来高医生就向我解释每个医院每个医生对相同的病情有不同的判断和理解，每个人的见解不同，所以他能够给我做手术。我觉得他讲得很有道理，心里又产生了希望。果然后来的手术很成功，肿瘤被切除了，没有其他的波折。手术后医生告知我，因为我的右肺被切除了三分之二，所以今后我再也不能从事我的专业了。

手术后我又进行了四次化疗，同时还服用中药进行调理。当时还在病房里的时候，我们这些生病的人都在互相交流经验。有人说，西医通过手术将肿瘤切除以后，医生就没有什么其他的辅助药品帮助你进一步康复，只需要慢慢调养就是了。于是我就开始了中医调理，去了朋友介绍的上海中医院，进行了一阶段的调理。

## 与俱乐部结缘

经过一段时间的调理以后，我的朋友觉得我术后康复了，就把我介绍到癌症康复俱乐部去了。其实一开始俱乐部对我而言没有任何吸引力，纯粹是朋友介绍。另外就是我手术以后没什么事情做，那时候已经退休了，没精力继续给学生上课了，生了一场大病后也没人找我学习演奏长笛了，所以我就想着来这里打发时间，顺便可以静养。而且我朋友推荐说俱乐部里面有一套郭林气功，是对身体有一些帮助的，可以帮助提高人体的免疫力。于是我就报名了，加入了上海市癌症康复俱乐部。

进入俱乐部以后，一次机缘巧合，我重新开始了长笛演奏。当时的俱乐部下设有一个康复学校，举办一期一期的学习班。每一期都有一个开学典礼、一个结业典礼。在结业典礼时会有文艺表演。在学习班中，我比较活跃，乐在其中，也愿意向大家展示我的才艺。大家都熟悉了，就会有更多交流，就一起分享有什么忌口或者可以提高免疫力的方法。本来我两眼一抹黑，不知道该怎么办，但是通过和大家的交流觉得生癌症并不可怕，在俱乐部里面嘻嘻哈哈笑笑，一天就过去了，心态也慢慢转变了。正是因为文艺表演这个契机，我想试试重新拿起长笛。在吹长笛前，我的心里还是很矛盾的。因为医生明言我不能再吹长笛了，但是想着长笛是我学习了一辈子的专业，不能就这么放弃了呀！我就抱着试试看的心态上台了，我一上台以后就什么都忘了，在台上的感觉也找回来了。经历过这次演奏之后，整个人的精神面貌有很大的改变，我感到很高兴。我感觉到我还有这个能力，我还能演奏。虽然肺被切除了一部分，这是客观事实，但是我可以多吸几次气自我调节来弥补。就这样，我又开始吹奏长笛了。

## 丰富多彩的活动

在俱乐部中，我参加了许多活动。俱乐部里有个艺术团，我是其中一员。艺术团有什么活动，一般我都会参加。我经常和团里面的蒋老师合作，我们俩一个吹长笛，一个吹竹笛，中西结合，去参加一些社会上的慈善义演。印象最深刻的是，有一次我到北京参加一个养生节目的采访，我和观众分享了一些我的经历，底下的观众，有的是本人患病，有的是家属患病，听了我的讲述以后感触良多，他们觉得我的讲述比起医生专业性的理论让人有亲切感，让人有一种近距离的接触，产生了很大的共鸣。所以，在这个方面我希望自己以后有条件的话能多做一些鼓励，多做一些宣传，用自己的经历为别人带去一点关怀和奉献。

后来康复学校的校友会和康复俱乐部合并了，原下设于校友会的兴趣小组全都归并进了俱乐部，成立了文体联合会。在文体联合会成立后，我担任了文体联合会的副秘书长一职，我会尽自己所能帮助兴趣小组改编节目。比如，去年清明节，俱乐部在福寿园有一个千人送葬活动，大概有一千人参与。那次活动是在特殊的场合，所以节目不能搞得很欢快，要跟现场的气氛相吻合，要很沉重的那种。我就选择了《送战友》这首歌，我把它进行了改编，纯粹是"阿卡贝拉"式的演唱形式。演出的时候，因为特殊的场合，而且唱得很感人，引起了小小的共鸣。当唱到"战友啊战友"时，现场很多人都流泪了，非常感动。当时我在台上看不到，我下台以后好多人跟我说这个节目太好了、太感人了。我想，只要我写的东西还能够给人带去力量，能够感动人家，我还会继续努力去做的。

## 癌症观的转变

我非常认可群体抗癌这个模式。因为患癌以后，一般人都不敢开口，也不会交流，就好像会传染似的。但是在俱乐部里面，人们敢于说出自己的病情，不像很多人会把癌症藏着掖着。这里有很多的病友，我们一起讨论病情，一起分享自己的抗癌经验。所以俱乐部提出"群体抗癌"的口号，把孤立的个体联合起来变为一个整体，对我们调整心态特别有好处。一个人闷在家里的话，就会有很多的疑惑无法解答，会想"我还能活多久"，而在俱乐部里面，可以通过和成员的交流和经验分享解答自己的疑惑，经历过相同情况的病友会宽慰你，自己紧张的心情也会得到放松，这是一个很大的收获。

而且俱乐部每个月会有病种交流，邀请医院的专家来开设专科讲座，会给大家带来专业的建议。这种交流带给每个人正向的能量，而不是自己在寻找答案。在大家比较熟了以后，我们之间的交流就不单单是病种方面的问题了，更多的是一种心态方面的交流。我要告诉新的病人，癌症不等于死亡，跟我们最初认为的"我完了，我得了癌症肯定等死了"完全是两个概念。癌症并不可怕，调整好心态才是关键。因为心态等于免疫力，免疫力一低，就很难调整，免疫力调整好了，心态好了，病就能一点点治好。

我参加俱乐部已经五年了，和这么多同事成员们一起工作，我自己最大的体会就是人的活动要规律，不能超过极限，平时自己的作息表一定要掌控好。当时我就是不停地给学生上课，从浦西到浦东，从上海到外地，不知疲劳，但实际上人的体能已经在下降了。所以一定要注意自己体能的变化和每年的体检。

另外，癌症后的第五年是一道坎，但过了五年后也不等于是完事了，要警钟长鸣，注意锻炼、饮食各方面的东西，心态也要调整好，我跟病友交流也是这么说的。我周围一旦有人检查出有什么问题，我就会让他们把资料发给我，我会找医生咨询一下，再把结果告诉这些朋友或者病友，尽自己所能帮助他们。

最后，现在的俱乐部一年比一年好，比如说管理上一点点规范起来，跟社会上的接触也越来越广，尤其是和医院有了一定的联系和接触。现在患癌的人越来越多了，俱乐部会在医院开展一些活动，给住院的病人一些安慰和帮助。我们是弱势群体，但是能够以这个状态为社会做一些事，我感到很高兴。我现在还是上海市志愿者，有活动我都会积极参加。我希望俱乐部能越办越好，要让社会认识我们癌症病人这个群体。我们人废了，但是我们的心没有废，还是能尽自己的能力为社会做点贡献。

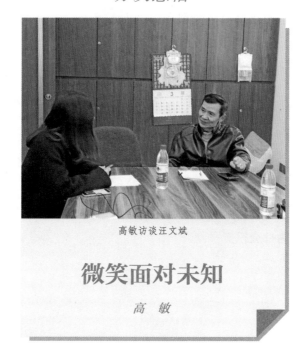

高敏访谈汪文斌

# 微笑面对未知

高 敏

这是我第一次进行采访，第一次来到上海市癌症康复俱乐部。癌症康复俱乐部在一个小区里，只是一栋小楼，但就是这一栋小楼包含了很多的故事。因为是第一次来采访，其实我心里还是很紧张的。我的受访对象是一名长笛老师，名叫汪文斌。汪老师今年已经70多岁了，但看起来很年轻。和他一起受访的还有王文平老师，他们俩经常在一起演奏，一个吹长笛，一个吹萨克斯，参加一些公益演出和慈善活动。汪老师很健谈，还没开始采访就已经侃侃而谈了，这一定程度上缓解了我心里的紧张。

汪老师发现自己得肺癌是一个偶然的机会，因为单位体检增加了一项检测癌细胞的项目，这才让汪老师知道自己患上了癌症。据他的回忆，他当时是崩溃的。因为这个病来得很突然，让人猝不及防，整个人处于一个郁闷的状态。在确诊患癌以后，他就开始了抗癌之路，他的治疗过程可以说是一波三折。幸运的是，经过一次手术和四次化疗以及后期的中药调理，汪老师逐渐恢复了健康。但是手术切除了他三分之二的右肺，医生在手术后告诉他以后不能再吹奏长笛了。

在朋友的介绍下，还带着学习郭林气功的想法下，汪老师来到了癌症康复俱乐部。来到俱乐部后，他找到了朋友，在这里他重新开始演奏长笛，心态逐渐转好，变得越来越乐观。他从开始的恐惧和郁郁寡欢中走出来，不再惧怕癌症，并且投身到各种慈善文艺活动中，为更多的病友分享经验，带去一份温暖和关怀。

对于这种群体抗癌的模式，汪老师非常认同。在这种群体抗癌的模式下，他们会走出自我封闭的状态，走向人群，把一个个独立的个体变成一个整体。在人群中，他们会忘记自己是一个病人，他们也有很多的事情可以做，他们会忙碌起来，和以前一样充实，不会再去想自己还有多久可以活，不再恐惧，不再害怕。据俱乐部的统计，在群体抗癌模式下的五年生存率达到了75%，这是高于社会平均的一个数字。我想，这也是俱乐部组建的最大目标吧！

听完汪老师的故事以后，我的感触很深。因为几年前我的妈妈被确诊了胰腺癌，那时候的我并不了解癌症是什么，不觉得多么可怕，也不知道当时妈妈心里都在想什么。听了汪老师的分享以后，我觉得妈妈当时也是一样的，担心着自己，担忧着未来，还在心疼着自己的家人。在病魔面前，每一个人都是渺小和无力的，我们只能做好自己那一份，微笑面对，剩下的都交给命运。

生命无常，每个人都不希望自己或者亲人遭遇病痛的折磨，但有时候疾病就在未知的某一天来了。因为生活有很多不可预测性，我们也不知道明天和意外哪个先来，什么时候疾病甚至是癌症就会降临到我们身上。海德格尔说：

"人是向死而生的。"可是疾病真的来的时候，没有人是能够真正笑着面对的，我们还是会慌张害怕。癌症带来的痛苦是真实的、绝对的、无可抵抗的，所以当我们还有健康的身体时，我们应该珍惜，保持健康自律的生活习惯。当疾病来临时，不要太害怕，尽可能微笑，因为生命还有很多精彩等着你。

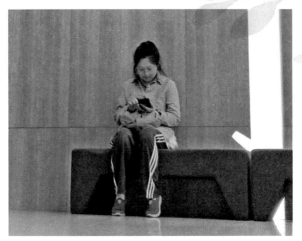

口述者：刘慧春

# 余生唯愿
# 身边尽是良师益友

访谈时间：2018 年 8 月 14 日

访谈地点：上海市长宁区镇宁路 405 弄 164 号上海市癌症康复俱乐部

受访者：刘慧春

访谈者：上海师范大学中国近现代史专业研究生王言言、历史系本科生朱艳

口述者简历：

刘慧春，49 岁，乳腺癌患者。兴趣爱好广泛，痴迷新鲜事物，性格内敛，喜欢独处。

# 患癌与复发

2015 年 4 月份，我第一次查出来患有乳腺癌。2017 年 6 月份复发。

2015 年 4 月 13 日，这个日子我一辈子都不会忘记。从这一天开始我从一个正常人变成了一个癌症病人，从这一天开始我的人生被全部颠覆。

记得白天工作的时候，我还一切正常，晚上睡觉前也没有觉得哪里不舒服。半夜里却突然被一阵阵的刺痛痛醒，用手一摸，发现乳房上鼓起了一个小鸡蛋大小的肿块。第二天就去医院做了检查，医生判断可能不是良性的东西，具体要等报告出来。两天后拿到报告，我被告知是乳腺癌。我又去了第二家医院再次检查，还是被确诊为乳腺癌。

从第一个医生开始，所有的医生都告诉我，我患的是恶性的肿瘤，但是我就是不愿意相信，总觉得是医生搞错了。因为我大姨也是查出来是恶性后去开了刀，但等到病理切片报告出来后又说是良性的，我认为我可能也会像我大姨一样，是医生误诊了，所以当时还是比较乐观的。开刀的当天我的病友也戏剧性地发生了我大姨那样的情况，那时我就在想，我应该也会是这个样子的。但是很不幸，我的病理切片报告依然是恶性的。接着我就入院治疗了。

发现我患癌后，我的父亲几乎是瘫在床上下不了地，一直到我第一次化疗后回家，父亲才渐渐好起来。母亲也一下子老了十几岁。因为要照顾全家，所以母亲总是在白天坚强地支撑着，晚上却整夜整夜地睡不着，替我担心着。对儿子，我只说了是去做手术，并没有告诉他真正的病情。在治疗的二十几天里，我也没有让儿子来医院看过我，怕吓到他。为了让我的儿子能够正视我化疗后的脱发，我还对他进行了心理辅导，让他不要怕，告诉他，妈妈只是治疗期间因为药物的原因脱发，等治疗完了，头发自然就会长出来了。因为当时我的父母年纪都大了，儿子还少不更事，所以我就跟治疗我的医生们要求，所有的术前、术后的谈话、签字、讨论治疗方案等全部由我自己负责。

第一次我的治疗方案是选择了保乳、腋下淋巴前哨清除手术。之后只做了一次大化疗就造成了肝损伤，在经过两周的保肝治疗后又勉强做了一次小化疗，却造成了肝脏的第二次损伤。继续入院保肝一个月后，我被告知所有的保肝药物均已对我无效，医生说我只能靠身体自身的修复功能来修复受损的肝脏，建议我回家慢慢调养。这一修复过程长达两年，期间因为肝脏受损，造成了肾脏、脾脏、胆等脏器的功能性损伤，经过反反复复的保肝、保肾、调理脾脏、疏通胆囊，最终在肿瘤医院胡夕春教授的评定下放弃了化疗。因为就当时的身体状况而言，如果继续化疗的话，我很可能会死于肝衰竭。不能化疗后，我进入了下一阶段的治疗。因为保乳手术需要进行放疗，所以我做了30次的放疗，造成了甲状腺结节、乳腺结节、肺结节和纤维化。另外激素依赖型的癌症是需要长期进行内分泌治疗的，因此当时我就选择了费用最低的三苯氧胺。

住院期间，家人主要负责帮我送送菜，陪我聊聊天、散散步。我们当时都天真地以为开完刀以后病就好了，只要修养一段时间后就会像正常人一样了，并不知道后面还要经历那么多的治疗，而且还要终身防复发、防转移。癌症毕竟是很复杂的，医生都没有搞清楚，更何况是我这样的白丁呢？即便是从书本或是互联网上查到了一些知识，也因为没有亲身的经历而不知所云，所以我基本上是跟着医生的节奏，一步一步地走。当时根本不知道害怕，因为永远都只知道当下，不知道后续会面临什么；永远都是在行进中，没有停步喘息思考的时间；永远都是在面临对新知识的查询、学习、消化，而后做出选择，没有可依靠、可参照、可咨询、可信任的权威来帮助和借鉴。无知所以无畏，至今想来还是有许多的决策是错误的，如果可以有一次重新选择的机会，也许就不会走这许多的弯路了。

2017年6月份，我因参加上海市中医医院的课题，在体检时被查出复发，去肿瘤医院复查确诊后接受了根治手术，因腋下淋巴没有转移，所以只升级了内分泌治疗方案。

## 康复过程中的思考

我患癌的原因总结出来主要有两方面。一方面是因为我有癌症性格，就是对自己要求太高，总想做到最好，让所有的人都挑不出毛病。但是事实证明你不可能做到让所有的人都对自己百分之一百的满意的，就算是自己也不可能对自己百分之一百满意，因为每个人成长的环境，知识的架构，人生的经历，对待事物的看法、想法、观点，等等，都会不一样。即便是同一个人，在不同的年龄段、在不同的环境中、在不同的心情心境下，对待同一种事物也会从不同的角度得到不一样的结果。所以你永远都追求不到百分之一百的，那么就要学会放弃，放过自己。要么让自己接受所有人从所有角度产生出来的所有结果，要么就只跟随着自己的心去做自己想要的结果。另一方面就是环境、自身免疫力、饮食习惯、生活习惯等的原因。我打小身体就弱，一直到发育后体质才渐渐地好起来，所以我其实一直是处于一种亚健康的状态。从小我还喜欢挑食，喜欢的东西拼命吃，不喜欢的东西一口都不碰。还有就是懒，得病前我一直都信奉着"能坐着就坚决不站着，能躺着就坚决不坐着"的原则，能偷懒就偷懒，实在逼到没办法了才会去动。至于运动，更是三天打鱼两天晒网，高兴了就拼命练，没心情了就忘得一干二净。为了赶游戏进度，我还经常熬夜。再加上当时办公室里的甲醛含量比较高，工厂还会产生粉尘和有害气体，这些对身体都是有巨大伤害的。我记得当时只要一进办公室的门就会辣眼睛，呼吸不顺畅，眼泪、鼻涕止都止不住。到工厂后，粉尘和产生的气体等也会辣到眼睛，导致呼吸障碍。近年来对环境污染说得比较多，人们的意识也加强了，可对当时的我来说，对甲醛、粉尘和有害气体等的认知只是以为开窗通了风，或者离粉尘和有害气体远点就没有问题了，并不知道会对身体造成这么大的影响。

我自身的免疫力较低，再加上甲醛、粉尘和有害气体等的长期侵蚀，各种不良的生活习惯，单一的饮食，不锻炼，常常偷懒，最终就造成癌症一下子爆发出来了。得病后我知道了免疫力是关键，免疫力正常的状态下你可以去任何环境不好的地方，可以挑食，可以不运动，可以熬夜……但是如果是像我这样本身就是免疫力比较低的，或者是亚健康的人，那么就要远离这种环境不好的地方，要保持良好的心态，要均衡地饮食，要科学地锻炼，要保证充足的睡眠……因为只有这样，癌症才会远离你。

不过，现在的人对知道自己得癌症后的反应和以前是不太一样了，毕竟现在的医学比较发达，查出来的也大多是早期，或是中期，晚期基本上很少，死亡率也比以前低了很多。况且乳腺癌本来治愈率就高，就算复发转移了，也没有恐怖到马上就要死掉的程度，所以大多数人的心态还是比较平稳的，只有少数人会觉得天都要塌下来了。我们班级就有一些已经复发转移的，或是本来病就比较严重被医生放弃的，通过习练郭林气功，做些自己喜欢的事情来改变悲观的情绪，提高自身的免疫力，学会与癌共存。他们先将病灶控制住，然后改善身体的机能，改善生活的质量，一路走来很艰辛、很艰苦，却依然不曾放弃，至今还在与癌症不懈地抗争着。现在我们国家还将癌症划归为慢性病，就跟心脑血管病和糖尿病一样，所以当得知自己患上癌症后，应尽早地去规范治疗，调整好心情，用知识来武装自己，做好长期的战斗准备。先确保自己还能活着，因为活着才有希望。

至于乳腺癌的手术，我当时倒不是一定要保乳的。因为我之前单位的项目经理的爱人也患有乳腺癌，等所有的治疗都结束后，去肿瘤医院评定发现过度治疗了，所以我就特别怕自己也走这条弯路。还有就是单侧乳房拿掉后会影响到脊柱，我就想要么一个都不拿，要么两个都拿掉，因为我的癌种对侧生的概率很高。我现在另一侧的乳房评定在三级，还属于良性，四级就是癌症了。但是你永远都不知道这个三级什么时候就会变成四级。在中国，只要没有被评定为癌症，医生就不会同意开刀治疗的，所以只有一直随访了。保不保乳还要看个人的情况而定，有保乳条件的，心理也不会因为保了乳而纠结影响到心理健康和正常生活的，就可以选择保乳。

进了上海市癌症康复俱乐部后，我听到了专家教授们的讲课、志愿者老师和抗癌明星们的抗癌经验分享、同病种病友的经验交流后才知道，原来抗癌、防复发防转移并不是那么简单的，每一步的选择都需要靠知识的累积，并且还要结合自身的实际情况来做出最适合自己的、让自己付出最少代价的决策。每个人的抗癌之路都不一样，有的人会很平顺，有的人却会反反复复、兜兜转转，所以还需要培养自己的耐心和毅力，不冒进、不急进，学会放弃、学会平衡。

## 加入上海市癌症康复俱乐部

我在放疗期间就已经知道上海有一个专门针对癌症病人的俱乐部了。记得当时病房里很多的病友曾相约一起去报名参加上海市癌症康复俱乐部，但是后来因为不知道要收取费用，就以为是碰到骗子了，最后就都没有报名。一直到我所有的治疗都结束了，身体也恢复得差不多了，出去走动的时候，碰到我的邻居问起我为什么不参加上海市癌症康复俱乐部，我才知道是真的有这么一个专门针对癌症病人的俱乐部，不是骗子。然后就去咨询了入会的条件、所需的资料等，整理好后去报了名。当时上海市癌症康复俱乐部的会费是 1 年 50 元。

因为我是所有的治疗基本结束以后才来到俱乐部的，所以受益比较少，不像还在治疗中就来的会员，他们可以少走许多的弯路。未进俱乐部前，我压根就不知道有郭林气功，是等上了课以后才知道郭林气功的。我们班级有好多会员都是冲着郭林气功来参加俱乐部的，据他们说，郭林气功是癌症病人的保命功。

2016 年的 3 月份，我加入了上海市癌症康复俱乐部，同年 4 月份参加了俱乐部举办的三天冬令营。俱乐部的夏令营和冬令营主要是针对新会员的，它把康复训练班 21 天的课程精减、浓缩到 3 天，让新会员大致了解到群体抗癌是怎么一回事。我当时参加的是冬令营，也是住在杨高中路的。杨高中路场地被收回后，俱乐部就只能去申请公益项目了。2018 年的夏令营就是在"蓝天下的至爱"公益项目和两家爱心企业的资助下完成的，所有参加夏令营的新、老会员三天的全部费用都是免费的。

那年 10 月份，我参加了康复学校第 99 期的康复训练班。我们第 99 期康复训练班的课程一共是三周，每周一到周五，都是住在杨高中路的。康复训练班早上的课程都是教授郭林气功。每天清晨，袁正平会长和李守荣老师会带着大家一起练郭林气功。下午的课程就比较丰富了，包括袁会长上的"第三人生"，专家教授教你如何预防复发转移的课程，营养师教你怎么吃的课程，从国外引进的音乐疗法、精油按摩、戏剧疗愈，心理干预，抗癌明星的经验分享，同病种病友之间的交流，学唱康复学校的校歌，学跳十六步和手语舞蹈《让爱传出去》，等等。

让我最感动的是第一天志愿者老师们的亮相。一排十几个老师站在台上，活生生的，自信满满、神采飞扬地告诉我们，他们分别得的是什么癌，康复多少年了，现在在俱乐部、康复学校里担任的是什么工作，等等。从袁会长开始介绍，"我康复三十几年了""我康复二十几年了""我康复十几年了"，那时坐在台下的我深受鼓舞。袁会长说，他当年查出来的时候，医生告诉他还能活一年，家属就劝他不要担心，医学发展得很快，一年中说不定就会有治疗的新药或是新方法出现……他就告诉家属说，你们说的话都没有用，你们去给我找跟我得一样病的，现在还活着的，只要让他站在我面前跟我说一句话，我就相信我还能活下去。然后家属就去找，结果真的找到了这样一个人（我忘记了这个人当时已经康复几年了）。当这个人站在袁会长面前介绍他的情况时，袁会长马上就振作起来了。我听到志愿者老师们介绍时的感受就跟袁会长当年的感受是一样的。

记得第一天来报到的时候，有一些会员还哭哭啼啼的，说来看一看就走；还有一些会员进了宿舍却不肯打开行李，说今天上完课就回家，不住宿的。可是等到这一天的课程上完之后，哭哭啼啼的人不哭了，并且把行李搬进了宿舍；不肯打开行李的人也开始铺床叠被，归置自己的个人用品了，并且愉快地说："我不回去了！"一个星期的课程完结后，大家都不愿意分离，期待着下周的重聚。

杨高中路的康复学校康复训练班办到第100期就停了，因为杨高中路的场地被收回了。现在在竺山湖办的都是郭林气功班，只教授郭林气功，其他的课程和抗癌明星们的文艺表演都没有了。其实艺术团的那些癌友们表演的节目还是非常振奋人心的。抗癌明星们在舞台上面又唱又跳的，精神面貌完全看不出来是重病患者。演出结束后，抗癌明星们又介绍了各自的抗癌经历，我们在台下感动得眼泪止都止不住。尤其是那些喉癌的患者，他们被切除了声带，无法正常发声说话，在俱乐部的无喉复声班中他们学习了用打嗝的方式来发声说话，听着他们在舞台上表演的朗诵，真的是在洗刷灵魂，净化心灵！

上海市癌症康复俱乐部每年针对新、老会员推出很多的活动，自从有了"希爱家园"的微信公众号后，很多活动就会在微信公众号上发布和推广，会员们看到后直接在活动后面报名就可以参加了。上海市癌症康复俱乐部还面向所有的新、老会员开设了很多的兴趣小组。每季度还会开展同病种的交流活动，为各病种的新会员服务。

## 投身到志愿活动中去

加入上海市癌症康复俱乐部后，我学到了很多的知识，听到了很多的讲座，更新了许多的理念，完善了很多的技能。在俱乐部的日子有时新奇，有时感动，有很多的活动更是让人无法想象，原来癌症病人的康复生活也可以如此有滋有味、绚丽多彩。我个人觉得群体抗癌的这种模式很好，可以听到那么多专家、教授们介绍在抗癌前沿的新科技、新成果和新方法，以及总结出来的经验教训，为我们这些癌症病人在今后的抗癌之路上知道怎样去选择正确的治疗方案、怎样去规避风险、怎样才算是对身体好的生活习惯等，提供了很多的参考和借鉴，让我们知道只要做到合理的饮食、科学的锻炼、正能量的心理干预等，就能改善我们的生活质量，提高我们的免疫力，让我们有信心、有能力走好属于我们自己的抗癌之路。群体抗癌还让我们有了依靠，有事情大家可以互帮互助，有疑问的，大家可以一起集思广益。

后来，我也成了俱乐部的一名志愿者。之所以会做志愿者，我是被袁会长的人格魅力所打动，一直以来都很羡慕那些可以有机会做志愿者的老师，总希望我也能够像那些志愿者老师们一样，尽自己最大的努力去帮助那些跟我之前一样的需要帮助的人们，做一些力所能及的事情。

我参加了社会上、医院里的各种公益培训、公益项目、志愿者活动等，既丰富了自己的生活，又增长了阅历，还学习了技能，更能够帮助到别人，非常开心。余生唯愿与拥有馨香的灵魂的人羁绊，余生唯愿身边尽是良师益友，余生唯愿自己能活出基督的样式来彰显主的大爱……

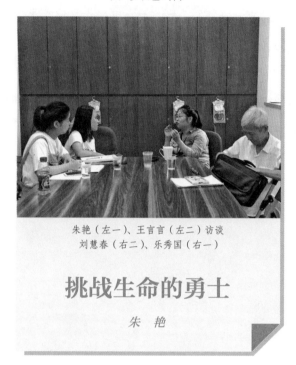

朱艳（左一）、王言言（左二）访谈
刘慧春（右二）、乐秀国（右一）

# 挑战生命的勇士

朱 艳

　　此次访谈是我的初体验，早在了解到任务的时候，脑海中就已经预演了无数种情况，也想象过自己将会遇到的这位被访者会是怎样的一个人。我们作为第一批进行采访的小组，不免忐忑与不安。

　　访谈前从老师口中了解到了刘慧春老师的简单信息。这是一位49岁、患有乳腺癌的女性，老师还特别提到了这是一位较为感性的女性。在做好了一系列准备后，我们于8月14日大约下午1点半到达了访谈地点。那是一幢从外部看很简单的建筑，但进入后就会感受到其中的温馨，就像是走入了一幢有着和谐的一家人的屋子一般，墙上挂着癌友们参加各种活动的照片，还有一些书画。后来我们才知道，我们所在的那间屋子的那一幅字画是往期康复俱乐部的班级送的，被挂在了墙的正中央，看起来充满活力与正能量。

我们在一番询问后，在三楼的一间办公室里见到了刘慧春老师。她十分和蔼与友善，见到我们后非常开朗地打了招呼，从容地倒了一杯水并开始关心我们来的路上是否还顺利，接着告诉我们已经提早帮我们开好了空调，便领着我们进入了访谈室，还细心为我们联络了另一位访谈者，全程都非常温和与周到，令人感到安心。

紧接着我们开始了访谈。访谈过程很顺利，刘慧春老师讲述了自己的抗癌经历，面带笑容地回忆着在癌症康复俱乐部的快乐时光，跟我们分享了很多上海市癌症康复俱乐部的课程和对自己的影响。她还表达了自己对俱乐部和癌症的一些看法。她给我们看了许多照片，大多是她与癌症康复俱乐部的同学参加的各种丰富活动，包括古筝、茶道、演出，等等。她指着每一张照片都能说出大致时间和人物，滔滔不绝，如数家珍，并表示可以提供给我们。

刘慧春老师表示起初面对癌症，自己和家人都表现得无知而无畏。报告出来后，也一度怀疑过是否为误诊，一直保持着乐观的心态。病理切片出来确认需要治疗后，也平静地接受了手术，并且为了照顾家人的情绪，向医生要求所有治疗都由自己来签字，坚强地接受一切状况。当我们听到刘慧春老师带着些许骄傲笑着说出她当时的经历的时候，我们都忍不住一愣。包括后来刘慧春老师提到她为了让儿子能够正视她化疗后的脱发，还对他进行了心理辅导。这些都让我感觉到刘慧春老师作为一位女性的坚韧。她在面对癌症的时候，虽然承受着生理上的病痛，但她却也牢记着自己作为女儿和母亲的担当，哪怕是在前路还不甚清晰的情况下，也坚持要尽到一个家中顶梁柱的责任，不给父母带去压力，也不让孩子担心。她就这样一路走了过来。我想这一路走来，一定不会是刘慧春老师跟我们讲述的那样云淡风轻的，但她坚持了下来，并且能够如此积极地面对生活，开朗地以过来人的身份分享自己的故事。她很少在访谈时提及自己生理或心理上的疼痛，都是以非常平静的语气一笔带过："期间因为肝脏受损，造成了肾脏、脾脏、胆等脏器的功能性损伤……"

访谈全程刘慧春老师几乎都是很平静的，甚至是带着笑的，只有在回忆她在癌症康复俱乐部听袁会长讲述自己的故事时十分动容，配合着手部的动作，语气也稍有哽咽。她告诉我们，最让她感动的就是袁会长告诉癌友们，当初医生告诉他，他只有一年寿命的时候，他说只要有一个从癌症中活下来的人，好好地站到他面前告诉他，他活下去了，他就相信自己能活下去。当时我坐在刘慧春老师的对面，能清楚看到她有些湿润而发红的眼眶。那一刻，我心中真的涌起了一股热流，感受到生命之间的共鸣，真的就是一下子打到了人的心上，不论是当时袁会长的讲述所传达给刘慧春老师的，还是刘慧春老师的分享传递给我们的。那是一种能够让心脏剧烈跳动而发热的力量。那一刻我才意识到，或许坐在我对面这位患病的女性内心所拥有的力量是远比我们这些看似有着一往直前、横冲直撞的无畏精神的年轻人更为强大的。

刘慧春老师在访谈中频频提起她在癌症康复俱乐部的经历，她通过讲述活动中的动人故事、列举俱乐部的丰富活动、阐述俱乐部给她带去的改变和收获等，向我们展示了上海市癌症康复俱乐部的群体抗癌模式给个人、群体甚至社会带来的一系列正面作用，让我们了解到了群体抗癌的模式及其积极作用。我以为，其实群体抗癌的这一份大爱和努力需要被大众知晓，并让更多人能够参与其中，不仅仅是癌友，还有更多有爱心的社会人士，因为这是一份需要被传递的爱。

"只有经过挑战的生命才保持着一种常青的坚韧的特质，挑战生命的极限成功与否都是对生命最好的诠释！"

与刘慧春老师的这次访谈，让我真真切切感受到了一名成熟女性的能量，也让我知道了什么叫作对生命最好的诠释。我希望更多人能够感受到这份能量。对于没有患癌的人来说，希望大家能消除偏见，了解到我们不需要将癌症病人看作弱势的一方，他们的生活同样多姿多彩、幸福快乐。他们中的很多人都活得非常积极和快乐，心理上或许蕴含着许多我们想象不到的能量。而对于患癌的人来说，我更希望他们能够了解到积极的心态和知识武装的重要，能相信抗癌之路从来都不孤单，学会用希望去点亮自己的每一天，无畏向前。衷心祝愿所有癌友能够找到属于自己的抗癌之路，生活得如刘慧春老师一样开朗而积极，面朝阳光和希望，诠释出彩色而发光的生命。

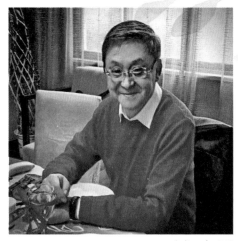

口述者：袁正平

# 这个事业
# 应该与我的生命同在

时间：2019 年 8 月 29 日
地点：上海市长宁区镇宁路 405 弄 164 号上海市癌症康复俱乐部
受访者：袁正平
访谈者：上海师范大学都市文化研究中心研究员姚霏

口述者简历：

袁正平，中国抗癌协会康复会副主任委员，上海市癌症康复俱乐部会长、党支部书记，上海市志愿者协会癌症康复俱乐部志愿者总队队长。38 年前，被确诊为恶性淋巴肉瘤，且浸润到髋关节。1989 年，创建了全国第一家以病种结社的上海市癌症康复俱乐部。1993 年创建了上海市癌症康复学校。在他的精心组织下，上海市癌症康复俱乐部和康复学校以"群体抗癌，超越生命"为宗旨，通过组织集体活动，开展康复教育，进行心理辅导和传授体能锻炼方法，首创了群体抗癌的"上海模式"。荣获"上海市走近他们十大人物""上海市十大杰出志愿者""上海市优秀志愿服务组织志愿者""上海市精神文明建设优秀组织者""第六届中华慈善奖""全国百名优秀志愿者"和"全国最美志愿者"等荣誉和称号。

## 赢在起跑线：理念和组织的创新

今年是我们上海市癌症康复俱乐部成立 30 周年。你让我介绍一下，30 年来上海市癌症康复俱乐部究竟为上海的癌症康复事业，乃至为全国的癌症康复事业做了哪些贡献，我只能说，我们在理念和组织上都开了先河。

我是 1981 年患癌，第二年我到北京去学郭林气功，从此便进入这个领域，一直致力于帮助癌症病人。1986 年，我们在上海成立郭林气功学会和研究会，但是我觉得光靠这个不够。因为，20 世纪 80 年代初期，改变医学模式的实践从海外传入中国。所谓改变医学模式，就是肿瘤防治要从单纯的医学模式向社会心理医学模式转换，这是医学革命提出的一个新的理念。但是在当时的中国，还没有人真正从这个角度去思考问题。那一时期，中国癌症治疗的主要问题还是看病难、看病贵，所以，政府和社会更多精力还是关注临床治疗。尽管世界卫生组织已经提出，未来三分之一的医疗资源要用于病前干预，三分之一的医疗资源用于临床治疗，还有三分之一的医疗资源要用于病后康复，但当时我们国家，从理念和实践，还是将重心集中在临床治疗。这也是当时社会经济水平决定的。因此，根本没有人会考虑要成立这样一个癌症康复组织。所以，这是我们在理念上的创新。

从组织上来讲，30 年前的中国，社会组织还处于萌芽状态。在很多人的字典里面，并没有"慈善"的概念。那个时候我们中国的社会组织就是工青妇，甚至连残疾人联合会、慈善基金会、慈善总会都没有。在当时的环境下，我们要成立一个病种结社的康复组织是非常困难的，以至于到后来很长时间，全国其他地方都没人建立过。为什么呢？因为人罹患癌症以后，无论身心都遭受巨大打击，会产生一些负能量。无论是治疗阶段，还是治疗以后的康复阶段，无论是在医院还是在社区，都不可能允许一群可能造成社会隐患的人群结成社团。我们是第一家以病种结社，然后获得法人资格的社团。

从上述两个意义上来讲，1989 年上海成立癌症康复俱乐部是全国首创的，可以说是开拓者。到今年，我们成立整整 30 年了。这 30 年，我们在各个领域不断地进行艰难跋涉，从上海影响到全国很多城市。

## 三十年之困难 1.0：缺乏场地和经费

关于俱乐部取得的成绩，你们应该也看到过不少资料。我倒觉得，你们问的 30 年中遇到的困难，是个很好的问题。俱乐部的这 30 年，我们在不同的时期有不同的困难。刚开始创办时，我们处于"三无"状态：没有活动场地、没有经费、没有专职工作人员。特别是场地问题，是第一个十年面临的大问题。

一开始，我们虽然从分散在各个公园变成一个组织，但因为我们的主要活动还是教授郭林气功，所以场地问题还不算太突出。1993 年，我们创立了康复学校。我们这个康复学校是基于最新的康复理念的。根据我们对俱乐部癌症患者做的一些调查显示，当时我们病人面临的困难主要集中在生存方面。比如患者诊断治疗结束以后，去医院的次数在减少，得到的治疗和关心也在减少。于是他会很茫然、很无助，不仅仅是身体上的，更多的是精神上的无助，靠他自主地去参与抗癌康复是比较困难的。所以需要有一个组织，大家抱团取暖。这一时期世界卫生组织也已经提出了癌症是生活方式疾病。所以我们要自己办学校，自己学习康复知识。我们是从 1993 年开始办学校的。但因为没有固定场地，条件很艰苦，学员们一直是走读的，有时候早上太早赶不过来。而且，因为要借场地，有时要三个月才能办一期。所以，当时我们面临的最大困难就是场地问题。我要感谢上海市慈善基金会会长陈铁迪同志，是她给我们提供了场地。一开始是七栋小楼，后来是一栋大楼，我们完成了一种实体化的模式，就是说，我们的健康教育促进理念可以实体化、机构化了。后来，我们就办三个星期连续的学习班，课程全部免费，一共办了 100 期。当时，美国癌症基金会来考察参观，对我们的形式赞叹不已。美国癌症基金会有 100 多年历史，他们很有钱，但他们对患者的服务更多的是道义上的，不像我们是一种系统的教育。我们康复学校这样一种"病人自己管理"的模式，世界上是没有的，是我们首创的。

当然，同样困扰我们的还有经费问题。最初的时候，我们的经费真的很紧张。记得当时我们义演拿到 3 500 元钱开心死了，但我们全部没用，全都回馈社会了。一直到成立十周年时，我们才缓解了经费的压力。那时候，我们主要通过各种大型活动的渠道获得资金。我们只拿过两年政府拨款，那还是徐麟同志在上海当民政局局长的时候。那时候，每年从福利彩票拨给红十字会的 1 000 万里面拨给我们 50 万。两年以后，市里领导班子换届，福利彩票的用途也有了新政策，虽然我们通过公益创投、公益项目，有时候也可以拿到一点经费，但更多的时候都是靠我们自己去找资金。

## 三十年之困难 2.0：理念陈旧、根基薄弱

俱乐部成立十年之后，我们就面临一个理念转换或者说理念升华的问题。我们刚成立的时候，最初的理念就是宣传"癌症不等于死亡"，告诉更多的人："谁说癌症等于死亡？我们都还活着！"所以，当时我们喊出的口号都是"我为人人，人人为我""人间自有真情在"。

到了第二个十年，我们更多地提出"超越生命"的口号。为什么？因为当时，我们很多老的会员都已经度过了五年的生死关，甚至已经活过了十年以上。那时候，我们更要关心的就是我们的生活质量。我们提出了"超越生命"这样一种理念。要形成这样一种理念的升华，我们需要更多的支持。这种支持不是说物质上的支持，而是组织方向上的引领。所以，在俱乐部成立十周年的时候，我提出的一个口号是"不要问社会给予我们什么，而要问我还能为社会做些什么"。虽然那个时候还没有"和谐社会"的理念，但我想证明的就是，癌症患者并不是社会的负担，不是包袱，我们也能够服务社会，也可以为社会做贡献。时任市委书记的黄菊同志就对我们这个口号大加赞赏。在我们成立十周年的大会上，上海市慈善基金会副理事长、黄菊同志的夫人余慧文到我们会场。进门第一句话，她就说："你给我支笔。"她说："我的发言稿，黄菊同志

叫我要加上一句话，这句话就是黄菊同志对你们口号的赞赏。"当时《解放日报》的记者问我："明天我们要见报，你问一下余慧文同志，黄菊同志的这句话，明天报上可以说吗？"余慧文同志说："当然可以说了。"最终，因为这句话，我们十周年庆的报道成了那天《解放日报》的头版头条。当然，这不仅仅是一次口号的调整、理念的更新，更重要的是，我们第二个十年的工作重心也要调整。所以，我说，第二个十年的困难之一就是提升理念，实践"超越生命"的口号。

第二个十年的另一个困难就是俱乐部要融入社区、扎根社区。前十年，我们没有固定的活动场地。华联制药公司给我们一个办公地方，工人文化宫给我们一个活动场所。但我们一些区县俱乐部，很多并没有固定场地，很多都只能在公园活动。这不仅是场地问题，是无根、不接地气的问题。第二个十年，我们决心，一定要融入社区、服务社区。我们这个想法，也是参观学习后的总结。当时，我们去香港学习，2003年又到台湾学习。特别是第一次到香港时，看到香港的这种社区模式，我很感慨。在香港，病人有这样一个康复基地，都可以享受很好的资源。当时我就在想，什么时候上海也可以这样？2000年以后，我们花了十年时间，在上海各个区县街道成立了180个活动块站和300个自我管理小组，形成了一个网络。现在，我可以很骄傲地说，我们上海，在癌症康复组织融入社区方面，已经超过了香港。香港并没有像我们这样融入所有社区，只有以三五个点为中心，我们上海现在基本可以说做到了社区全覆盖。当然，融入社区的过程也是困难重重。最初，我们是在长宁区，利用长宁区华阳街道搞凝聚力工程的契机，深入社区。后来我们抓住这个搞凝聚力工程的契机，又到其他十个街道推广。再后来，我们在长宁区开现场会议，把全市各个街道能够请的都请来，然后再一步一步推进。落实的过程中，我们真的是热脸对冷脸，磨破了鞋底，磨破了嘴皮，一家一家这样说，然后就形成了今天这种实体的架构。但是，我们这种实体架构没有形成一种制度、没有红头文件保障，完全是需要社区领导发自公心来做，因此，一旦领导换任，我们所建立的体系也会受很多因素冲击。不过，即使如此，和全国的各种癌症康复组织相比，我们的结构是最完善的，层次是最分明的。我们解决融入社区这个困难，花了十年。

## 三十年之困难 3.0：生命陈旧周期问题

第三个十年，我们面临的困难就是，我们这个组织进入了生命陈旧周期。一个 30 年前成立的社会组织，现在还存在的几乎很少。

现在我们的五年生存率很高，比例要占到三分之二以上。这么多的人，他们都成功地活下来了。但活下来以后，自身也会发生变化。因为你离死亡近的时候，你离世俗很远；你离死亡远了，就离世俗近了。比如你参加一次追悼会，我总会感慨人最终免不了一死，何必在乎那些鸡毛蒜皮、鸡零狗碎的事。但当你离开殡仪馆，你又开始为那些鸡毛蒜皮的事情纠结。我们这样一个组织，只有非权力性影响力。我们没有任何行政手段，又没有经济的杠杆作用，我们对会员的约束是有限的。这个时候，管理就成了一个大问题。最大的问题是老会员不肯退会。我们当时也定了很多制度，比如五年以后你就回归社会，把空间留给更多的新生患者。我们代表大会表决这个提案，连续三届都通不过。他们会说："我们心寒啊，跟着你奋斗到今天，你现在不要我们了。"我没法回答，这个问题一直存在到现在。实际上，我们应该把更多的新会员请进来，但我们的活动场地有限。这还不仅仅是场地的问题。现在很多经费都是通过公益创投、公益项目的形式拨款的。我们跟其他组织不同，我们有一个数量庞大的会员群体。投资方出 100 万的话，如果给小型组织，它可以做很多事情；给我 100 万，我分摊到 16 000 个人，连个挂号费、专家门诊费都不够。当然，这不是说，投给我们这样的组织就没有意义。反过来，你给我 100 万，我可以让这 1 万多人从"穷担心"到"穷开心"。虽然我没办法改变他们的命运，他们依然可能因病致穷，他们依然会认为治病很难，但我可以让他们开心啊。很多时候，公益创投给我们，是花小钱做大事。

另一个生命陈旧周期，就是社会组织的转型问题。我们上海海纳百川，一直站在改革开放的前沿。很早的时候，我们就接触到 NGO（非政府组织）、NPO（非营利组织）这些概念。那是在 2000 年的时候，我记得那个时候香格里拉酒店刚造好，当时的浦东新区社会发展局局长马伊里同志就搞了一个高峰论坛，把当时国内外搞公益志愿的名人都请来。我和我们俱乐部副会长李守荣老师也去参加了。参加了之后我们才明白，原来社会组织可以这样做，原来这个叫"第三部门"，和政府（第一部门）、企业（第二部门）是共同推进社会发展的伙伴关系。那个时候，我们就觉得，我们俱乐部要完成这样一个转型。但这个时候面临的困难就是，我们会员老化、文化层次相对较低，且大多数经济条件较差。组织需要核心价值。在这种情况下，我们这个组织要建立怎样的核心价值？核心价值对这些人来说，要上升到他们生命的核心地位，他们就是为了活下去。但仅仅活下去是不够的，还要获得价值。这种价值就要通过贡献社会来实现。这样，我们组织就有一个可以坚守的核心价值。我们就有可能完成一个草根组织、一个弱势群体向新型的 NGO 的转型。但是要怎么样完成转型，我们一直处于一种摸索状态，到现在也没有完成好。比如在上海所有的5A 级社会组织中，我们应该是唯一的以志愿服务为主体运营的社会组织。其他组织都有专业的社会管理人员，我们没有，我们所有的工作人员都是志愿者。因此，跟已经接触了很多现代化理念、拥有很多专业化人才的其他社会组织比，我们就处于劣势了。

## 退出还是转型？

有些人会问，30 年过去了，癌症的治疗、预防手段都在发生天翻地覆的变化。群体抗癌的模式是前网络时代的产物，在当下，它的价值和意义是否还存在？这个问题问得很好。

首先，社会的帮困机制在提升。当初刚建立俱乐部的时候，我们是一花独放，现在是百花齐放。而且现在社会的帮困面在扩大，那时候还没救助失业、下岗、孤寡老人的理念，现在大病医保也出现了，减轻了大病患者的负担。其次，获取资讯的渠道在拓展。以前我们搞活动的时候上千人参加，一个人上台介绍自己是某个癌种的、已经存活了多少年，同病种的会员激动得不得了，好像看到了希望，也可以获得珍贵的经验。当初我们要获得一种深层智慧的来源是很困难。但现在，人家听到你说这些经验就很淡定，因为网络时代信息很容易获得。

更重要的是，随着"健康中国"理念提出，人们对于健康的重视程度越来越强。国务院发文：2030年"健康中国"一定要做到。自己是第一责任人，自己健康要自己参与管理。第二责任人才是医院。第三责任人是领导。将来，一个地区癌症患者的五年存活率将被作为当地领导的政绩列入考核。而且，国家现在对康复医学的重视以及对社会力量、社会组织在康复医学中的作用的肯定，也为专业程度较高的社会组织进入康复领域提供了大好契机。所以，你问我俱乐部未来的发展方向，我认为，随着社会的发展，我们可能会退出历史舞台，会被其他的社会组织代替。这并不是我悲观，这恰恰是社会发展进步的表现。当年因为没有这种组织，所以我们成立了；因为有需要，所以一直做到现在。但是，本来并不应该是我们癌症患者来做这些事，而应该由更专业的社会组织来做的。

不过，我们也要看到群体抗癌模式，包括由癌症患者来充当志愿者的优势依然存在。因为我们的服务更到位。社会心理学一个词叫类似性因素，这是人际吸引的第一要素。同样的内容，专家讲课、第三方讲课，他们不愿意听，他们愿意听过来人讲，心理上有认同感。所以说，未来如果我们群体抗癌模式要发挥更大效应、康复俱乐部要继续运作下去，必须要找到一条适合自己的道路。

一方面，我们必须要正视一个问题，未来的社会组织都要依靠专业团队运作，这是一种理念。国外社会组织的理念就认为，癌症患者自己服务自己是社会的悲哀，应该由专业社工团队为你们服务。但我们俱乐部现在还是坚持全部工作人员都是患者充当的志愿者。这样做的优势上面提到过，但劣势也非常明显。我们的志愿者在体力、智力、年龄上都处于劣势，很多方面，不能适应现在社会组织的运作模式。比如说，我们没有专业的财会人员，没有专业的文宣。我们虽然有自己的网站、自己的公众号，但现在网站的运营、公众号的运作都要让外面来做。我也想把抖音、快手等形式引入我们活动的宣传，但是我们没有人去做后台维护。我们现在市俱乐部有 20 个志愿者，都是康复患者，专业性差，工作效率也不高。大家都是生病的人，我怎么能够要求他们？

但如果是专业机构来做，又会面临另一个问题，就是成本的问题。上海的专业社工现在有 22 万。专业的人来做专业的事情当然是最理想的，但是现在问题是，社工到我们这里，他们不适应，因为我们给不出他们高薪。可能我们 20 个人的津贴加起来都不够付一个社工的工资。这其实是目前社会组织生存都会面临的问题。

所以我想，理想的状态是，我们这个组织以后是由专业社团托管，他们可以进行一些资金和人才的融入。比如找一个大的基金会来投资，或者一些大企业下面的某个项目。事实上，这几年我也在努力接触这方面的资源，这也是未来俱乐部负责人必须要考虑的问题。一方面要将我们坚持 30 年的理念秉承下去，但同时我们也要有专业的人来执行。要不然，我们的转型就会很艰难。

## 三十年奋斗，为己为人

是的，这一届会长做完，我就退休了。事实上，我已经超过年龄了。按规定是 68 岁之后就不能担任会长，而且社会组织规定只能连任两届，我是从头到尾一直在连任，一直在破例。

老实说，办癌症康复俱乐部这件事情，第一目的真的是为自己。因为我患病之后，给自己定的原则是，每天当生命的最后一天来过。实现五年生存的时候，给自己定的原则是，一天当两天过。因为当时医生说我也许活不过一年，我活两年的可能性是 20%。当时我想，我的生命短暂，那么我应该用我生命最丰富的内容来填补它，一天当两天过。我患病 38 年，一天当两天过，就等于过了 76 年。这样算算的话，我现在相当于百岁老人了。

刚开始建立这个组织的时候，我绝对没想到我可以做 30 年，可以做到现在这样，还在这期间获得那么多荣誉。最初的时候，我提出的口号就是"一无所求求生存，与世无争争口气"。医生说癌症等于死亡，那么我们就要想办法活下去，大家在一起就是抱团取暖，就是这样简单。所以，最开始创建这个俱乐部的时候，就是本着"自助助人"的目的。后来，随着俱乐部的发展，我开始充当癌症康复工作者的角色，再后来变成一个社会工作者的角色，完成了不同角色的转换。

如果我不生这个病，我可能会做其他事情。我原来做工会宣传工作，我可能去做媒体。当时很多媒体让我去，为了俱乐部我放弃了。包括后来单位要提拔我，我都放弃了。我拿到高级职称，就提前退休了，把全部精力放在俱乐部上。当然也有一定的损失，包括福利分房、退休工资，我比现在退休的同事少了 1 000 块钱的退休工资。但是我的收获大得多。我通过俱乐部得到了很多荣誉。几乎上海每一届市委、市政府领导都接见过我，包括当时在上海当市委书记的习近平同志。但这些并不是最重要的。重要的是，我把俱乐部工作当成一份乐趣，更是一种个人价值的实现。很多人到 60 岁就没事情做了，包括以前报社那些记者朋友，他们都在家待着了。但我现在还在干。我当然很忙，但忙得没时间生病了；即使生病了，可能生命长度不够，但是我有了宽度和厚度。其实，我还有很多想做的，想着怎么把这个组织一直发展下去。另外，当时到我国台湾地区，到日本等世界各国去学习，我真的觉得我们中国应该有自己用于癌症康复的理念和实践。我们中国五千多年传统文化，包括中医的这些东西，很值得从我们手里发扬光大。

为康复俱乐部工作已经成为我的一种生活习惯、一种生活态度、一种生活方式，没有这个俱乐部我可能活不到现在。尽管我要退休了，但是我觉得，这个事业应该与我的生命同在。

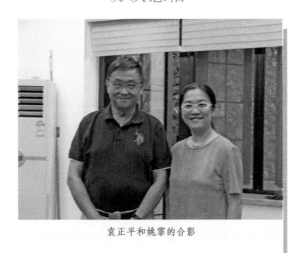

袁正平和姚霏的合影

# 我们需要"癌司令"！

姚 霏

袁正平的大名在上海癌症患者圈子里如雷贯耳。不仅因为他创造了自己生命的奇迹，更因为他像火把一样，为许多被癌症困在漆黑暗夜中的灵魂，照亮了前路。30多年前，就有人称他"癌司令"。某种程度上，他确实是的。

袁正平原本应该是我们口述项目最早访谈的对象。没有人比他更适合讲这30年的故事。但因为各种原因，每次发去访谈的邀请，这位"司令"不是正带领着他的团队"四处征战"，就是坐镇指挥部，被前来拜访或寻求帮助的各路人马包围。即使是这次访谈，我们最终也不得不在他满满的行程中见缝插针。

半个小时怎么可能讲完30年的故事？半个小时，我迅速整理着我的思路，试图从众多感兴趣的问题里找到最核心的。为什么创办癌症康复俱乐部？这些年取得的成绩？群体抗癌的价值和效应？这些老生常谈的问题，我们可以在很多报道以及袁正平自己编的书中找到答案。风光背后，我想了解这个成立30年的组织不为人知的背面——它的困境、它的定位、它的未来。

很多人都说，上海市癌症康复俱乐部是一个前网络时代的组织，因为只有在那个咨询不发达的年代，人们才需要这种口耳相传的讯息；很多人也说，上海市癌症康复俱乐部是一个老年人的组织，因为只有老年人才喜欢聚在一起抱团取暖。我打算从这两个尖锐的问题入手，和"癌司令"正面过过招。原以为"癌司令"会押上30年的荣誉和成绩竭力反驳，我等待着他"力拔山兮气盖世"的应对。没想到，"癌司令"在称赞了问题很好之后，居然照单全收。在说起不同时期俱乐部的困境时，他思路清晰；说起俱乐部在转型和管理上的尴尬时，他直言不讳；甚至在谈及时代不同了，组织日益老龄化，吸引不到年轻会员的话题时，他竟然说出了俱乐部可能会退出历史舞台的惊人之语。

我们恍然大悟，原来，袁正平不是神，甚至那个"癌司令"也当得很累。几年里，我断断续续和他见过几次面。常年的黑眼圈、一年比一年疲惫的神情，还有偶尔会在办公桌上看到的中成药。四处活跃的身影常常让人们忘了他已经是一个古稀老人。他口中的俱乐部，褪去了光环，变成一个赤裸裸的存在。有光，就有影。

但是，就如我们访谈的几乎所有口述者说的那样，这是一个多么有魅力的人。短短半小时的访谈，你可以清晰地感受到他如何依靠学习、思考、创新和魄力，带领这个草根组织一次次克服困境，一步步与时俱进；你可以清晰地看出他一直在努力扮演一个个角色，从一个抗癌工作者到一个社会工作者，从一个创业者到一个守业人。即使意识到俱乐部这种模式很可能退出历史舞台，但他始终坚持群体抗癌的理念，仍在想尽一切办法开创新局面。从这个角度而言，袁正平还是那个"癌司令"。

事实上，关于那两个尖锐的问题，我有自己的答案。我想说，说出那些话的人，并不了解当下中国癌症防治体系的不足和尴尬，也一定没有经历过面对癌症时的无助。上海市癌症康复俱乐部为罹患癌症的群体提供了一种可能。你可以不选择这种可能，但不能否定它的价值。我想，我说出了袁正平恬淡笑容背后的真实心声。

袁正平就要退休了。但他说，这份事业将与他的生命同在。未来，我们还会看到他披荆斩棘、开疆拓土。我们希望他保重身体。我们需要他！

# 疾痛叙事中的
# 集体记忆和个体记忆

"中国首家'群体抗癌'民间组织 30 年
口述调研"项目研究

*姚　霏　　陆怡莹*

## 一、从医疗口述史到疾痛叙事

最近几十年，口述史的发展势头愈发强劲，运用领域不断扩大。一般认为，1948 年阿兰·内文斯（Allan Nevins）创建哥伦比亚大学口述历史研究所是西方现代口述史学诞生的标志。从此，口述史研究进入了一个全新的发展阶段。口述史作为较为科学、规范的活态记忆采集、整理和研究工作，是一项历史记忆的打捞工程，其深入生活、扎根底层的精神，对于复原历史面貌、再现历史情境、展示历史的多元面相具有真真切切的作用。"综观口述史在中国与世界各地的发展历史与现状，可以发现它已经被广泛地应用于图书馆学、档案学、社会学、人类学、民俗学、教育学、文学、艺术学、心理学等众多人文社会科学领域。"① 事实上，口述史研究已经成为全球范围内广泛使用的当代历史研究手段。

口述史的跨学科实践中，科技口述史是一大主流。而在海外科技口述史的选题中，医学占有相当比重。据不完全统计，仅美国和英国，在过去几十年中进行的口述史项目就有以下这些：

表1　美国、英国相关机构开展的部分医学口述史项目

| 机　　构 | 项　　目 |
|---|---|
| 加州大学伯克利分校，班克罗夫图书馆 | 1964—2013，医学和公共卫生访谈 |
|  | 1981—1984，旧金山艾滋病流行口述历史 |
|  | 1985—2002，医学物理学和生物物理学口述历史 |
|  | 1988，眼科口述历史 |
|  | 2005—2008，干细胞研究口述历史——社会、政策和伦理维度 |
|  | 2005—2010，Kaiser Permanente 医疗集团口述历史项目 |
| 哥伦比亚大学图书馆，口述历史办公室 | 1962—1967，健康科学项目：口述历史 |
|  | 1982，婴儿开发项目：口述历史 |
|  | 1985—1989，血液学：口述历史 |
| 美国国家癌症研究所 | 1975—1986，NCI 分子生物学实验室口述历史项目访谈 |
| 大英图书馆，音像档案馆 | 1992—1998，口服避孕药的历史 |
| 牛津布鲁克斯大学 | 1985—　，医学影像档案 |
|  | 1997，全科医学口述历史项目 |
| 伦敦大学学院 | 1990—　，欢迎见证 20 世纪医学研讨会项目 |
| 牛津大学 | 1992—　，1935—1952，英国全科口述历史，威康医学口述历史 |
|  | 2002—2003，糖尿病口述历史 |
| 伦敦 | 2005，威康信托基金会神经科学口述历史计划 |

资料来源：韦桥明：《科技口述历史档案采集项目研究》，南京大学硕士论文，2016 年。

---

① 杨祥银：《走向跨学科与跨领域的口述史》，《中国社会科学报》2016 年 8 月 2 日，第 1 版。

反观中国，口述史方法在医疗领域的运用还十分有限，但也展现出中国特色，大致有以下几方面：1. 中西医名家名派口述；2. 少数民族医药口述；3. 医疗史中的口述资料；4. 医疗社会学的访谈记录；5. 医学调研；6. 叙事医学和疾痛叙事。相较于其他方面，"叙事医学和疾痛叙事"是一个较为冷门的领域。

美国学者凯博文（Arthur Kleinman）在阐述医学发展所面临的人文缺失困境时，指出现代医学信奉单边主义和唯技术论。而他认为，技术至上的临床路径必然导致医生眼中只有病，没有人；只有技术，没有关爱；只有证据，没有故事；只有干预，没有敬畏；只有护理，没有沟通；只有救助，没有拯救。因此，他将"疾病"（disease）和"疾痛"（illness）作了区分，他认为二者归属于不同世界。疾病归属于医生的世界，而疾痛归属于病人的世界，前者是被观察、记录的世界，后者是被体验、被叙述的世界。一个是寻找病因与病理指标的客观世界，一个是诉说心理与社会性经历的主观世界。

2001年，美国哥伦比亚大学临床医学教授Charon正式提出叙事医学（Narrative Medicine）概念，包括病患叙事、医生叙事和叙事治疗。病患叙事是指病人或病患亲属关于疾病和痛苦以及重建被疾病摧毁的身份的叙事，病患叙事能够帮助我们在一种自然状态下倾听、体验、理解生命的故事和自我建构意义的过程。医生叙事，是指医生以临床病人的生命叙事为主轴，通过故事形式而非科学报告形式书写临床故事。其中既有患者的症状体验、医生的专业解释和最终形成诊断与治疗方案的过程，也有医生在照护病人过程中对自己的职业角色和医患关系的理解。医生叙事能够使医生更理智地处理自己的认知和感情，能够从隐喻和潜台词中发现隐藏的信息，从而更能设身处地为患者着想。而叙事治疗则是将叙事看作一种治疗工具，通过来访者与治疗师互动状态下的"故事述说"和"故事重述"，通过叙事隐喻、问题外化、改写对话、重塑对话等方式，帮助来访者从问题中抽离出来，以主体身份去面对和处理那些缠绕着自己的"麻烦问题"或"痛苦"，赋予生活、生命以新的意义。

叙事医学与口述历史有着天然的亲缘关系。两者都尊重口述者在叙事中的主体地位，特别强调被边缘化的人群或个体的感受，通过叙事的方式赋权。同时，叙事医学中，疾痛叙事作为个体记忆的一部分，具有十分特殊的意义。"疾痛，意在表现人的难以避免的病患经验，面对可怕的症状、苦楚和困扰，患者、家人，乃至更丰富的社会关系（社群）是如何接纳这个疾病事实，如何带病生存的，如何应对症状之外的各种困苦、烦恼，还包含着疾苦对于病人日常生活秩序的中断与重建。这些鲜活的病中体验和认知，是患者对疾病引发的各种躯体不适的感受、评估、心绪，还包括许多非医学视角的认知、解读与应对。疾痛也折射出疾痛背后的人类学因素，如不同地域、文化习俗形成的对于疾病的固有观念、独特态度。"[①]

在西方口述史实践中，叙事医学的运用已经相当成熟。在中国大陆，叙事医学则刚刚起步。由北京生前预嘱推广协会策划的口述史项目成果《死亡如此多情：百位临床医生口述的临终事件》，是这方面最具代表性的成果。通过百位临床医生的叙述，病人在面临死亡时的各异表现在读者眼前栩栩展开，以叙事医学的手法带领读者认识身体和心灵、痛苦和疾病，以及生命和死亡。但相应的，从病患角度出发的疾痛叙事，仍然鲜有较好的成果。以疾痛叙事为主体的口述成果对当下中国社会有着显而易见的价值。一方面，病患和相关群体需要对疾病本身和治疗过程中的问题有充分认知和理解；另一方面，病患的疾痛叙事，本身就是一种疗愈，让口述内容成为天然的叙事医学。本项目"中国首家'群体抗癌'民间组织 30 年口述调研"正是要在这个理念指引下开展研究。

## 二、疾痛叙事中的集体记忆

集体记忆（Collective Memory）这一概念最早由法国社会学家莫里斯·哈

---

① 王一方：《叙事医学导论（二）凯博文：疾痛叙事，追寻意义》，《中华医学信息导报》2012 年 8 月 12 日，第 23 版。

布瓦赫（M. Halbwachs）在其著作《论集体记忆》（*On Collective Memory*）中提出。在哈布瓦赫看来，集体记忆是一个社会建构的概念，其本质是立足于现在而对过去的一种重构。[①] 集体记忆是一个特定社会群体成员共享往事的过程和结果，它们帮助一个社会群体或者机构组织在社会活动中构建共有的过去记忆。

在以口述史方法探索一个具体社群或组织时，集体记忆往往有着个体记忆不能替代的重要作用。集体记忆多半与该社群或组织的体系结构、文化内涵、特定事件相关，是该社群或组织的重要构成。"在历史记忆中，作为记忆的载体，个体只有在集体中通过某个纪念性的活动和节日，或者是凭借群体中他人的讲述，其记忆才能够被间接地唤醒。集体记忆的这一特点，使其成为某一群体认同的前提和群体情感凝聚的纽带。"[②]

通过对本项目的 20 篇口述录音逐字稿、整理稿进行分析，我们发现：受到项目目的、访谈提纲等因素的影响，20 个文本内容大致按癌症患者个人经历与他们在俱乐部的情况这两条主线推进叙述。而大部分访谈者的叙述中，关于俱乐部的内容占比过半。可见，受访者对于上海市癌症康复俱乐部存在集体记忆，且可以将文本作为研究集体记忆的样本。另一方面，鉴于访谈提纲在口述中的作用并没有非常严格，受访者往往可以自我选择感兴趣的问题。我们同样发现，在他们的回答中，较明显偏向于阐述他们怎样战胜、克服癌症，如何在俱乐部中得到帮助，相比之下，关于当年罹患癌症时是怎样的一种心理、以何种态度面对癌症的主动诉说较少。因此，在这个口述项目实践中，集体记忆与个体记忆（个人疾痛叙事）共存，前者显然表现得更为突出。

在对上海市癌症康复俱乐部成员和工作人员的访谈中，当聊及俱乐部及其

---

[①] 参考陈文育、张晓婷：《纪录片的口述表达与集体记忆的受众认同》，《电影文学》2019 年第 5 期，第 13 页。

[②] 陈文育、张晓婷：《纪录片的口述表达与集体记忆的受众认同》，第 13 页。

精彩活动时，受访者不约而同地谈到了群体抗癌模式以及俱乐部创新发展的各类活动：练郭林气功，排文艺节目，做志愿服务，听抗癌讲座，等等。

受访的俱乐部成员对于自己印象深刻的俱乐部活动有着不同的回答，却无一例外集中于能够全方位展现群体抗癌的大型活动。这表现出了集体记忆在长期传承中的演变性和选择性，而留存下来的正是被组织成员及社会公众所充分认可的内容，即癌症康复俱乐部群体抗癌模式效果突出，成就显著，对集体与个人都产生了较大影响。这一信息的捕捉对开展癌症康复俱乐部口述史研究意义重大。

项目组调研访谈的俱乐部癌症患者，来自各个区域的俱乐部，患有不同的癌种，但是一些受访者对于俱乐部的感受、关于群体抗癌的体悟有很多相似之处。

> 我认为群体抗癌确实是一种不错的形式。因为癌症病人是一个特殊群体，他们的心理活动、思想、诉求跟其他人不一样，他们是被人称作"在死亡线上挣扎着的一群人"。而且，这些人在社会活动当中，容易被人家误解，甚至被歧视，又或是自己有一种"我的病怕人家知道"这么一种悲观自闭的心理状态。但如果这样的一群人能够聚在一起，大家同病相怜，倒苦水也好，聊天也好，很容易进行心理上的沟通，在心理上相互帮助。这就是"抱团取暖"。[1]

> 一个人生了癌症，公司单位去不了了，要换一个社会的系统，有这样一个群体，大家可以唠唠嗑，可以宣泄宣泄，因为不管怎么样总有那么点不太顺心的事，要有个群体，大家都可以讲一讲，相互倾诉，这就是群体抗癌模式的最大优势。[2]

---

[1] 许连根口述访谈，2018 年 8 月 20 日于上海市长宁区镇宁路 405 弄 164 号上海市癌症康复俱乐部。
[2] 殷小玲口述访谈，2019 年 4 月 14 日于上海市长宁区镇宁路 405 弄 164 号上海市癌症康复俱乐部。

我非常认同这种群体抗癌的模式，因为我在完成医院的治疗以后并不知道接下去该做什么，但是通过俱乐部，我能和老病友进行交流，得到他们的经验分享。通过这个方式，自己的疑惑被解答了，而且看到老病友恢复得很好，我作为一个新病人有了榜样，对生命有了希望。①

俱乐部"群体抗癌，超越生命"的口号，确实有它非常现实和深远的意义。我们集体练功，群体"话疗"，相同命运的人们聚在一起，痛苦齐分担，快乐共分享，生活中的高兴事一起嗨起来，真是其乐融融。②

我们俱乐部这种群体抗癌模式，我觉得是特别好的。它好在哪里呢？就是大家一起抱团取暖，互相取长补短。我们在医院里得不到这么多的互相交流的信息，在医院只能看到这个人要死了，那个人复发了，负能量比较多。但在这个俱乐部里，看到的多是正能量，你也活着他也活着，复发转移的也都活着，都活得很好；而且我们参加很多精彩的活动，表演节目，表演舞蹈。无数人会问，这都是癌症患者吗？他们都不相信。群体抗癌的力量是非常大的，是对人的心理调适最棒的手段。③

俱乐部这种形式就很好，"群体抗癌，超越生命"，这是我们癌症病人共同的愿望，也是鼓励我们生存的勇气。否则的话，就像过去大家都知道，生了癌症，医生判断你是癌症了，就等于判了你死刑。但是现在有一个俱乐部带领大家，我们感到心里充实了，心态也好了，生活感觉也有了盼头。④

---

① 黄彭国口述访谈，2019年4月20日于上海市长宁区镇宁路405弄164号上海市癌症康复俱乐部。
② 李辉口述访谈，2019年3月17日于上海市黄浦区鲁班路李守荣家中。
③ 叶争和口述访谈，2018年8月31日于上海市长宁区镇宁路405弄164号上海市癌症康复俱乐部。
④ 张鸿高口述访谈，2019年4月20日于上海市长宁区镇宁路405弄164号上海市癌症康复俱乐部。

我们俱乐部就是群体抗癌，大家一起跟他交流，他的心态就会好起来的。倘若医生和其他人跟他说，他是不太要听的。像我一开始也是这样，觉得其他人都是说风凉话，他们又没有得这个病，是体会不到我的痛苦的。但是在俱乐部里就不一样了，每个人都是感同身受、同病相怜，相互之间有共同语言，这样病患就很能接受。我们是癌症康复中一支非常重要的力量，这种力量是其他力量不可替代的。[①]

我认为这种群体抗癌、大家抱团取暖的模式很有意义，积极乐观向上的氛围对癌症的康复有着很大的帮助，而现在癌症病人最缺少的，也正是如何引导他们怎么去克服恐惧的心理。对新病人来说，肯定有恐惧的心理，我们需要做的就是帮助他们，以我们自己的亲身体会、自己的经验去告诉他们，帮助他们克服这种"恐癌症"的心理。[②]

这些内容，是会员们参与俱乐部群体抗癌相互理解、相互帮助并一同前进的真实体验和表达，他们收获了积极乐观和欢乐喜悦，提升了精神状态和生命质量。这也同项目组收集与访谈得到的俱乐部会员的高生存率数据相互印证。

"口述史采访的目的决定了口述史采访的对象，而口述史采访的对象反过来又会对口述史采访的目的产生重要影响。"[③]与其他口述访谈项目有所不同，本项目总体围绕上海市癌症康复俱乐部开展，具体的访谈对象则是俱乐部的成员——癌症康复患者。作为中国首家群体抗癌民间组织，俱乐部树立的群体抗癌理念，对每一位参与其中的癌症患者来说，是精神的寄托。俱乐部成为他们的一个大家庭。

---

① 刘栋檫口述访谈，2019年3月24日于上海市长宁区镇宁路405弄164号上海市癌症康复俱乐部。
② 朱燕燕口述访谈，2018年8月31日于上海市长宁区镇宁路405弄164号上海市癌症康复俱乐部。
③ 全根先：《口述史采访需要注意的几个问题》，《图书馆理论与实践》2019年第1期，第10页。

群体抗癌模式的构建，让疾痛叙事和集体记忆在受访者的叙述中达到了一个平衡。受访者追忆群体抗癌历程的过程，不仅仅反映了俱乐部互助互进的抗癌方式，更在字里行间体现了各自独有的收获与感动。

在访谈中，很多受访者将俱乐部群体抗癌作为自己重拾生命意义、体现生命价值的重要功臣。群体抗癌在会员之间形成了一个不断前进的循环，曾经的收获，成就了现在的付出，老会员带领新会员，新会员成为老会员，共同走向癌症患者的新生。

> 我们癌症病人最初生病的时候感觉是晴天霹雳，很绝望，很无助，不知道自己哪一天就会离开这个世界，不知道明天会怎么样。开始的时候，我也是这样想的。我家人想给我添几件衣服，我说不要添，不需要。因为我也不知道明天怎么样。但是后来参加俱乐部以后，看到每个人都活得很好，当时袁会长已经康复后又生活了十来年，我就给自己设了一个目标。我生病的时候我女儿上初二，我希望能看到她考上大学，能够自己照顾自己，那我就放心了。现在我女儿已经大学毕业，也结婚了，我现在还有了小外孙女。所以当时癌症康复俱乐部的确对我有很大的帮助，大家抱团取暖，一起共渡难关，与癌症抗争，克服这些负面的情绪。我们一起参加活动，俱乐部组织一起旅游唱歌，向生活微笑。我担任闸北区癌症康复俱乐部会长时，我们会员的五年生存率在98%以上。可以说，俱乐部的这些运作，的确是让我们闯过了鬼门关，走上了康复道路。
>
> 在闸北区铁路医院率先成立了喉癌病种康复指导中心。这个指导中心是1997年5月份成立的，一直到2014年，这17年间我担任了无喉病种康复指导中心的主任，带领病友们一起抗击癌症。
>
> 我一共做了18年咨询站的负责人，从2001年一直到2018年。很多康复的会员都说："我到俱乐部第一个认识的人就是你。"我也很高兴，看到他们康复了并且重新进入社会。有些人还成为我们志愿活动的积极分

子，有些人还走上了大舞台表演。所以，我觉得我能够为大家做一些工作，感受到了生命的价值。①

真正的感动在言语之中就能传递。受访者黄彭国先生通过俱乐部改变了自己曾经的不知所措，以新目标面对新生活，同时他以自身的参与和付出回报着俱乐部，让更多的癌症患者走出迷茫、走向阳光。

生病在家里的时候，我总是会发脾气，也总是大吵大叫，一旦有点不顺心，我就要骂，……因为我觉得我是病人，什么都应该要依着我，这样我会开心，家里才会开心，否则我不开心的话，家里也会不太平。但自从进了俱乐部以后，我就变了。我认为俱乐部的老师真的是很不容易，他们自己都是病人，但是他们的精神状态却很好。

当时那些志愿者老师给我做了榜样，现在我康复得很好，我也要给那些新病人做出一种榜样，要将这种榜样的精神一直传承下去。我是当时的受益者，我要让更多的人也要像我一样。②

受访者朱燕燕女士也回顾了自己通过俱乐部组织的群体抗癌活动，走出了患癌之后内心的自卑与抑郁，学习榜样的力量，接过抗击癌症的接力棒，传递乐观和微笑。

作为俱乐部会员，我能参加很多有益的活动，受到教育，得到知识。进入这个群体，就好像有一种气场，会有带着你飞翔的感觉。我觉得那就是群体抗癌的威力，你融入这条洪流中去，会情不自禁地觉得自己不是

---

① 黄彭国口述访谈，2019年4月20日于上海市长宁区镇宁路405弄164号上海市癌症康复俱乐部。
② 朱燕燕口述访谈，2018年8月31日于上海市长宁区镇宁路405弄164号上海市癌症康复俱乐部。

独自一个人，自己是有希望的，我将来就是一个健康的人，就会把有些东西都屏蔽掉。就像一件沾了盐巴的湿棉袄，再碰到下雨的话，就会越背越重，那时候我们就索性把衣服脱掉。

开始我是作为一个观众去参加的，到后来慢慢地就融入了进去。我最大的收获和最深的感触，是我得到了别人的帮助，我很感恩；我康复了，能帮助别人，我很快乐。我常常想，假如没有榜样的力量，没有俱乐部这个平台，我可能走不出这个怪圈。2002年退休后，我在社会上的一些单位工作过，待遇都不错，却都没有我在俱乐部干得那么开心。回到俱乐部成为一个癌症康复志愿者，我觉得自己像一条鱼游回了属于自己的河流里。①

同样地，受访者李辉女士感受到了俱乐部群体抗癌的巨大魅力，情不自禁融入这个集体，抛弃沉重，怀揣希望，学习前辈，走出困境，又以癌症康复志愿者的身份反哺俱乐部，真正诠释爱与感恩。

受访者王文平先生总结了群体抗癌模式带给俱乐部会员的巨大变化：

每个患病并且来到癌症康复俱乐部的人都会和我一样有这么一个过程，从开始的不愿意接受、不愿意相信，到后来的害怕、恐惧，再到后来冷静地去面对，再到最后的回过头来，自己投身到公益事业中间去激励别人，鼓励这些新的病人。这样的过程，我觉得是离不开俱乐部群体抗癌模式的。②

显然，群体抗癌是受访者们的集体记忆。诚如上海市癌症康复俱乐部不同时期的理念变化，从"癌症不等于死亡""我为人人，人人为我"再到

---

① 李辉口述访谈，2019年3月17日于上海市黄浦区鲁班路李守荣家中。
② 王文平口述访谈，2019年3月23日于上海市长宁区镇宁路405弄164号上海市癌症康复俱乐部。

"超越生命""不要问社会给予我们什么，而要问我还能为社会做些什么"，群体抗癌这一主题，串联起了受访者的苦痛、改变与奉献，将癌症患者的自身抗癌与志愿服务紧密相融。这是在项目开展之初并没有预料到的，却也验证了集体记忆的存在，验证了口述史料对文献史料的佐证作用，验证了口述历史的真实和价值。

## 三、集体记忆对个体记忆的消解

集体记忆在群体成员记忆共享以及对群体成员的社会认同方面，起着至关重要的作用。口述史在医学领域的应用，为苦痛的患者开辟了倾诉的空间。但是，在医学领域的口述研究中，集体记忆的收集容易引出一个话题，那就是集体记忆过于强势，而导致了对个体记忆的覆盖。

这一方面与访谈对象的人选有关。由于访谈目的主要为还原上海市癌症康复俱乐部 30 年成就，口述对象多为上海市、区癌症康复俱乐部的会长、副会长、工作人员和以抗癌明星的身份完整参与和见证俱乐部成长的会员。特别是抗癌明星，无疑是新闻里、报纸上的正能量典范，经常在一些公开场合讲述自己的抗癌经历，甚至有着几十年的抗癌历程追踪报道。比起自己病中的苦痛经历，他们更愿意呈现勇于抗争、敢于搏击的形象。他们会从自身讲起，以自己面对癌症的不屈不挠的顽强经历、俱乐部开展活动促进患者康复的励志故事，鼓励其他癌症患者不畏病痛、坚决抗癌。这种信念因素，有助于在宣传癌症可战胜的采访中发挥一定优势，但也可能在口述访谈过程中，掩盖了个体记忆的独特性。

结合受访者基本情况和口述内容来看，超过四分之一的受访者曾被评选为抗癌明星。比起一般患者会员大多有着害怕、崩溃的心理状况，这些抗癌明星明显表现不同。他们着重强调获知自己患癌后，虽然紧张和忧心，但是总体上仍可坦然应对。他们明白，彼时需要的是从容面对现实、积极抗癌。因此，从口述内容来看，抗癌明星们往往是乐观情绪的主要传播者。

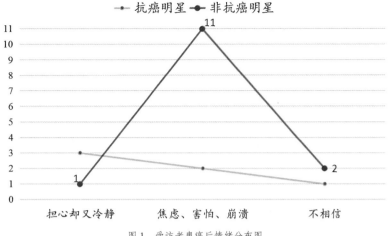

图1 受访者患癌后情绪分布图

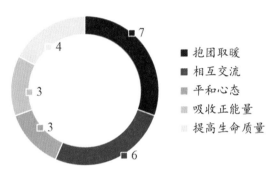

图2 对群体抗癌的看法统计图

现在抗癌治癌的医疗条件比我当时好多了，不过，我当时对癌症的认识，对抗癌治癌的认识，到现在为止我依然认为是对的。具体来说，就是要按照辩证唯物论来看待癌症。生癌是自然发生的事情，是客观存在的事情。既然是客观事实，你不能够回避，也不能够心里想不通。那么应该怎么办呢？就应该"在战略上要藐视它，在战术上要重视它"。战略上，就是宏观地看，癌症是可以战胜的，不会全部都没救的，要有信心。事物总不是绝对的，有死亡的，也有活着的。当时我知道自己得的癌症有百分之九十几的死亡率，但不是还有百分之几活着吗，那我为什么不去争取这百分之几呢？哪怕是百分之一也好，对不对？但这百分之一不是天上掉下来的，要你自己去努力、去争取的，换句话说，就是要在战术上重视它，一步步地采取措施。你要战胜癌症，首先你就得学习，你要懂得癌症怎么发生的、怎么发展的，它有什么弱点，应该怎么样来斗争。①

怎么办？我只能想办法去直面问题。我决定找有关防治直肠癌的书来看。之后我发现，直肠癌五年生存率有20%，二十年生存率也有5%，这使我看到了癌症绝不是绝症，慢慢地让我紧张的心定了下来。那时候还有一种说法：癌症患者治疗五年仍然幸存者，就基本康复了。这更让我有了乐观向上的心态，哪怕先要争取活过这五年。

在五年的治疗过程中，家人给予我很大的支持。……我的妻子是医生，她也起了很大的作用，她拿着我的病理切片和报告到三级医院找到当年的同学，咨询治疗方案，叫我要有信心。她一直鼓励我说："癌症虽然是绝症（当时），但患了癌症康复的人也不是没有。"②

虽然刚开始我很郁闷，想不通自己为什么会得这个病，但是既然得了病就要正确对待，既来之则安之。当时我们研究所的领导和一百多位同事都到中山医院的病房里来看我，非常关心我的病情。我觉得很感动，也感到很温暖。另外，作为一名入党多年的党员，我想到的是要努力康复，同时也要为社会做些什么。③

以上三个例子就是访谈中受访者展现出的正向面貌。三位抗癌明星在访谈中不约而同地叙述了他们对于患癌这一既定事实的坦然冷静、无所畏惧、勇敢

---

① 许连根口述访谈，2018年8月20日于上海市长宁区镇宁路405弄164号上海市癌症康复俱乐部。
② 乐秀国口述访谈，2018年8月14日于上海市长宁区镇宁路405弄164号上海市癌症康复俱乐部。
③ 黄彭国口述访谈，2019年4月20日于上海市长宁区镇宁路405弄164号上海市癌症康复俱乐部。

面对。没有哭天喊地觉得上天不公，也没有胡思乱想感到死亡逼近，只是积极抗癌争取生存。

需要注意的是，这三位抗癌明星都是男性。可能是性别这一因素，让男性受访者放不下"大男子"的身份展现当时也许存在的脆弱。受访者通过树立无惧无畏的形象，避开了讲述患癌当时内心的活动。

性别因素也是医学口述史中尤为重要的研究参照。口述历史学家保尔·汤普逊（Paul Thompson）指出，口述访谈样本选择过程中，课题常常具有一种男性多于女性的倾向性，在更多的情况下，人们会推荐男人作为被访者。[①]但在本项目中，我们的口述对象却以女性居多。根据 *Cancer statistics in China，2015* 中所列的 2000—2011 年中国癌症发病率和死亡率（全性别）趋势图，可以看出，中国男性的癌症发病率和死亡率均高于女性，即女性癌症患者生存率较高。因此，项目组在选择口述对象时，有意识地控制了性别比。

更重要的是，男女两性在疾痛叙事的表述上，有着较为鲜明的差异。这在我们的项目中也体现出来了。在访谈文本中，男性和女性受访者的性别差异带来了对于疾痛的不同记忆。女性受访者表现得比较感性，而男性受访者并没有流露出过多的主观情绪。女性受访者多在癌症来临时感到绝望、失声痛哭，而后因为家人朋友的支持慢慢变得坚强，开始与癌症抗争。几名女性受访者在提及自己全身多处进行手术、多次进行化疗的悲惨遭遇时，往往陷入回忆，情感翻涌，出现啜泣、哽咽等代表苦痛和脆弱的表现。男性受访者则是在叙述中呈现自己当时有一些紧张不安但总体平静接受事实、坦然面对癌症的状态，倾向于不带个人感受客观描述患癌前后的情况。当然，这种对性别差异的强调，尽管消解了由抗癌明星身份带来的对集体记忆的垄断，但也容易成为另一种消除

---

[①]［英］保尔·汤普逊:《过去的声音——口述史》，覃方明、渠东、张旅平译，辽宁教育出版社 2000 年版，第 260 页。

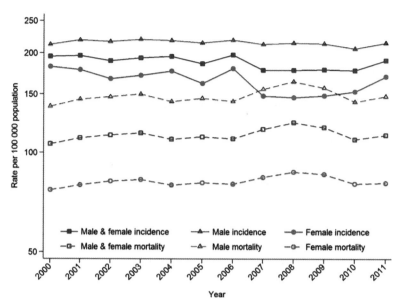

图3　Trends in Cancer Incidence and Death Rates（Age-Standardized to the Segi Standard Population）for All Cancers Combined by Sex: China, 2000 to 2011.[1]

个体差异的集体记忆，必然会引发从社会性别角度出发的质疑。

最后，由于亲身参与并有所收获，或者更进一步帮助新加入的会员平复心情、积极抗癌，受访者们大多对群体抗癌认同感十足。这种认同感被过分强化之后，个体的一些行为叙事，也就在群体抗癌的集体记忆中消失了。

当被问到当时患癌的情绪与心态时，一名受访者的回答便突出了自身进俱乐部前后对癌症认知的显著差异：

　　我们当时都天真地以为开完刀以后病就好了，只要修养一段时间后就会像正常人一样了，并不知道后面还要经历那么多的治疗，而且还要终身防复发、防转移。癌症毕竟是很复杂的，医生都没有搞清楚，更何况是我这样的

---

① Wanqing Chen, Rongshou Zheng, Peter D. Baade, Siwei Zhang, Hongmei Zeng, Freddie Bray, Ahmedin Jemal, Xue Qin Yu and Jie He, "Cancer statistics in China, 2015.", CA: A Cancer Journal for Clinicians, Vol.66, No.2, 2016, p.125.

白丁呢？即便是从书本或是互联网上查到了一些知识，也因为没有亲身的经历而不知所云，所以我基本上是跟着医生的节奏，一步一步地走。当时根本不知道害怕，因为永远都只知道当下，不知道后续会面临什么；永远都是在行进中，没有停步喘息思考的时间；永远都是在面临对新知识的查询、学习、消化，而后做出选择，没有可依靠、可参照、可咨询、可信任的权威来帮助和借鉴。无知所以无畏，至今想来还是有许多的决策是错误的，如果可以有一次重新选择的机会，也许就不会走这许多的弯路了。

因为我是所有的治疗基本结束以后才来到俱乐部的，所以受益比较少，不像还在治疗中就来的会员，他们可以少走许多的弯路。未进俱乐部前，我压根就不知道有郭林气功，是等上了课以后才知道郭林气功的。我们班级有好多会员都是冲着郭林气功来参加俱乐部的，据他们说，郭林气功是癌症病人的保命功。[1]

集体记忆与个人疾痛叙事在受访者的叙述中共同存在。关于癌症康复俱乐部的集体记忆，每一位受访者都会在访谈中提及，并通过各种信息的拼接，塑造出俱乐部的形象；但是，这种集体记忆却是在特别环境中或者特定语境下，因为"需要"而强化，也是成员为突出集体形象而自觉淡化、漠视个体记忆的"公而忘私"。于是，个体记忆在形式上被掩盖、被忘却了。

受访者乐秀国先生对俱乐部及群体抗癌进行了客观表述。他既夸赞了群体抗癌模式很有效，又认识到俱乐部生存率高不仅仅是群体抗癌的贡献。他较为理性地补充了俱乐部所具备的"群体条件"：

我们协会的五年生存率为98%，平均每年都在95%以上。单纯依赖医院治疗的患者，我听说五年生存率只有百分之二三十。不过也是因为我

---

① 刘慧春口述访谈，2018年8月14日于上海市长宁区镇宁路405弄164号上海市癌症康复俱乐部。

们协会只有 100 个人，其中三分之二是女同志，女同志大多罹患乳腺癌，而乳腺癌的死亡率比较低，患者生存率很稳定。①

而在对于俱乐部群体抗癌的集体记忆之下，也存在着强烈而鲜明的个性记忆。在访谈过程中，受访者高秀娣和王瑛就展现出了典型的个性化叙述。

> 我想说抗癌过程中最重要的两字就是自救。作为一个癌症病人，一旦你回到社会以后，与社会接触的过程中，总是会胡思乱想，有一点不舒服都会归功于癌症，所以，心态真的很重要。还有一点就是要宽容待人，对任何人、任何事，要学会宽容，尤其对家人更要宽容，你要包容他们的缺点，往好的方面去看。
>
> 总而言之，我不管是创业还是生病，最重要的都是靠自己自救，你自己想不通的话，旁人再怎么关心你也是无济于事的。②

高秀娣女士在 1996 年查出患有乳腺癌，先后经历三次手术、八次化疗，2012 年癌细胞又转移到锁骨。她的叙述，没有特别强调自己在俱乐部的抗癌历程，而是看到了俱乐部在她刚刚加入之时困难重重，资金、场地极其缺乏。如今高女士每年都捐款，帮助俱乐部的活动能够更好地举办，帮助更多癌症病人树立信心。访谈的大部分都集中于高女士自身的奋斗，因一次意外欠下了八万元债务的她走上了创业之路，成功坚持下来。

> 2007 年 3 月，我参加了康复学校。但其实那时候，我已经开始在社会上活跃。每年 4 月份是肿瘤宣传周，我会在外面演讲，就会有很多媒

---

① 乐秀国口述访谈，*2018 年 8 月 14 日于上海市长宁区镇宁路 405 弄 164 号上海市癌症康复俱乐部。*
② 高秀娣口述访谈，*2019 年 3 月 24 日于上海市长宁区镇宁路 405 弄 164 号上海市癌症康复俱乐部。*

体，有时是《新闻晨报》，有时是《新民晚报》，还有电视台，都会采访我。那时候在网上搜索"上海肺癌"加"王瑛"，就会有很多资料出来。当时，中国抗癌协会的活动我也去参加，代表肺癌方面的抗癌明星，有一张大幅的照片挂在那里。癌症康复俱乐部的袁正平会长就在中国抗癌协会任职，当时他就说："这个王瑛不就是我们俱乐部的吗？人家外面都在用她的故事宣传，我们为什么不发挥她的作用啊？"借着这个契机，他邀请我来给康复学校的学员讲课。在康复学校抗癌明星报告、同病种交流活动中，我很乐意把康复的经验告诉新学员，鼓励他们与疾病抗争，充满信心走向未来。[1]

受访者王瑛女士对于俱乐部同样没有过多的描述，在加入俱乐部之前，王女士的抗癌经历已经在报纸杂志上刊登。特殊的职业——上海浦南医院外科护士长，特殊的朋友——各领域的医务工作者，在抗癌路上，王女士拥有良好的心态与优质的医疗，靠着信仰和毅力带瘤生存至今。王女士的访谈，更多强调了如何自我调适、自我强大，她靠自己重拾自信。

同样为俱乐部癌症患者，由于不同的境遇和背景，受访者能够给出的信息、访谈者能够挖掘的内容会各有侧重。通过恰当的"访"与"谈"的情感交流，找寻不为集体记忆所掩埋、癌症患者个人独特的疾痛叙事，强调人在疾病中的主体地位，重视个体对疾痛的真实感受，这样才能使医学口述访谈的价值真正体现。

## 四、个体记忆是口述史永恒的意义

"如果从与集体记忆的关系来看，个体记忆可以分为三类：能映照集体记忆的个体记忆、无法进入到公共记忆的个体记忆以及个体属性显明的个体记

---

[1] 王瑛口述访谈，2018年8月24日于上海市长宁区镇宁路405弄164号上海市癌症康复俱乐部。

忆。"① 每一位受访者都是独一无二、与众不同的，集体记忆的大体相似也可能源自个体记忆的截然不同。国内口述史研究学者定宜庄认为："口述史最重要的一个特点就在于它的个人性。每一个人都有其自身的特点，即使我们生活在同一个时代、做同一件事情，每个人和每个人也都是不一样的。这些不一样表现在哪？一般来说，每个人都有自己的生活经历，哪怕是生活经历相似的人，他们的体验也并不一样，他们的判断标准也不一样，最后对他们各自的影响也不一样。"②

如何在集体记忆浓厚的群体成员中，通过访谈寻找个体独特的经历，从口述材料中捕捉真相，从主观情感中挖掘历史，这无疑是一件艰难而艰巨的工作。"从个体心理修复角度来看，讲述的过程实际上就是一个把'被叙述的自己'（事件发生时）和'讲述者的自己'（讲述故事时）并列起来的过程，涉及到不同时间这些不同的自己的辩证关系。"③ 因此，口述访谈的技能和技巧是必须具备的。采集个人疾痛叙事，需要在以下方面进行深入尝试。

### （一）访谈对象的选择、访谈提纲设计要凸显个体记忆

受访者能否在访谈中展现独特的个体记忆，首先取决于访谈对象的选择。在访谈对象的选择方面，本项目针对受访者"癌症患者"的群体特性进行综合考量，在访谈对象的选择上兼顾了癌肿、病程、性别等因素，这是保证个体记忆丰富的前提。

另一方面，"口述史是双方建构的历史，是当事人自我认知历史，也是采访人的好奇追问史"④。这种"自我认知"与"好奇追问"，在一定程度上依赖于访谈者的访谈提纲设计和访谈者的访谈技巧。

---

① ［德］阿斯曼：《文化记忆：早期高级文化中的文字、回忆和政治身份》，金寿福、黄晓晨译，北京大学出版社 2015 年版，第 33 页。

② 定宜庄：《口述史的独特作用》，《中国文化报》2016 年 9 月 9 日，第 8 版。

③ 阿里斯泰尔·汤姆森：《口述史中的回忆和记忆》，［美］唐纳德·里奇：《牛津口述史手册》，左玉河译，上海人民出版社 2016 年版，第 80 页。

④ 钱茂伟：《公共史学视野下的口述史性质及意义》，《学习与探究》2016 年第 1 期，第 149 页。

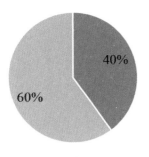

■ 男 ■ 女

图 4  受访者性别比例图

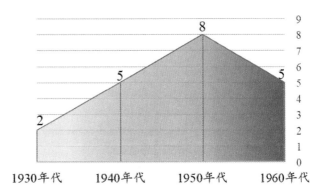

图 5  受访者出生年代分布图

表 2  受访者病程表

| 患癌时间 | 癌　　肿 | 有无复发 | 复发间隔（年） |
|---|---|---|---|
| 1973 年 | 胃贲门癌 | 有 | 41 |
| 1976 年 | 直肠癌 | 有 | 8 |
| 1981 年 | 淋巴癌 | 带瘤生存 38 年 | |
| 1985 年 | 乳腺癌 | 有 | 2 |
| 1985 年 | 胃癌 | 无 | |
| 1987 年 | 坏死性肉芽肿瘤 | 有 | 6 |
| 1988 年 | 结肠癌 | 无 | |
| 1989 年 | 胃癌 | 无 | |
| 1990 年 | 肝癌 | 无 | |
| 1996 年 | 乳腺癌 | 有 | 16 |
| 1999 年 | 乳腺癌 | 无 | |
| 2000 年 | 胃癌 | 无 | |
| 2003 年 | 肺癌 | 带瘤生存 16 年 | |
| 2005 年 | 喉癌 | 无 | |
| 2007 年 | 淋巴癌 | 无 | |
| 2007 年 | 直肠癌 | 无 | |
| 2007 年 | 肺癌 | 无 | |
| 2010 年 | 肝癌 | 有 | 6 |
| 2013 年 | 肺癌 | 无 | |
| 2015 年 | 乳腺癌 | 有 | 2 |

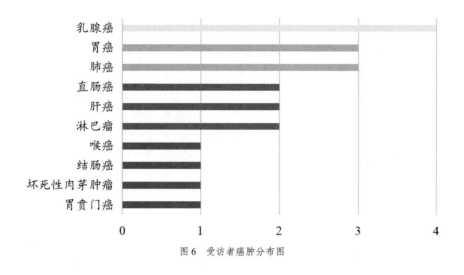

图6 受访者癌肿分布图

在设计访谈提纲的时候，项目也有意识地试图强调个人的疾痛体验。

通用提纲模板：

1. 哪一年出生的？哪里人？教育程度？职业和家庭情况？

2. 哪一年得知自己罹患癌症的？当时是怎样的症状？在得知患癌后您是怎样的心情？家属和周围人们的态度？

3. 刚开始接受了怎样的治疗？治疗过程中的感受？

4. 治疗后是否选择回到原先工作岗位？为什么？当时的病情如何？

5. 您是通过什么途径知道上海市癌症康复俱乐部的？何时加入的？为什么？

6. 在俱乐部期间，您参加了哪些活动？在学校参加了什么样的课程？有没有让您印象深刻，或者对您产生较大影响的事情？

7. 您什么时候成为俱乐部志愿者？参加的志愿活动有哪些？

8. 你是否在俱乐部担任职务？主要的工作任务是什么？

9. 您如何看待俱乐部的这种"群体抗癌"模式？您认为癌症康复俱乐部对您产生了怎样的影响？

10. 关于癌症的看法、对待生活的态度，您有什么想对读者说的话？

当然，这只是项目组通用的提纲模板，每一个访谈人还应该根据受访者的特点进行调整和设计。当然，即使如此，访谈提纲并不能完全左右访谈进程，且实际访谈往往会受各种因素影响而在集体记忆与个人疾痛叙事之间游移，但前瞻性地设计提纲和把控访谈进程，才有可能引导受访者完整表述其真实存在的疾痛叙事，避免集体记忆对于个体记忆的掩盖。

与此同时，当受访者有意回避问题时，访谈者也要有意识地引发更多个体化的疾痛叙事的表达。

王：您刚康复就回去上班了？那第二次患癌是什么时候呢？

乐：1984 年，我大出血，发现是胃癌。

王：怎么会又得胃癌的呢？

乐：因为我经常加班，白天上班，晚上也要上班。要搞新产品，没有办法。

王：您当时也开刀了吗？

乐：切除了五分之四的胃。化疗的时候血管都发青的。

王：第二次和第一次相比，有什么不一样吗？会不会崩溃、受不了？

乐：我一开始检查出来真的是吓死了。我在医院里化疗的时候看到很多胃癌病人，都医不好死掉了。我想这一次可能我也要……不过后来检查发现我的胃癌是原发性的，不转移、不复发。之前的直肠癌是很可能复发的。而我在化疗时看到的那些癌症病人都是转移的。我们这些癌症病人最怕的就是复发、转移。这样我就轻松很多了。医生叫我首先要心态积极。医生说我胃癌比直肠癌好多了，一级不到。我们癌症有四级。我的直肠癌是两级，有淋巴转移。医生讲这次为了保险起见，胃切掉了五分之四。①

―――――――――――

① 乐秀国口述访谈，*2018 年 8 月 14 日于上海市长宁区镇宁路 405 弄 164 号上海市癌症康复俱乐部*。

从上述对话可以看出，受访者对于访谈者的问题，一开始并没有阐述得十分详细，而访谈者通过层层推进的一连串逻辑性追问，让受访者展开了对比回忆，从而开启了自己独特的疾痛叙事。

**（二）良性互动拉近彼此距离**

"无论技术改变多么迅速，有关方法与理论的争论多么激烈，呈现与传播口述历史的方法多么具有创新性，基本的访谈技巧仍然没有本质改变。访谈者需要仔细准备，知道如何使用设备，尊重受访者，建立和睦关系，提出有意义的问题，认真倾听，对受访者的回答及时作出反应并提出新问题。"[①] 其中，非常不易做到的，恰恰是与受访者建立良性关系。

访谈者与受访者在访谈之前大多素未谋面，存在着一种陌生人之间的距离感。加之访谈的主题围绕患病前后的感受等敏感问题，访谈者直接切入主题问及受访者患癌时的病情与感受，受访者难免会有一些拘谨、放不开。这对于试图深入挖掘疾痛叙事中的个体记忆十分不利。因此，访谈前，访谈者通过适当的话题寒暄几句、闲聊一番，可以令受访者放松心情，消除一些陌生感；或者通过一定的仪式化的行为，令受访者体验到尊重，帮助受访者建立叙述的自信；同时，认真的聆听是最重要的表达尊重的方式。这些，都有助于拉近彼此距离，有助于访谈者在之后的访谈过程中对受访者个人经历的深入探究。

在项目组进行阶段性工作小结的内部交流时，建立与受访者的融洽关系是组员们的经验之谈：

> 将一些家常插入访谈前后：根据受访者信息表中的内容与受访者展开交流，询问包括"家庭状况""受访者孩子的状况""从哪里赶过来"之类的问题，从陌生到像老朋友之间叨叨家常，使得整个访谈的氛围自然、和

---

① ［美］唐纳德·里奇:《技术带来改变：口述史学的最新趋势》,《中国社会科学报》2011 年 2 月 17 日，第 8 版。

谐且温暖，完成了一次极为顺利的访谈。

"倾听"在访谈过程中起到重要作用：在访谈中最关键的就是认真的倾听，让受访者感受到真挚的态度，访谈过程中结合他们的叙述对应提出问题，主动设置一些互动，彼此之间产生共鸣，受访者逐渐放下戒备，将自己真实的所思所想反映了出来。

真挚的态度、亲切的询问、礼貌的倾听，是访谈者与受访者建立良好互动的必要条件。

姚：何老师！您好！（向同学们）这其实也是我跟何老师第一次见面。同学们其实对我们俱乐部本身很感兴趣，对所有的成员也是非常敬佩的。同学们很想了解这样一个群体，所以我们今天特意把何老师请过来，我们感谢一下何老师，好吗？（大家齐鼓掌）何老师，先坐。

何：哦。大家好！①

对何疆萍女士进行访谈时，项目组以充满仪式感的鼓掌表达了欢迎，传递了问候，拉近了距离。

另一方面，在项目访谈中，由于受访者是癌症患者，有着不同于他人的敏感，"共情"交流更是获取疾痛叙事必不可少的一环。在访谈过程中，访谈者会以自身对于癌症的了解为基础，因人而异、视情而定，讲述身边癌症患者的类似情况，以分享他人经验为切入口，与受访者讨论共同话题，建立与受访者情感的共鸣。这样既能营造良好的访谈氛围，又增加与受访者的亲近程度，从而引出受访者的回忆，促进受访者倾诉个人的疾痛记忆。如在对癌症康复俱乐

---

① 何疆萍口述访谈，2019年4月26日于上海市徐汇区桂林路81号上海师范大学第三教学楼313室。

部一位女性成员的访谈中，项目组访谈者就主动向受访者介绍了自己的姑姑患乳腺癌术后 18 年现健康如常的情况，并谈及姑姑当时的惊恐和悲伤，以尝试建立一种与受访者的"共情"氛围，效果良好。

### （三）借由物件引导深层回忆

受访者在患癌抗癌期间，一定有着自己印象深刻的体会、感悟独特的故事。有一些经历在言说之时，可能难以还原当时情境；有一些记忆随着时间的流逝逐渐淡忘。这时受访者需要一些特定的物件来引导回忆。"历史学家也很容易忘记，大多数人们对于日历的年份不如对于他们自己的年份那样感兴趣，并且也不以日期作为标志来安排他们的记忆。"[①] 访谈者将问题放在受访者的个人经历上，有助于收获详细而完备的受访者的回忆、他们的疾痛叙事。

项目组在访谈中看到了一些受访者带来的实物：乐秀国先生的"抗癌明星"奖状、许连根先生的优秀志愿者"沟通桥梁"证书、何巧梅女士的俱乐部活动照片，等等。这些生动反映了受访者的抗癌历程与成效，也显示出他们曾以自身经历鼓励其他癌症患者树立希望、积极抗癌。除此之外，项目组也在访谈过程中，尽力寻求受访者更加私密的物件，如病中的照片、患病日记等材料，从中挖掘受访者在患癌抗癌过程中的一系列情感变化。

受访者殷小玲女士郑重地向我们展示了自己几十年抗癌历程中一家三口的纪念合照。殷女士无不感慨地告诉我们，她原来很漂亮，人家都说她比电影明星还漂亮，可是二十多年间的九次大手术，掏空了她的口腔上部，让她连说话也说不好。殷女士接着回忆了她所接受的最大的一次手术：

> 早上 7 点半进手术室，出来已经是晚上 10 点了。手术当中我流了 2 000 CC 的血，后来只输进 1 000 多 CC。医生一刀下去把上颚骨就锯掉

---

① ［英］保尔·汤普逊：《过去的声音——口述史》，覃方明、渠东、张旅平译，辽宁教育出版社 2000 年版，第 166 页。

了，这样眼睛下面就没骨头了。医生当时都跟我和我爱人说好了，这个右眼是要挖掉的。还好他用专门的小榔头敲了几下，保住了我的右眼。手术结束以后，我在床上躺了整整 12 天。夹板沙袋把整个头部固定，一点不能动；嘴张得很大，里面塞的都是纱布与消毒棉。由于骨头去掉了，为了防止流血和触碰伤口，我不能讲话，不能吃东西，连水也不能喝。我那个时候是很胖的，由于上额骨去除了，是需要填补的，就只好用我大腿上的肉补上，又把肚皮上的肉取下补在大腿上。每天早上用纱布换药，晚上就感觉大腿硬生生瘦了一圈。我动手术时 142 斤，出院只有 96 斤，一大块的肉就这样没了。即使现在回想起 1998 年这场手术，我都有些后怕，也感叹当时的自己怎么会这么坚强！①

看着一年年全家齐心抗癌的纪念合照，殷女士情不自禁对我们倾诉自身的疾痛，讲述自己的心路。

值得注意的是，不同于其他历史分支，口述史有着特定的行为规范。在强调文本的解读之外，口述史可能因为涉及被访者的隐私，往往需要多加一道伦理枷锁。所以，对受访者提出观看病床照片、病中日记等私密物件，应该以适当的措辞为前提，征得受访者同意之后，围绕这些物件询问受访者当时个人感受、真实心态和面对癌症的整个苦痛体悟，还原受访者亲身感知的鲜活内容。

### （四）拓宽边界，引导多重叙事

单一询问有时未必有效，扩大访谈内容，多角度询问，可能会使受访者产生联想、唤起记忆。"个人记忆的价值，固然可以从历史的维度追寻，更可以或更应该从人性的维度追寻：每一份个人的记忆，都是一份独一无二的人性档案。

---

① 殷小玲口述访谈，2018 年 4 月 14 日于上海市长宁区镇宁路 405 弄 164 号上海市癌症康复俱乐部。

口述历史即个人记忆的陈述,其首要特点在于个人的自我讲解。"[1]访谈者面对忽略自身疾痛叙事的受访者,通过对其家庭情况的询问,在很大程度上可能带出受访者感性的一面。当癌症降临,家人是共同抗争的战友。情感的支撑对于病人有着不可替代的作用。在对当时情景下家庭、家人情况的回忆过程中,一些关于自身面对癌症的信息会自然而然地流露出来,达到令访谈者惊喜的效果。

受访者朱莉女士,出生在一个干部家庭,曾作为知青插队落户。在叙述疾痛历程时,她记忆犹新的是得知患癌时刻意瞒着家人。她描述了当时上初中的儿子要在 5 月 1 日参加上海著名高中的四校联考,而她 4 月 26 日得知自己患癌,她的第一反应就是肯定不能告诉家里。尽管思想上感到很痛苦,需要倾诉,但是作为母亲,她必须独自承担而不让儿子知道此事。等到儿子考完试,录取通知来了以后,她才跟家里坦白自己得了癌症,要去手术。

无独有偶,项目中多个访谈对象也从家人谈及自身感受:

> 但当时我有一股信念,那就是我一定要活下去,因为我孩子还小,我自己年龄还小。就是这种力量支撑着我一定要坚持,所以治疗的时候我也是很配合的。尽管治疗是一种煎熬,但是当时全家人都来帮助、照顾我,家里人不断给我鼓励。比如说我一共要做 6 次化疗,在做了 3 次之后,他们就会对我说"好了好了,一半完成了,还有一半,加油加油",再完成一次,"哎哟,只剩下两次了,再挺一挺……",类似这样。[2]

> 第二天她爸爸来看我的时候,带来了一张女儿写的纸条。我记得很清楚,这个二年级的小学生有很多字是用拼音来代替的。字条上写:"妈妈你知道吗?你生病住院,我和爸爸在家里非常的苦恼。其实那天你批评了

① 陈墨:《口述历史:个人记忆与人类个体记忆库》,《当代电影》2012 年第 11 期,第 87 页。
② 朱燕燕口述访谈,2018 年 8 月 31 日于上海市长宁区镇宁路 405 弄 164 号上海市癌症康复俱乐部。

我以后，我不是在系鞋带而是躲在下面哭，只是我不想让你难过。"这件事对我刺激很大，我觉得很对不起孩子。孩子虽然小，但她也在用稚嫩的心灵帮我一起面对这个生活中猝不及防的灾难。①

好在我女儿挺争气的，她取得的成绩也是支撑着我一路走下去的信心。我女儿后来说过："妈妈，这个家你别担心，我会好好念书的。"

除了女儿，我还很感谢我的爱人。患病期间，家庭开销全靠我爱人，他那时的工资一个月还只有四五十元。我单位也不是效益很好的单位。他说你也不用请病假，你就退休吧，于是我40岁就退休了。我爱人的确是我的后盾，他憨厚老实，他说过，"你是我的唯一，其他我都不要，只要你好，我什么都能够忍受。"直到现在他也是这么对我的，所以我一直活得很幸福。②

刚得病的时候，我听到自己只有三个月能活，哭得眼角膜上皮严重脱落，做了近半个月瞎子。伤心啊！孩子这么小，自己又这么年轻，家庭就要破碎了。那时候我母亲已经有了一个孙子，但因为我嫂子患乳腺癌去世了，母亲就把孙子当儿子养了。如果我再走的话，母亲受到的打击多大？所以我那时候很伤心，看到母亲就哭，哭得眼睛都差一点瞎了。现在不一样了，我有一个外孙，有一个外孙女。俱乐部对大家的教育就是这样：你要树立一个信心，树立一个目标，要感觉有希望。我看到我女儿小学毕业、中学毕业、大学毕业，看她结婚，看她生子，都看到了，这真是没能想到。③

---

① 李辉口述访谈，2019年3月17日于上海市黄浦区鲁班路李守荣家中。
② 殷小玲口述访谈，2019年4月14日于上海市长宁区镇宁路405弄164号上海市癌症康复俱乐部。
③ 叶争和口述访谈，2018年8月31日于上海市长宁区镇宁路405弄164号上海市癌症康复俱乐部。

受访者中，女性受访者往往容易讲述自己的家庭，尤其是儿女在自己患癌时的情况。当被问及得知自己患癌时心情怎样时，大部分女性受访者都在描述中回忆了这样一个相似的想法——我要是不在了，孩子还那么小，他（她）该怎么办？自然而然地，女性受访者继续描述自己当时情绪的转变，从脆弱到坚强，以陪伴孩子成长作为坚持抗癌的信念。

当然，如同前文所述，性别因素绝不应该成为绝对的分水岭。男性受访者黄彭国也在叙述中提到以"看到女儿考上大学，能够自己照顾自己"作为目标，一步一步走到现在。如果不是对家庭亲情的深刻记忆，受访者又怎会自然而然提及自己患癌时的情况与心态？项目组成员尝试拓宽访谈边界，延展访谈内容，引导受访者道出个人疾痛记忆的方法，行之有效。

## 结　　语

口述史是一门新兴史学分支。用边缘化的新兴学科看待口述史，难免会焦点模糊；而如果将口述史纳入公众史学体系，其性质与意义立即就会清晰起来。确实，口述史打通了生活世界与文本世界的隔阂。[1] 目前，国内口述史的理论与实践正在往纵深推进，但医学口述史的研究，基础薄弱，成果极少。我们希望通过中国首家"群体抗癌"民间组织 30 年口述调研，为口述史的多元研究和深度拓展，做一点有意义的探索。而疾痛叙事中的集体记忆和个体记忆，作为医学口述史研究的重要内容，为还原事件及其真相提供了一种可能而可行的方法，也为医学界思量医疗、改善救治，保存了一份适当的参考档案。

当然，正如上文中提到的，中国首家"群体抗癌"民间组织 30 年口述调研项目依然留有大量的遗憾，特别是在个体记忆的挖掘方面，由于财力、话题的敏感度、沟通等方面的原因，并没有达到我们预期的效果。看到一些受访者

---

① 钱茂伟：《公共史学视野下的口述史性质及意义》，《学习与探究》2016 年第 1 期。

因为情感因素和出于隐私的考虑，将我们认为非常有价值的疾痛叙事删减，我们除了遗憾，也只有尊重。另一方面，由于项目本身的另一个关注点在上海市癌症康复俱乐部成立 30 年和群体抗癌模式上，关于癌患群体对患癌因素的认知、医学人文视野下的当代癌症诊疗方式、当下癌症防治网络建立、生命教育的必要性等问题的展开，可以成为医疗口述史继续探究的有益课题。

1989 年 11 月 7 日袁正平在《解放日报》发表《上海，有家癌症患者"俱乐部"》，标志着上海市癌症康复俱乐部成立

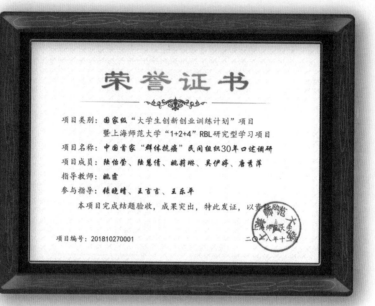

口述项目组获国家级"大学生创新创业训练计划"项目证明

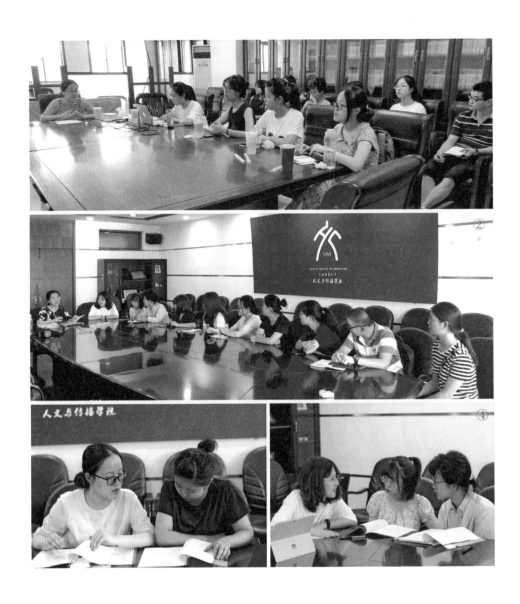

① 口述项目组第一次培训　② 口述项目组经验总结会
③/④ 口述项目组经验分享

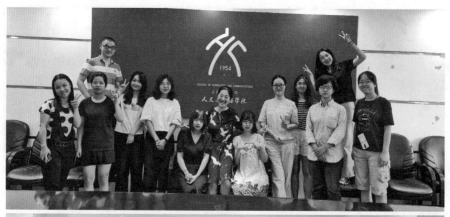

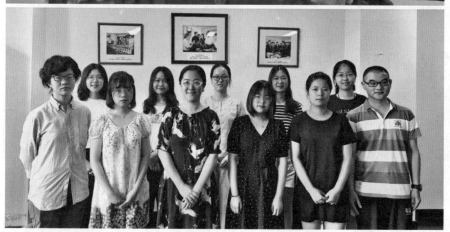

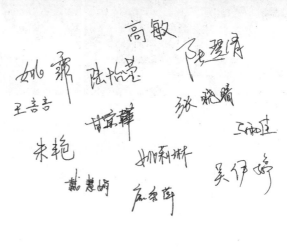

口述项目组成员合影及签名

## · 后 记 ·

项目开始时，有学生对我说，老师，你的这个计划真令我们感动。

项目进行时，我时常处于焦虑中。访谈提纲不够个性化、和受访者互动少、文字整理不认真、受访者不理解口述的表现方式、受访者不愿公开的恰是我们认为非常珍贵的内容……一次次和上海市癌症康复俱乐部沟通，一遍遍打磨文字……

项目结束时，当我看着即将出版的、凝结着学生和口述者心血的书稿，我只想说："相信我，你们才是感动我的人。"

工作十年，我撰写过几本专著，也主编过几本论著，但从没有像此刻这般，如此期待一本书稿的付梓。它就像一个珍贵的胎儿，不容易结胎，太容易流产，被小心翼翼呵护着，终于到了出生的一刻。这一刻，我居然真的像分娩一样激动得无以复加。

这本书的成书要感谢很多人。

我要感谢上海市癌症康复俱乐部。上海市癌症康复俱乐部顽强地走过了 30 年，其中的艰辛和成就，这本书只透露了冰山一角。感谢袁正平会长强大的人格魅力和华方大秘书长对这个项目各个细节的关照，因为他们，这个项目得以顺利开展。

我要感谢教育部重点研究基地上海师范大学都市文化研究中心。都市文化研究中心近年来致力于"健康中国"问题的研究，持续出版了《2016 年中国健康城市研究报告》《2017 年中国健康城市研究报告》《2018 年中国健康城市研究报告》。中心主任苏智良教授从项目策划开始，就一直支持和关心项目的进展，更提供了全额的出版经费。作为我的硕士生、博士生导师，他始终站在我的背后，支持我的所有学术兴趣。

我要感谢我的研究生王言言和张晓晴。没有她们的帮助，这本书不可能成型。我的这两个研究生，不仅有着美丽的外表，更有美丽的心灵。对于这个项目，她们从一开始就积极参与。正是她们的热情，支持着我一路走下来。当然，因为酝酿这个项目比较早，我的其他几位研究生鞠茹、王乐平、张谐怡、郑珠玲、马培、闫成也都或多或少地贡献力量。

我要感谢参与这个项目的本科生们。去年夏天，他们只是大一的学生，并没有听过我的课，并不认识我。从书中的感悟，想必读者也能看出，他们或出于对口述史的兴趣，更多的则是出于对癌症患者群体的关注。他们中的几位，曾经有过亲人罹患癌症的经历，更有学生在项目开展过程中经历了至亲的离世。因为这个项目，我们走到了一起，一起聆听社会边缘的声音，一起获得勇气和爱。

口述绝不仅仅是一个人说，一个人听写。好的口述文稿不仅应该词句通顺、逻辑清晰，还要能反应受访者的思想乃至性格。从这个角度而言，尽管我已经逐字逐句修改了每一篇文稿，但由于各种主客观原因，这本书仍然做得不够好！学生们的问题就是老师的问题，所以，这责任主要在我。好在未来，我们还有了不起的口述计划。遗憾留待将来弥补。

我要感谢本书的责任编辑林凡凡女士。凡凡践行她一贯标榜的"编辑的至高境界"，与作者一同策划选题、解决问题，只为能将最好的书籍奉献给读者。同时，我也要把感谢送给设计出如此精美封面的美编周清华女士。

最后，我最要感谢的是20位口述者。我亲身经历过罹患癌症的苦，也曾很多次听到有关癌症患者的故事。和身体上承受的痛苦相比，我很清楚，更大的痛苦或许来自他人乃至社会的恶意。口述访谈讲究的是真实，真实的时间、地点、事件以及姓名。项目开始，我最担心的是我们的口述者会因为公开姓名和肖像而放弃。项目到了后期，当需要大家签署授权书和提供照片的时候，没有一位口述者退缩。他们是可爱的，更是可敬的。

亲爱的读者，当您读完这本书，如果发现书中的某人正是您认识的朋友、同事、邻居、长辈，我由衷地希望您，不要在背后低声细语，请走到他们面前认真地说一句："你的经历很感人、很振奋，你真棒！"

拜托了！

*2019年9月8日*
*姚霏　于寿昌坊家中*